Joachim Broy

Die Konstitution
Humorale Diagnostik und Therapie

Joachim Broy

Die Konstitution
Humorale Diagnostik und Therapie

Foitzick Verlag
Augsburg

Wichtiger Hinweis: Der Autor hat große Sorgfalt auf die (therapeutischen) Angaben, insbesondere Potenzierung, Indikationen und Warnhinweise, verwendet. Dennoch entbindet dies den Anwender dieses Werkes nicht von der eigenen Verantwortung bezüglich seiner Verordnungen.

Bibliografische Information der Deutschen Nationalbibliothek
Die Deutsche Nationalbibliothek verzeichnet diese Publikation in der Deutschen Nationalbibliografie; detaillierte bibliografische Daten sind im Internet über <http://dnb.d-nb.de> abrufbar.

1. Auflage 1978 T. Marczell-Verlag, München (ISBN 3-88015-0613)
2. Auflage 1992 Klaus Foitzick Verlag, München
3. Auflage 2009 Foitzick Verlag GmbH, Augsburg

Satz: paper-back GmbH, München
Druck: AZ Druck und Datentechnik GmbH, Kempten

ISBN 978-3-929338-42-3

Inhaltsverzeichnis

Vorwort zur 3. Auflage

Die erste Auflage der „Konstitution“ erschien schon vor über dreißig Jahren. Mit der zweiten Auflage 1992 wurde der Inhalt wesentlich erweitert. Bis heute ist das Buch ein Standardwerk zur Konstitutionstherapie für tausende Heilpraktiker, eine wesentliche Grundlage der ganzheitlichen Diagnostik und Therapie. Der nun im neuen Gewand vorliegende Titel hat nichts von seiner Aktualität und Bedeutung verloren.

Deshalb hat der Verlag in der dritten Auflage lediglich das Erscheinungsbild modernisiert. Am Inhalt gab es nichts hinzuzufügen oder wegzulassen.

Bleibt zu wünschen, dass auch künftige Generationen von Heilpraktikern diesen naturheilkundlichen Schatz für sich entdecken.

Der Verlag, im März 2009

Vorwort zur 2. Auflage

Nachdem die 1. Auflage schon seit Jahren vergriffen ist, wurde eine Neuauflage notwendig, die nun mit diesem Buch vorliegt. Sie ist wesentlich umfangreicher geworden, sowohl hinsichtlich des Textes als auch in der Anzahl der Abbildungen.

Der ursprüngliche Text wurde fast unverändert übernommen, jedoch, dem Drängen vieler Besitzer der 1. Auflage nachgebend, erheblich in den Abschnitten der klassischen Konstitutionen und der Temperamentslehre erweitert. Einige kurze Kapitel, den konstitutionellen Entstehungsmodus betreffend, sollen das Thema vervollständigen.

Eine weitere zusätzliche Konstitution aus der humoral-pathologischen Ära fand ebenfalls Aufnahme, desgleichen, um zahlreiche diesbezügliche Wünsche zu erfüllen, ein längeres Kapitel über Dyskrasien und dyskrasische Diathesen.

Auch in die Besprechungen der einzelnen Konstitutionen sind mehr Informationen hineingepackt worden. Auf diese Weise hat sich der Umfang der 2. Auflage gegenüber der ersten fast verdoppelt.

Mit dem Wunsch, dass der zweiten Auflage der „Konstitution" der gleiche Erfolg wie der ersten beschieden sein möge, wird sie zur Bewährung in die Öffentlichkeit entlassen.

München, im Juni 1992
Joachim Broy

Vorwort zur 1. Auflage

Eingeschlossen in eine Umwelt, die immer weniger imstande ist, das Leben zu schützen und zu erhalten, scheint der Mensch von Tag zu Tag kränker zu werden. Seine Fähigkeit, sich den vielfältigen schädigenden Einflüssen anzupassen, verliert sich in zunehmendem Maße. Es ist nur zu hoffen, dass die moderne Medizin, ein Kind der Naturwissenschaften mit hren großartigen Forschungsergebnissen, zu helfen vermöge; angesichts der Beobachtungen in der alltäglichen Praxis sind Zweifel angebracht.

Auch die Naturheilkunde läuft Gefahr, vom Flusse des scheinbaren Fortschritts mitgerissen zu werden. Zwar ist ihr das heutige, allgemein bevorzugte Denkmodell der Pathologie durchaus nicht gemäß, doch sieht man ihre Verfechter seit langem die alten Erkenntnisse einer konstitutionellen, humoralen Betrachtungsweise vernachlässigen. Sogar die Augendiagnose macht darin keine Ausnahme; sie hat wohl in den letzten Jahrzehnten große Fortschritte verzeichnet, auch durch die technische Weiterentwicklung des Instrumentariums, aber vielen neuen Jüngern dieser Kunst sind die alten Weisheiten und Erfahrungen nicht mehr geläufig. Und doch erscheint die Besinnung auf die Wurzeln heilerischen Handelns letztlich als einziger Ausweg aus einer schier ausweglosen Situation.

Krankheiten, zumindest die meisten chronischen, sind keine Zufälligkeiten. Sie sind nach Hippokrates Äußerungen der „inneren Natur des Menschen" und sie bevorzugen bestimmte Konstitutionen. Daher sind als Ausgangspunkte der diagnostischen und therapeutischen Überlegungen nicht der aktuelle Befund wesentlich – nicht der momentane Laborbefund, auch der klinische Krankheitsname bestenfalls nur mit Einschränkung relevant –, sondern vielmehr die konstitutionellen Kriterien im Spielfeld innerer und äußerer Einflüsse.

Die Gesamtpersönlichkeit, ihre physischen und psychischen Reaktionsweisen sind maßgebend, ganz besonders für die Mittelfindung in der Homöopathie, wo ja Indikationen landläufiger Auffassung nur schwer oder gar nicht anzugeben sind. Konstitutionelle Diagnose war seit alters der Mittelpunkt, um den sich Prognose und Therapie drehten; das gilt gleichermaßen für die Pflanzenheilkunde. Auch die früheren, traditionellen Augendiagnostiker handelten nach diesem Prinzip.

Die Konstitutionslehre ist eine komplexe Wissenschaft, etwas schwierig, und populär kaum darzustellen. In sie einzudringen erfordert Mühe und Hingabe; beides muss eigentlich bei einem Krankenbehandler vorausgesetzt, ja von ihm gefordert werden. Meine Studie soll dabei helfen. Sie ist aufgebaut auf den alten Lehren der traditionellen – insbesondere der Humoralmedizin und der Augendiagnose; ergänzt durch manche Erkenntnis moderner Autoren, und nicht zuletzt gestützt auf mannigfache praktische Erfahrung im Bemühen um die Gesunderhaltung von Menschen. Möge sie helfen, Verständnis zu wecken für die Patienten, deren Leiden eine Beeinträchtigung der individuellen Persönlichkeit darstellt, das schwache Glied einer Kette, die man Konstitution nennt; möge sie auch dazu beitragen, zwischen den Vertretern der traditionellen Heilkunst und der Medizin zu vermitteln.

Gewidmet sei das Buch allen Augendiagnostikern aus Vergangenheit und Gegenwart, die mir Lehrer und Vorbild waren; ihnen fühle ich mich in herzlicher Dankbarkeit verpflichtet.

München, im Dezember 1978

Konstitutionen sind (kybernetisch) „zulässige Lösungen“.

Eine „zulässige Lösung“ ist die Lösung eines Problems der Optimierung ökonomischer Prozesse, die unter den gegebenen Bedingungen realisierbar ist.

Einführung in das Thema

Die Anforderungen, die an eine Naturheilpraxis gestellt werden, machen es erforderlich, eine Klassifizierung jedes einzelnen Menschen hinsichtlich seiner Individualität vorzunehmen.

Die Vielfalt der struktiven Faktoren des Organismus, die Wandlungen von Gestalt und Form im Wechselspiel mit den Lebensbedingungen sind verantwortlich für die Entstehung einer Einmaligkeit, die ihren Ausdruck findet in seinem seelisch-körperlichen Konzept – in seiner Konstitution.

Der Sinn einer konstitutionellen Theorie kann daher nicht in der Darstellung der verschiedenen Variationen erschöpft sein, sondern liegt in der Demonstration des Prinzips der konstitutionellen Variabilität. Andernfalls müsste man eine umfangreiche Liste von Typen erstellen, um annähernd jeden Menschen irgendwo einordnen zu können. In der Tat kann keine konstitutionelle Beschreibung den Ansprüchen aller gerecht werden, da die Fragestellungen uneinheitlich sind. Die Einteilung nach Habitusmerkmalen kann dem Naturheilkundigen wenig nützen. In diesem Buch wurde daher das Hauptgewicht auf die Beschaffenheit der Iris gelegt, wenn es galt, körperliche Strukturen und funktionelle Eigentümlichkeiten zu charakterisieren. Die Irisstruktur bietet dem Kundigen den wohl umfassendsten Einblick in die verborgenen Strukturen der organismischen Verfassung.

Es kann kein Zweifel darüber bestehen, dass präformierende genetische Bestimmtheiten bei der Ausbildung des konstitutionellen Inventars beteiligt sind. Doch das menschliche Erbgut ist selbst innerhalb einer Familie nicht einheitlich. Das „genetische Driften" einer Gruppe oder Population ist ein normaler Vorgang. Das praktische Fehlen einer Selektion innerhalb einer modernen Gesellschaft tut ein übriges.

Das Kernproblem im Bereich des Lebens und damit der Heilkunde ist die Energiefrage, die in engem Zusammenhang mit der Einpassung des Individuums in seine persönliche Umwelt steht und mit der Entwicklung von Krankheitsdispositionen eng verknüpft ist.

Energiemangel sowie jede Form der Störung in der Energieverwertung sind unvereinbar mit Gesundheit und Wohlbefinden. Es wäre ein Unding, etwas anderes annehmen zu wollen.

Zwar ist üblicherweise der Energiestoffwechsel proportional der Körperoberfläche (sog. Flächenregel), doch ist im Einzelfall Energieumsatz keine einfache Funktion der Körperoberfläche. Die Stoffwechselaktivität der Gesamtmasse des Körpers sowie dessen Entropiestatus bestimmen hingegen entscheidend die Größe des Energiegewinns. Damit ist auch der Wirkungsgrad der Energietransformation vorgegeben, was oft unberücksichtigt bleibt.

Im Alter ist er mit Sicherheit schlechter, siehe als Beispiel das Altersherz, dessen Wirkungsgrad signifikant verringert ist und darum auch nicht als Krankheit im Sinne einer Störung oder eines Defektes anzusehen ist. Das Problem der Entropie wird in der Pathologie zweifellos zu wenig diskutiert, und zu selten wird bedacht, dass Leben nur bei niedrigstem Entropiestatus störungsfrei möglich ist.

Die konstitutionelle Aussage enthält Informationen zu diesem Thema, und die Iris gibt Aufschluss über die Umsetzung dynamischer Vorgänge auf die Bildung und Veränderung biologischer Strukturen. Es gibt Konstitutionen, die sehr beispielhaft demonstrieren, dass der geordnete Hergang dieser Prozesse durchaus nicht selbstverständlich ist. Als Beispiel dazu sei die oxygenoide Konstitution genannt. Das Verhältnis von assimilatorischen zu dissimilatorischen Abfolgen ist jedenfalls variabel, wie einige Konstitutionen erkennen lassen. Ein Vorherrschen der assimilatorischen Leistungsfähigkeit ist im jugendlichen Alter auffällig. Im mittleren Erwachsenenalter sollte die Bilanz ausgeglichen sein. Beim pyknomorphen Habitus sowie beim phlegmatischen Temperament ist offensichtlich das assimilatorische Element gegenüber dem dissimilatorischen privilegiert. Beide Menschentypen ähneln darum einander in mancher Hinsicht, sind jedoch nicht miteinander identisch. Mit größter Wahrscheinlichkeit sind für beide mangelhafte Reifungszustände in der Entwicklung zuständig.

Eine besondere Rolle bei der Herausbildung von Konstitutionen im Rahmen der Phänogenese spielen bekanntlich organische Reifungsvorgänge, die oft mit bestimmten Entwicklungs- und Prägungsphasen korreliert sind. Der pyknomorphe Typus beispielsweise verdankt seinen Habitus dem Verbleib auf einer ontogenetisch früheren Entwicklungsstufe.

Das Gegenteil ist bei der neurolymphatischen Konstitution der Fall. Die neurovegetative Bevorzugung des Sympathikus macht sie zum „Verschwender" der Stoffwechselenergie mit allen daraus resultierenden Folgen – d.h. alle parasympathischen Obliegenheiten kommen zu kurz. Der Anstieg der Entropie tritt bei diesem Menschen rasch ein – aus geringerem Anlass als bei allen anderen. Der Übergang in die oxygenoide Konstitution ist nicht gerade selten. Da die Entropie auch als Maß der Ordnung gilt, finden die überaus zahlreichen, individuell unterschiedlichen Störungen und Beeinträchtigungen der Körperfunktionen ihre zwanglose Erklärung. Diese Konstitution macht darüber hinaus unübersehbar deutlich, dass die Ordnungstherapie, auch hinsichtlich der Lebensweise, die einzig kausale Therapie darstellt. Anderenfalls ist – wenn man will – das „Ende der konstitutionell-pathogenetischen Reihe" abzusehen. Es wird eine der „Schwäche-Konstitutionen" sein. Energiemangel ist am Ende die Mutter aller denkbaren Krankheiten.

Das Prinzip der Ordnung und die biologische Struktur

„Die Selbstbewegung biologischer Systeme ..., mittels deren sie ihre Bestimmung erfüllen, (ist) die Erhaltung der Form in einem Meer heterogener Einflüsse und Störungen, die Erhaltung eines unendlich unwahrscheinlichen Zustandes in einer Welt, die vom Unwahrscheinlichen zum Wahrscheinlichen, von der Ordnung zur Unordnung fällt." (*Wieser* 1959)

In lebenden Organismen ist Ordnung immer ein räumlich-funktionelles wie auch zeitliches Ereignis und insbesondere charakteristisch für jegliche Entwicklung. Der Betrachter unterliegt jedoch leicht der Illusion einer Permanenz im äußeren Erscheinungsbild. Dabei sind Habitus und Konstitution Zeitgestalten, die nur für einen beschränkten Zeitraum Gültigkeit besitzen

„Ein zeitlich gedehnter, zielhafter Gestaltwandel überlagert sich dem jeweils ganzheitlichen und harmonischen Funktionsgefüge des Augenblickszustandes." (*Freisling* 1952)

Wie bei allem Lebendigen, ist die Wandlung der einzig konstante Prozess, der einem Plan folgt, welcher das Resultat innerer Bestimmung und äußerer Bedingungen darstellt. Die Konstitution ist die morphologische und strukturelle Zeitgestalt von Koordination und Synchronisation zwischen dem Menschen und den Wirkfaktoren seiner Umwelt.

„Man kann die Analyse der Organismen sehr weit treiben, ohne sich darum zu kümmern, dass Organismen Prozesse oder vielmehr Produkte vieler Prozesse sind. Man kann Organe untersuchen unter der Annahme, dass sie voneinander unabhängige, statische Elemente sind.

Man kann sogar einzelne Prozesse aus dem Organismus herauslösen und sie so behandeln, als ob sie voneinander unabhängig und beinahe statische wären. Dies erklärt nur, dass die Organismenwelt durch Jahrhunderte hindurch beobachtet und untersucht werden konnte, ohne dass sich das Problem der zeitlichen Ordnung aufgedrängt hätte." (*Wieser* 1959)

Der menschliche Organismus ist wie jeder andere ein nach außen offenes Fließsystem, und seine Baumaterialien „bewegen sich unablässig entlang eines Zeitvektors, wobei ständige Ein- und Ausfuhr erfolgt und dennoch ein immer gleiches Ergebnis verwirklicht wird". (*Wieser* 1959)

Die Kontinuität des Lebens ist unabdingbar gebunden an die Kontinuität bestimmter organischer Strukturen.

Schon Justus von Liebig hat sich darüber verwundert und schreibt in seiner Reihe „Chemische Briefe":

„Zu den ersten Bedingungen der Unterhaltung des ... Lebens gehört die Aufnahme von Nahrung ... und von Sauerstoff. In jedem Zeitteilchen seines Lebens nimmt der Mensch durch die Atmungsorgane Sauerstoff auf ... Von einem erwachsenen Mann (werden) in einem Jahre 700–800 Pfund Sauerstoffgas aus der Atmosphäre in seinen Körper aufgenommen, und dennoch finden wir sein Gewicht zu Anfang und zu Ende des Jahres entweder ganz unverändert, oder die Ab- und Zunahme bewegt sich um wenige Pfunde."

Dennoch sind es täglich winzige, kleine Veränderungen, die nicht zu bemerken sind und sich im Laufe der Zeit zu auffälligen Veränderungen summieren.

Die Konstitutionstherapie sieht gerade in diesem Umstande ihre Chance, durch Änderungen in der Lebensweise und gegebenenfalls durch medikamentöse Beeinflussung funktionaler Abläufe konstitutionelle Verbesserungen zu erzielen. Da jedoch chronische Krankheiten längerer Verlaufsformen der gleichen Gesetzlichkeit unterliegen, hängt der Erfolg, das heißt das Ausmaß der zu erreichenden Restitution, entscheidend von der Krankheitsdauer ab. Auch das Alter des Patienten ist natürlicherweise ausschlaggebend für ein positives Ergebnis.

Retardierte und konservative Entwicklung in Bezug zur Konstitution

Nach der Fetalisationstheorie *(Bock)* handelt es sich bei der Retardierung um eine Persistenz von Merkmalen der Kindes- und Jugendzeit. Ihr Auftreten ist typisch für eine hohe Stufe der Zivilisation bei fehlender sozialer Auslese. Festzustellen ist jedoch, dass nicht alle Merkmale persistieren. Da diese Hemmung der körperlichen (auch geistig-seelischen?) Ausreifung zu einer hohen Variabilität des Habitus führt – ähnlich der Vielgestaltigkeit der Haustiere –, wird häufig der Ausdruck „Selbstdomestikation" dafür gebraucht.

Zwei Formen werden dabei unterschieden:

1. Eine Entwicklung, die hinter dem Entwicklungsziel zurückbleibt. Betroffen ist besonders die Sexualentwicklung, im Sinne einer unnormalen Hemmung der Ausreifung (Sexualkonstitution).
2. Eine konservative Entwicklung, eine im Ganzen normale Entwicklungsvariante, bei der die endgültige körperliche Ausdifferenzierung beziehungsweise -reifung verzögert ist. (*Conrad* 1941)

Doch werden diese Begriffe leider nicht einheitlich gehandhabt und weisen von Autor zu Autor beträchtliche Unterschiede auf.

Für den Menschen war dieses biologische Phänomen von großer Bedeutung. So wurde etwa durch Hinauszögern der Pubertät und des Wachstumsabschlusses die Lernphase erheblich verlängert. Damit war es möglich, der genetischen Information noch das des tradierten Wissens hinzuzufügen.

Der Mensch kommt, als Ergebnis seiner retardierten Entwicklung, unreif zur Welt. Er ist in diesem Zustand noch weitgehend undifferenziert und kann sich so seine biologische Vielseitigkeit bewahren. Die Phase der ersten Ausreifung vollzieht sich bereits im sozialen Milieu; er erlebt gewissermaßen seine zweite Geburt. (*Saller* 1950)

Retardation ist jedoch ein umweltplastischer Vorgang. Dadurch ist es der Art möglich, auf relativ rasch wechselnde Bedingungsänderungen der Umwelt wirksam zu reagieren.

Leben ist also ein erkenntnis- und informationsgewinnender Prozess, der letztlich zu zusätzlichem Energiegewinn führt. Höherentwicklung und damit Menschwerdung war auch ein Problem zusätzlichen Energiegewinnes. Damit werden neue, bessere Möglichkeiten eröffnet, die für eine bessere Anpassung an die Gegebenheiten der Außenwelt nützlich sind.

Der Prozess des Werdens (Individuation) ist nicht nur ein physischer, sonder auch ein psychischer. Das wird besonders deutlich bei den klassischen Temperamenten. Die Polarität ihrer Schwingungsebenen reicht von heiter bis traurig – von reizbar bis gelassen. Im Prozess der ontogenetischen Individuation kommen weitere hinzu – sensibel bis torpid – kreativ bis phantasielos und viele andere mehr. Die Rolle, welche die erziehenden Eltern – besonders die Mutter – in dieser sensiblen Phase spielen, wird oft unterschätzt. Das Kind – der junge Mensch – lernt physisch und psychisch, durch das Vorbild der Eltern, die Welt kennen, in der er einmal selbständig leben soll. „Leben ist Lernen." (*Lorenz* 1981)

Die menschliche Konstitution aus der Sicht der Stammesgeschichte

Die Konstitution wird üblicherweise als die Summe aller geistigen, seelischen und körperlichen Eigenschaften verstanden, die auch als Grundlagen des Verhaltens gelten. Sie stellen Qualitäten dar und besitzen dispositionellen Charakter. Sie bestimmen die Reaktionsweisen des Individuums gegenüber äußeren Einwirkungen, innerhalb des genetisch festgelegten Rahmens.

Das verführt zu der falschen Schlussfolgerung, Krankheiten entstünden überwiegend auf dem Boden konstitutioneller Anomalien.

Es ist in der Tat zutreffend, dass die konstitutionellen Gegebenheiten Art und Ablauf der Krankheiten erheblich mitbestimmen, doch wäre es unrichtig, Konstitutionen als pathologische Normabweichungen zu betrachten. Vielmehr ist es ein Trick der Evolution, Normvarianten zu produzieren. Dieses genetische Driften („genetic drift") erzeugt eine große Vielfalt und Inhomogenität in der genetischen Struktur einer Art. Dabei ist keinerlei bestimmte Zielvorgabe in einer speziellen Entwicklungsrichtung zu erkennen. Der Einfluss auf das konstitutionelle Gefüge einer Art ist jedoch erheblich. Das ist besonders dann der Fall, wenn häufiger Genaustausch mit benachbarten Populationen stattfinden kann (erhöhter Genfluss). Von der Selektion besonders begünstigte konstitutionelle Merkmale werden in vermehrter Anzahl erhalten und können zum festen Bestand einer Art werden. Die von der Selektion weniger betroffenen Merkmale werden sich zunehmend über die Selektion, scheinbar nach dem Zufallsprinzip, verteilen.

In den letzten Jahrtausenden hat die genetische Variationsbreite unserer Art ein großes Ausmaß erreicht. Das erlaubt die Schlussfolgerung, dass die Anpassungsvorgänge an den Lebensraum erfolgreich verlaufen sind und die erworbenen Überlebensstrategien an Wirksamkeit gewonnen haben.

Konstitutionen sind keine Mutanten einer im Ganzen genetisch einheitlichen, optimal angepassten Art. Vielmehr gehen sie aus Mischungen biologisch bereits bewährter Genome hervor. Bei der geschlechtlichen Fortpflanzung sind derartige Rekombinationen der Gene die Regel. Die dabei möglichen Varianten sind von astronomischem Ausmaß. Der einzelne Mensch besitzt daher bei weitem nicht die Gesamtmenge aller Gene der menschlichen Art, sondern nur einen gewissen persönlichen Anteil.

So stellen die verschiedenen Konstitutionen tatsächlich nichts anderes als Normvarianten (innerartliche Sprungvarianten) dar, die durch Neumischung bereits vorhandener Gene entstanden sind. Sie wurden fälschlicherweise gelegentlich als Mutationen, sogar als „Motoren der Artbildung" bezeichnet. Diese These besitzt jedoch nur geringe Wahrscheinlichkeit; ein Beweis konnte bisher nicht erbracht werden. Zur Rassenbildung kommt es erst bei Isolierung einer Population, besonders dann, wenn sich Lebensbedingungen und das örtliche Nahrungsangebot erheblich ändern. Zwar ist in diesem Falle das Genmaterial noch immer das gleiche, es wird nur in unterschiedlicher Weise erschlossen. Das allerdings erweckt den Eindruck von grundsätzlichen Genänderungen. Die Systembedingungen schreiben in gewisser Weise die Richtung der Evolution vor. Tatsächlich aber sind die genetischen Unterschiede der einzelnen Rassen geringer als zunächst zu vermuten wäre.

Die dauernde Genmischung innerhalb der menschlichen Population operiert freilich mit durchaus erfolgreichen Genkombinationen, doch sind die Nachkommen eben nicht von identischer Vitalität. Dazu kommt, dass die Partnerschaftsbildung nicht gerade nach genetischen Gesichtspunkten erfolgt und die Paarung der Keimzellen zufällig geschieht.

„Im Organismus entsteht ein immer vollständigeres Bild der Umwelt, und zwar durch aktives Herumprobieren. Dieses Herumprobieren ist Aktivität des Lebens, nicht passives Warten. Das Leben unternimmt etwas, es riskiert etwas. Dass dieses Riskieren auch als Irrtum erscheint, tut gar nichts zur Sache."

„Die Bereitschaft, ein Risiko einzugehen, ist unlösbar mit der Suche nach der optimalen Welt verbunden. ... Das Leben sucht Probleme, aber das Angebot an Problemen ist für den Erfolg bedeutsam; ein Mangel an Problemen kann eine Stagnation bewirken." (*Konrad Lorenz* im Altenberger Gespräch mit *Karl R. Popper* 1985)

Die unentwegte Produktion von Normvarianten der Natur stellt in einzigartiger Weise auch ihren Bestand sicher. Eine perfekt an ihre Umweltbedingungen adaptierte Art wäre bei Milieuänderungen schwer gefährdet, wenn nicht gar zum Aussterben verurteilt. Die spontan entstehenden Sprungvarianten sichern jedoch die Art, da genügend Individuen existieren, die zur Bewältigung der veränderten Lebensbedingungen besser geeignet sind als ihre Vorfahren.

Nur auf diese Weise konnte es der Art Mensch gelingen, die ganze Erde, trotz ihrer so unterschiedlichen, teilweise sogar konträren Lebensräume, zu besiedeln. Der Grad der individuellen Anpassung ist also immer nur in Relation zu den aktuellen Gegebenheiten des äußeren Bedingungskomplexes zu beurteilen und stellt keinen grundsätzlichen Lebensmaßstab dar! Bei Änderung der Bedingungen kann ein völlig anderes Bild der innerartlichen Krankheitsdisposition zutage treten.

Die Lebenskraft einer menschlichen Population ließe sich statistisch an der Vielfalt ihrer konstitutionellen Varianten und an der Nähe zum Optimum darstellen. Ideal und wünschenswert sind sog. „zulässige Lösungen", die, mit nur geringen Anpassungsdefiziten behaftet, genügend Widerstandskraft besitzen, die ständigen Schwankungen der äußeren Gegebenheiten zu tolerieren. Die Verteilung der Individuen hinsichtlich ihrer Resistenz gegenüber negativen Lebensbedingungen – das heißt ihr Anpassungsgrad – entspricht der einer Binomialkurve (Glockenkurve). Sie ist umso breiter und niedriger, je stärker die Umwelteinflüsse sind, und umso schmaler und höher, je geringer sie sind. In jedem Falle ist es leider unausbleiblich, dass an den Außenseiten der Kurve die Zahl derjenigen Konstitutionen zur Darstellung gelangen, deren Vitalität unzureichend ist und die häufiger als alle anderen erkranken.

Die Ausbildung von Schwächen, aber auch von Stärken ist bereits während der Ontogenese unausbleiblich und als Resultat teils genetischer, teils entwicklungsbedingter Faktoren anzusehen. Dennoch ist der Organismus grundsätzlich in der Lage zu lernen, mit seinen Stärken und Schwächen umzugehen. Antriebe und Motivationen – individuelle Besonderheiten der Willensbildung und der psychischen Leistungsfähigkeit erlauben Einblicke in die Begrenzung funktioneller Freiheitsgrade des Gesamtsystems.

Diese durchaus persönlichen Umstände prägen in hohem Maße die Konstitution. Stärken und Schwächen sind mehr organisatorische als substantielle Probleme und darum im positiven wie negativen Sinne konditionierbar, das heißt Größenordnung und Ausmaß sind relativ zu Lebensweise und Lebensumständen. Gerade die Schwächen sind unter Umständen nur schwer erkennbar, da sie sich in der Regel erst in Extremsituationen manifestieren.

So bilden sich stärkere und schwächere Individuen aus; ihre Überlebensrate ist aber auch ein Spiegelbild der sozialen Leistungsfähigkeit einer Volksgruppe und ihres medizinischen Standards. Notzeiten, mit einem Rückgang der sozialen und medizinischen Absicherung, können eine radikale Änderung der Überlebensverhältnisse mit sich bringen. Schwere Belastungen durch Umweltverschmutzung beziehungsweise -vergiftung haben einen ähnlichen Stellenwert. Unter diesen Umständen wird eine Art „zweiter Auslese" einsetzen und die individuellen Unterschiede deutlich machen. Vor der Jahrhundertwende war es die Skrofulose – in den Jahren zwischen den Weltkriegen die Tuberkulose, die als Kriterium fungierte. In unserer Zeit spielt die rasche Ausbreitung verschiedenster Allergien möglicherweise die gleiche Rolle. Allem Anschein nach manifestieren sich durch diese Krankheitsformen moderne Varian-

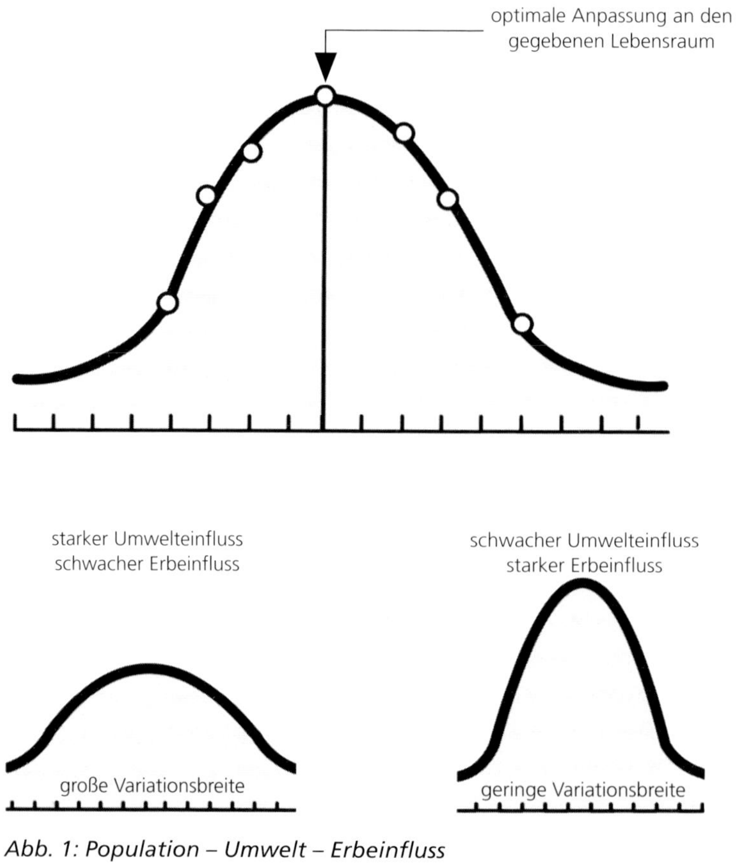

Abb. 1: Population – Umwelt – Erbeinfluss

ten der Skrofulose. Die Augendiagnose jedenfalls macht in dieser Hinsicht eine eindeutige Aussage. Der ganze Formenkreis der Skrofulose ist auch weniger ein medizinisches, als vielmehr ein anthropologisches Problem, bei dem sich genetische Faktoren sowie Reifungs- und Differenzierungsvorgänge offenbaren und in den skrofulösen Konstitutionen ihren Ausdruck finden. Ohne Einbeziehung konstitutioneller Betrachtungsweisen werden sich die anstehenden Probleme kaum lösen lassen.

Die Konstitutionsdiagnose vermag Hinweise zu liefern, die in der Alltagssituation nicht erkennbar sind beziehungsweise nur unter hohem diagnostischem Aufwand (z.B. funktionelle Belastungsteste) erkannt werden können.

So ist es einzusehen, dass unter den verschiedenen Konstitutionen Graduierungen bezüglich der Überlebenskraft der Individuen vorhanden sind. Die Gunst der Erbmischung kann so bereits vorteilhafte Genome weiter begünstigen. In anderen Fällen wird eben das Gegenteil zu erwarten sein. Diese innerartlichen Sprungvarianten, die keinerlei positive oder negative Mutationen darstellen, kommen für einen Artenwandel jedenfalls nicht in Betracht – die Proklamierung eines „degenerativen Verfalls" ist sicher übertrieben. Die nächste Generation kann unter veränderten Umständen bereits neue Genkombinationen in Erscheinung treten lassen, was allerdings nicht ausschließt, dass manche konstitutionellen Merkmale gelegentlich noch über mehrere Generationen hinweg Bestand haben.

Innerartliche Sprungvarianten sind für eine Art von allergrößter Wichtigkeit, denn sie schützt sie vor den stammesgeschichtlichen Sackgassen des Spezialistentums; mögen auch unter den gegebenen Umständen einige Konstitutionen ungünstige Anlagen zu bestimmten Erkrankungen besitzen. Unser pathologisches Denkmodell von der Krankheit als Defekt und der Therapie als Reparatur steht uns dabei gedanklich etwas im Wege. Eine andere Umgebung – ein anders beschaffener Lebensraum würde durch plötzliche Begünstigung einer bisher benachteiligten Konstitution uns sehr bald eines Besseren belehren.

Die Prinzipien der konstitutionellen Betrachtungsweise

Am Anfang einer jeden Darlegung heilwissenschaftlicher Methoden sollte stets die historisch-empirische Betrachtung stehen, denn sie ist die unentbehrliche Basis dafür. „Die Geschichte einer Wissenschaft ist die Wissenschaft selbst" (Goethe). Die Vertrautheit mit der Historie und die Definition (das Wissen um den eigentlichen Zweck) bezeichnet Aristoteles als grundlegendes Gebot jeglicher Wissenschaft. Es ist einfach nicht ökonomisch, auf die traditionellen Arbeiten und Überlegungen zu verzichten, will man nicht Gefahr laufen, begangene Fehler zu wiederholen. Eine auch nur einigermaßen vollständige Geschichte der Konstitutionslehren vorzulegen, würde jedoch den Rahmen dieser Schrift erheblich überschreiten.

Seit den frühesten Anfängen einer rationellen Heilkunde steht der Behandler unter dem unausweichlichen Zwange, das Unberechenbare menschlicher Reaktionsweisen vorhersehbar zu machen. Zusammen mit der Empirie konnte das Ziel nur eine Ordnung sein, die nach den Prinzipien der zurzeit gültigen respektive bekannten Fakten und Heiltheorien aufgebaut war. Wann die ersten Denkmodelle konstitutioneller Betrachtungsweisen entstanden, verliert sich im Dunkel der Frühgeschichte. Erst in den hippokratischen Schriften finden wir darüber exakte Angaben; diese sind bereits erstaunlich umfangreich und perfekt, sie muten geradezu modern an, obgleich sich der Autor bereits auf eine jahrhundertealte Tradition berufen konnte.

Es fällt sofort auf, dass nicht die Konstitution das oberste Ordnungsprinzip des Menschen darstellt, sondern seine „Natur". Diese setzt sich wie folgt zusammen:

1. Konstitution

Feuer (Temperatur), Wasser (Besaftung)
= Temperament (Säftemischung, Energieumsatz, modifiziert nach Lebensalter beziehungsweise biologischer Phase).

2. Lebensordnung
   = Arbeit (Bewegung), Ernährung (einschließlich Atmung). Diese Faktoren bestimmen die Proportionalität des Körpers sowie die Rhythmik sthenischer und asthenischer Zustände.

3. Umwelt
   = Klima (Sonne, Mond, Gestirne, Erde, Luft, Witterung). Diese Faktoren bestimmen Komplexion und geschlechtsspezifisches Prinzip.

Hervorzuheben ist, dass auch die Umwelt in das System „Mensch" einbezogen ist und mit diesem in Wechselwirkung tritt.

Eine solche Einstellung zum Menschen war nach der damals gültigen Naturphilosophie nur folgerichtig. Man sah ihn als Geschöpf des Makrokosmos, als gewissermaßen verkleinerte Ausgabe desselben an, und darum konnten in ihm (dem Mikrokosmos) keine anderen Gesetze Gültigkeit besitzen als die des schöpferischen Alls. Dieser Grundidee entstammt auch die Elementarlehre (Feuer–Wasser–Luft–Erde); die Ansichten über diese vier Lebensprinzipien (das Warme, das Kalte, das Trockene, das Feuchte) finden sich, zumindest in Ansätzen, bereits in der ägyptischen und erstaunlicherweise auch in der chinesischen und indischen Medizin.

Die im Detail unüberschaubare Komplexität des Lebens fand so ihre Erklärung durch die Wechselwirkung dieser Primär-Qualitäten, die die Rolle von Konstituenten spielen. Die vorgenannten Elemente dachte man sich als Manifestationen ungegenständlicher, abstrakter Prinzipien: nämlich des „Warmen" und des „Feuchten". Sie waren in ihnen in unterschiedlicher Quantität und Qualität enthalten. Die Elemente galten in ihrem Bestand als unveränderlich und stabil. Sie traten im Menschen und jedem anderen Lebewesen in Form von Mischungen (Krasis) sowie qualitativer wie quantitativer Kombination in den „Kardinalsäften" auf. Damit waren die Ausgangsbedingungen in Form eines komplexen Prozesses wie der Temperaments- und Konstitutionsbildung festgelegt.

So konstruiert diese Art der Klassifikation auch erscheinen mag – sie ist jederzeit durch praktische Erfahrung nachprüfbar und fand viele Nachahmer.

Die Humoralpathologie fand Anhänger bis in unsere Zeit; ihre Gedankengänge sind auch in der konstitutionellen Augendiagnose vorhanden.
Die Abbildung 3 auf Seite 25 zeigt die klassische Vorstellung vom Menschen, den man sich nur integriert in den Gesamtkosmos vorstellen konnte. Die makrokosmischen Elementarprinzipien: Feuer, Wasser, Luft und Erde schaffen und erhalten den Menschen und sein Leben; über die feste und flüssige Nahrung, die Atmung und die Psyche finden sie Eingang in ihn. Dort in seiner „Natur" treten sie in Beziehung zu ihrem mikrokosmischen Partner. Doch will es das Schicksal aller Sterblichen, dass eines der Lebenselemente überrepräsentiert ist. Die Konsequenz daraus ist das Überwiegen eines Kardinalsaftes, und dies bedingt die Ausprägung des Temperamentes:

Sanguiniker	(weibliches Prinzip)
Phlegmatiker	(weibliches Prinzip)
Choleriker	(männliches Prinzip)
Melancholiker	(männliches Prinzip)

Die geschlechtlichen Prinzipien beziehen sich auf verschiedene Faktoren der körperlichen und seelischen Ausformung der Person. Sie beschreiben beispielsweise nicht nur den hormonellen Status, sondern auch die sog. Komplexion, die sich in der allgemeinen und speziellen Pigmentbildung ausdrückt. Stärker pigmentierte Menschen besitzen danach mehr „männliches Prinzip" als hellhaarige. Dieser Tatbestand ist eine zusätzliche Varianz der vier Grundkategorien menschlicher Erscheinungsformen. Wenn man davon ausgeht, dass der Mensch in den frühen Stadien der Entwicklung von dunkler Haut- und Haarfarbe war – seine historische Herkunft aus dem inneren Afrika spricht dafür –, besitzt diese auf langer Beobachtung beruhende These sehr viel Wahrscheinlichkeit.

Temperamente sind gekennzeichnet durch typische Ausformung des Habitus, der unterschiedlichen Stoffwechseltendenzen und, besonders auffallend, durch ihre Verhaltensweisen und

Antriebsmotivationen. Es werden zum ersten Male prägnante Aussagen gemacht über die formale Integration von Gestalt, Funktion und Psyche.

Die vier Temperamente

1. Das sanguinische Temperament

Leichte Beeindruckbarkeit durch äußere Reize – sie werden lebhaft beantwortet, sowohl in körperlicher als auch in geistiger und seelischer Hinsicht, jedoch ohne sonderlich nachhaltige Wirkung. Daher sind die Körperfunktionen zwar leicht störbar, doch sind dauerhafte Beeinträchtigungen der Gesundheit eher selten. Das Erholungsvermögen ist als sehr gut zu bezeichnen. Die anabole und katabole Stoffwechsellage ist ausgewogen. Die Sanguifikation erfolgt rasch und reichlich. Insgesamt eine produktive Natur.

Obwohl Disposition zu arteriellen Kongestionen und Entzündungen besteht, ist es doch ein im Ganzen anpassungsbereiter und widerstandsfähiger Typ. Neigt in der 2. Lebenshälfte zu Gewichtszunahme und Phlegmatismus.

Die sensible-irritable Stimmung des Vegetativums ist als ausgeglichen zu bezeichnen. Das Temperament untersteht dem „weiblichen Prinzip" – darum bei weiblichen Personen am häufigsten.

Der konstitutionelle Aspekt:
In jüngeren Jahren ist bei diesem Temperament die hämangiotische Konstitution häufig, im fortgeschrittenen Alter die plethorische. Die übersteigerte Form zeigt sich meist bei gleichzeitiger oxygenoider Konstitution, oft schon in der Kindheit in Form der erethischen Skrofulose, die im mittleren Alter als katarrhalisch-rheumatische Konstitution in Erscheinung tritt. Im Abstand folgen dann neurolymphatische und nephrogenlymphatische Konstitution sowie nach dem 40. Lebensjahr die endokrin-vegetative. Die biliöse Konstitution ist bei diesem Temperament ausgesprochen selten, nur bei der dunklen Komplexion etwas häufiger und dann in der Regel mit der hyperthyreotischen Diathese verbunden.

2. Das cholerische Temperament

Auffällig ist die leichte Erregbarkeit mit heftigen Reaktionen, die zwar bald vorübergehen, jedoch weder geistig noch körperlich vergessen werden. Die Heftigkeit der Affekte wird grundsätzlich von einer quantitativ vermehrten und qualitativ veränderten Galleabsonderung begleitet. Als „galliges" Temperament ist eine erhöhte Neigung zu Ärger, Heftigkeit der Affekte vorhanden; später stellt sich dann oft seelische Verbitterung ein. Die Stoffwechsellage wird stärker vom Katabolismus bestimmt, daher ist die Energiebilanz als sehr gut zu bezeichnen. Obwohl auf pathogene Reize rasch und heftig reagierend, ist die Fähigkeit zur Krankheitsabwehr beachtlich.

Auffällig ist eine erhöhte Disposition zu hyperkinetischen Syndromen, besonders zu dem von Leber-Galle und zur Hyperkinese des Herz-Kreislauf-Systems; ferner zu fieberhaften Entzündungen und konsumierenden Erkrankungen. Die Schmerzempfindlichkeit ist über die Norm erhöht. In der 2. Lebenshälfte oft Übergang in das melancholische Temperament.

Die vegetative Stimmungslage ist durch eine gesteigerte Irritabilität gekennzeichnet. Krankheiten werden gut überwunden, wenn auch mit großem Kraftaufwand. Die Rekonvaleszenz ist verlängert, wird jedoch meist vom erhöhten zentralen Antrieb überdeckt. Fehleinschätzungen diesbezüglich sind dann die Ursache der bei diesem Temperament häufigen Rezidive.

Das cholerische Temperament wird dem „männlichen Prinzip" zugeordnet und findet sich vermehrt beim männlichen Geschlecht.

Der konstitutionelle Aspekt:
Das Temperament ist am häufigsten mit der biliösen Konstitution und der harnsauren Diathese vergesellschaftet. Erst in zweiter Linie sind hämangiotische, katarrhalisch-rheumatische und gastritische Konstitution zu nennen.

Nach dem 5. Lebensjahrzehnt wird die carbonitrogenoide Konstitution häufiger (mit der Betonung auf nitrogen!), und Erkrankungen durch „Schärfen" (acrimonia) können dann kritische Situationen hervorrufen.

Bei Übergewicht, Bewegungsarmut, Stresshäufung (das Temperament ist besonders stressempfindlich) besteht eine ausgesprochene Tendenz zur hämangiotischen Konstitution, die bei diesem Temperament ausnehmend gefährlich ist, da keine Anpassung an die erhöhte Blutexpansion, wie beim sanguinischen Temperament, erworben wurde.

Diese Krankheitsbilder wurden bereits bei Plato sehr detailliert beschrieben. Schwere Leber- und Gefäßerkrankungen (okkulte Stauungsleber, Gefäßsklerosen, Venenentzündungen auch ohne Krampfadern) sowie Infarkte sind zu befürchten. Man achte auf das Auftreten der phlegmatisch-venösen Dyskrasie.

Obwohl ein erhöhter Blutverbrauch bei diesem Temperament die Regel ist, kann man eine anämische Konstitution nur in seltenen Ausnahmefällen feststellen, da das retikuläre Bindegewebe (Knochenmark) von Natur aus eine große Vitalität besitzt. Aus dem gleichen Grunde kommen die konstitutionelle mesenchymale Hypoplasie und die endokrin-vegetative Konstitution kaum vor, jedenfalls nicht vor dem Greisenalter.

3. Das phlegmatische Temperament

Die Reizbarkeit und Erregbarkeit ist zum Unterschied zu den vorangegangenen Temperamenten deutlich geringer. Die Reaktionen erfolgen dementsprechend schwächer und langsamer. Das gilt auch für die physiologischen Funktionsabläufe, die ja gleichermaßen mittels endogener Reize in Gang gesetzt werden. Die anabolen Vorgänge beherrschen das Stoffwechselgeschehen; desgleichen sind es die reproduktiven – sowohl in physiologischer, als auch in pathologischer Hinsicht. Die Wärmebildung ist vermindert, die Neigung zum Stoffansatz vermehrt. Das Körpergewebe ist schlaff mit Anlage zur Wasserretention. Es besteht Disposition zum Hydrogenoidismus, zu Milz- und Schleimhauterkrankungen mit „Flüssen", insbesondere im Bereich des Magendarmtrakts und der Blase, meist in chronischer Form. In der 2. Lebenshälfte stellen sich oft verschiedene Zustände der Atonie und Schwäche ein.

Auffällige Krankheitsdispositionen:
Gefäßerkrankungen (Krampfadern, Hämorrhoiden, Koronarinsuffizienz) sowie Erkrankungen der Leber und Gallenwege vom hypothyreotischen Typ. Bindegewebsschwäche mit Auswirkungen auf das Knochensystem wird erst auffällig bei der für dieses Temperament sprichwörtlichen adipösen Diathese.

Die vegetative Stimmungslage wird durch eine Verminderung der Sensibilität und oft auch der Irritabilität bestimmt.

Das Temperament untersteht dem „weiblichen Prinzip", doch sind die seelischen und körperlichen Ausprägungen bei Mann und Frau sehr unterschiedlich. Gehört oft zu den „Sexualkonstitutionen".

Der konstitutionelle Aspekt:
Einige Konstitutionen scheiden bei diesem Temperament eigentlich von vornherein aus beziehungsweise sind äußerst selten, und dann nur bei einer inadäquaten Lebensweise.

Diese Konstitutionen sind:
oxygenoid, biliös, hämangiotisch, gastrisch (selten).

Da reaktive oder deprimierende Gemütsbewegungen nur schwer – und wenn, nur in abgeschwächter Form – den körperlichen Bereich erreichen, ist die neuropathisch-neurolymphatische Konstitution nur sehr selten anzutreffen. Das soll jedoch nicht bedeuten, dass dieses Temperament so frei von seelischen Konflikten und Stimmungslagen ist, wie es meist nach außen hin wirkt. Die diesem oft nachgesagte Stumpfheit ist kein typisches Merkmal, sondern eine etwas häufiger als bei anderen vorkommende psychische Störung.

Besondere Umstände, meist familiärer Art, zwingen dieses Temperament zu übertriebener geistiger wie körperlicher Anstrengung. Diese erschöpfen bald – früher als bei anderen – seine Lebenskraft. Dieser Umstand führt unweigerlich zur Deprimierung aller Lebensvorgänge und gibt Anlass zu den verschiedensten psychosomatischen Erkrankungen. Eine Abwertung im Sinne „Nur nervös, nur seelisch bedingt" kann gefährlich sein, da nicht selten ein Zusammenbruch eintritt. Dieser Zustand kündigt sich frühzeitig an durch Eintritt in die atonisch-asthenische Konstitution. Die Irisdiagnose gibt Frühwarnung!

Bei Blutanhäufungen (Plethora) handelt es sich weniger um Kongestionen, als vielmehr um Stauungen oder Stockungen.

Betroffen sind außer dem Blut und der Lymphe noch alle Sekretionen wie die der Galle und des exokrinen Pankreas.

Die häufigste Konstitution ist die lymphatisch-hyperplastische, mit der ja eigentlich alles begonnen hat und postpubertär keinen Abschluss fand. Auch an die anämische Konstitution muss gedacht werden – bei jungen Mädchen auch an die chlorotische Diathese.

4. Das melancholische Temperament

Die Melancholie ist im Grunde genommen ein besonderer Zustand und eigentlich kein Temperament, denn es weist niemals längere, beschwerdefreie Phasen auf. Dennoch soll es hier wie ein solches behandelt werden.

Der Melancholiker leidet unter einer erheblichen Beeinträchtigung seines Vitalgefühls und befindet sich anfangs in einem ständigen Reizzustand. Später weicht dieser – reaktiv – einer Verminderung der Reizfähigkeit. Dadurch zeichnet sich ein zweiphasischer Typus melancholicus ab. An dieser Stelle soll nur von der wichtigsten, der zweiten Phase, die Rede sein.

Das Temperament weist eine auffällige Altersabhängigkeit auf. Es betrifft Kinder soviel wie nie – Jugendliche selten, und wenn, dann mit raschem Verlauf – das mittlere Alter häufiger – im Greisenalter am häufigsten.

Die Erregbarkeit ist relativ gering, doch Reize wirken sehr tief in die Persönlichkeit ein. Was der Reaktivität an Heftigkeit fehlt, wird durch eine anhaltende, dauerhafte seelisch-geistige und körperliche Affektivität mehr als wettgemacht. Die Nachwirkungen von äußeren Einflüssen und Reizen halten sich meist im Verborgenen auf und sind einer seelischen oder körperlichen Aufdeckung nur sehr schwer zugänglich. Die außergewöhnliche Persönlichkeitsstruktur dieses Temperamentes ist dennoch auffällig, Fehldeutungen aber meist die Regel!

Psychisch besteht die Neigung zu Hypochondrie, Schwermut und Melancholie, in fortgeschrittenen Fällen das Verlangen zum Alleinsein. Im physischen Bereich besteht allgemein die Disposition zu chronischen Krankheiten – auch degenerativen –, mit Schwerpunkt Abdomen. Die biologische Struktur des Organismus ist – bei hoher Entropie – relativ mangelhaft ausgebildet, die Säftebewegung verzögert, die Körpersäfte, insbesondere das Blut, von höherer Viskosität. Es ist das „trockenste" Temperament mit zirkulatorischer Dystonie.

Die betroffenen Personen sind gekennzeichnet durch Schwächen aller Art und ein merkwürdiges Phänomen: den immer wieder nach Ort und Stärke wechselnden „Organgefühlen". Die alten Ärzte sahen die Ursache dafür in gewissen „Schärfen". Die meisten glauben heute nicht mehr daran, haben aber dennoch keine Erklärung dafür.

Die vegetative Stimmungslage ist äußerst wechselhaft; die Sensibilität in der Regel herabgesetzt, die Irritabilität sehr variabel, zuweilen spontan zwischen Extremen pendelnd, mit Zeichen des Verlustes der Selbstkontrolle. Das Temperament untersteht dem „männlichen Prinzip".

Der konstitutionelle Aspekt:
Die beiden bemerkenswertesten Konstitutionen, die beim melancholischen Temperament vorkommen, sind die carbo-nitrogenoide und die atonisch-asthenische. Diese Entwicklung sollte frühzeitig erkannt werden; bei längerem Bestehen ist nur geringe Hilfe möglich.

Im Übrigen sind wenigstens die Hälfte der in diesem Buch aufgeführten Konstitutionen und Diathesen bei der Melancholie zu beobachten. Insbesondere kommen in Frage – in der Reihenfolge der Häufigkeit:

- neuropathisch-neurolymphatische,
- lymphatisch-hypoplastische,
- mesenchymal-hypoplastische,
- endokrin-vegetative,
- anämische,
- katarrhalisch-rheumatische (degenerativ-polypöse Schleimhauterkrankungen, primär chronische Gelenkerkrankungen),
- gastrische-plethorische,
- psorische Konstitution,
- harnsaure Diathese.

Die lymphatisch-hyperplastische Konstitution ist nur bei (den selteneren) Jugendlichen zu beobachten.

Die Natur des Menschen versucht, die Anpassung an die Umweltelemente zu optimieren. Aus Gründen des Temperamentes, des Lebensalters oder infolge Beschränkung der Toleranzgrenzen kann das Resultat nicht immer ideal ausfallen. Der Kompromiss aus diesem Bemühen ist die menschliche Konstitution. Werden die dem Individuum von seiner Konstitution gesteckten Grenzen durch Lebensordnung oder Umwelt überschritten, so entstehen, je nach Präsenz der Situationsfakten, die Krankheiten.

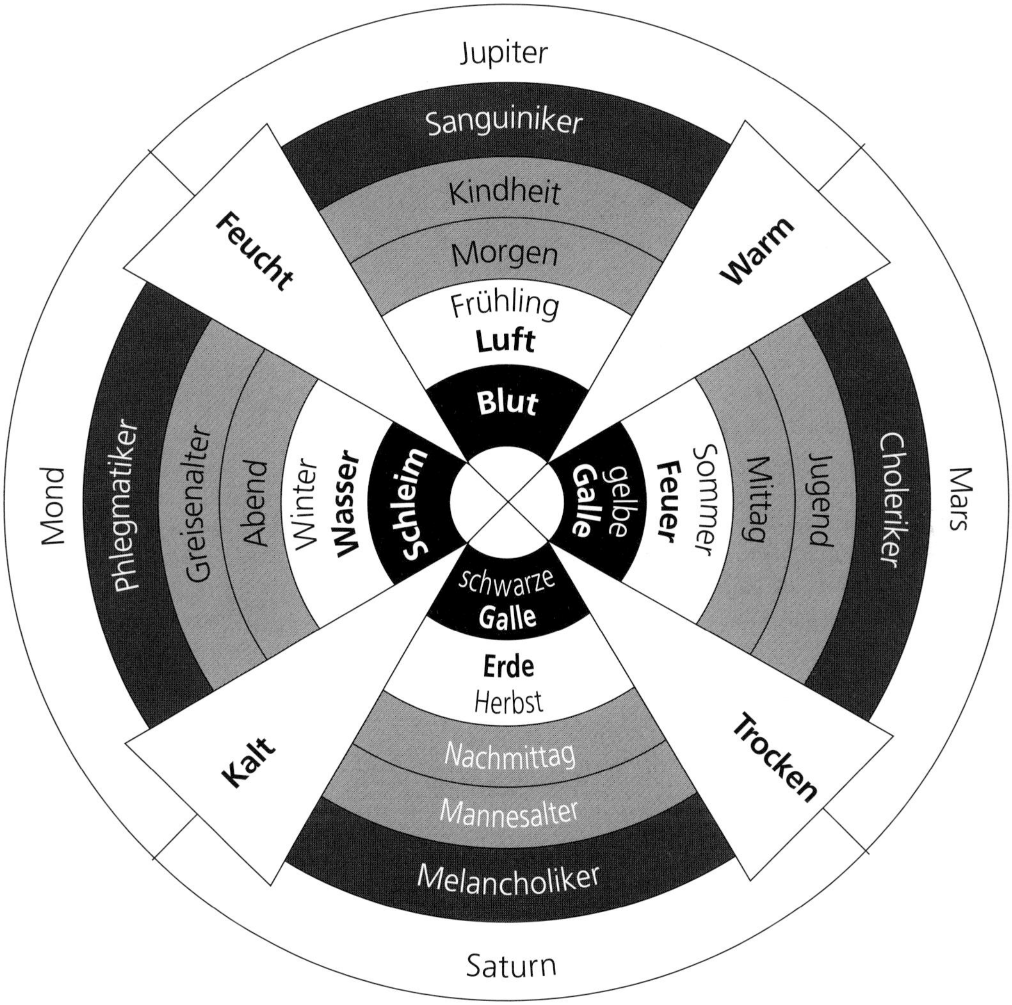

Abb. 2: Die Temperamente und deren Zuordnung

Die humorale Pathogenese

Eindringlich sei auf die vorstehenden humoralpathologischen Hypothesen der Antike hingewiesen; sie werden von Nichtlesern der hippokratischen Schriften regelmäßig falsch interpretiert. Diese behaupten konstant, die Humoralpathologen leiteten die Entstehung der Krankheiten von den schlechten Säften her – was man Dyskrasie nenne! Doch bedeutet Dyskrasie nicht „schlechte Säfte", sonder unphysiologische „Mischung". In unsere moderne Sprache übersetzt: Störungen des Metabolismus, der Energie- und Flüssigkeitsbilanz, denn bereits die Antike stellte sich den Organismus als offenes Fließsystem vor. Die Psyche wurde als Bestandteil einer Ganzheit verstanden und nicht wie heute als Komponente einer Ursache-Wirkungs-Relation.

Insbesondere während des Hochmittelalters wurde den psychischen Verhaltensweisen der

Temperamente besondere Aufmerksamkeit gewidmet, allen voran Hildegard von Bingen, die sogar eine Art Sexualstudie der Temperamente der Nachwelt hinterlassen hat.

Nach klassischer Auffassung ist die qualitative respektive quantitative Veränderung der Säfte-Energie-Balance Ausdruck oder Folge einer Überschreitung der Toleranzgrenzen und damit Verlust des Anpassungsvermögens.

Von diesem Gesichtspunkt aus ist es einleuchtend, dass den Ärzten des Altertums eine Umstellung der Lebensordnung (z. B. Diät) als wichtigste therapeutische Maßnahme erschien. Die konstitutionellen Vorstellungen der antiken Medizin basierten auf Erfahrung und Beobachtung, kontrolliert durch die Praxis, d.h. die zwingende Notwendigkeit, zu helfen und zu heilen. Dieser einzige Endzweck begegnet uns auf jeder Seite der altehrwürdigen Schriften, Erfahrung, Beobachtung und praktisches Ergebnis – diese Tatbestände werden theoretisch schwer wegzudiskutieren sein.

Die Diagnostik der angedeuteten Lebensumstände wiederum erfolgte auf rein deduktive Weise, d.h. Erstellung einer persönlichkeitsbezogenen Arbeitshypothese. In ihr fand das Können des Arztes würdigen Ausdruck; diesem kreativen Vorgang stand die prädikative Wertung der „Kunst" zu.

„Es unterscheidet sich Körper von Körper, Lebensalter von Lebensalter und Leiden von Leiden; die einen halten während der Krankheit mehr aus, während die anderen überhaupt nichts aushalten können... Es unterscheidet sich nämlich auch Jahr von Jahr, und Jahreszeit von Jahreszeit, in der sie erkranken." (*Hippokrates,* Krankheiten 1. Kap. 16)

„Bei denjenigen, die Krankheiten haben, macht es hinsichtlich des leichteren und schwierigeren Davonkommens einen Unterschied, ob (der Kranke) Mann oder Frau, ob es ein jüngerer oder älterer Mann, eine jüngere oder ältere Frau ist, außerdem kommt es auf die Jahreszeit an, in der die Betreffenden erkranken..." „Diejenigen, die in jugendlicherem Alter irgendeines dieser Leiden haben, leiden mehr und heftiger und haben mehr Schmerzen, weil sie schwächer sind, und kümmern sich mehr um ihr Leiden." (*Hippokrates,* Die Krankheiten 1. Kap, 22)

„Wenn irgendeine im Körper vorhandene Veranlagung die Funktion beeinträchtigt, und zwar nicht zufällig, sondern unmittelbar und durch sich selbst, eben dies die Krankheit selbst ist." (*Galen,* Die Kräfte der Physis, Kap. 9)

Man kann sich des Eindrucks nicht ganz erwehren, dass moderne Konstitutionslehren nichts wesentlich Neues gebracht haben. Was am Menschen zu erkennen und zu klassifizieren ist, wurde in den Grundzügen schon in der alten Medizin vorausgenommen. So wird es beispielsweise schwerfallen, Unterschiede zwischen der pyknischen Konstitution *Kretschmers*, dem Ernährungsnaturell *Huters* und dem phlegmatischen Temperament aufzufinden. Ebenso schwer zu trennen sind die carbo-nitrogenoide Konstitution *Grauvogls* und das melancholische Temperament. Der große Vorzug der antiken Temperamentslehre, nämlich ihre außerordentlich gute Praktikabilität, bedingt durch das Fehlen gesunder Mischtypen sowie durch die sich nach logischen Gesichtspunkten eröffnenden therapeutischen Möglichkeiten – wurde von neueren Konstitutionslehren nie erreicht. Die bewusste Einbeziehung humoralpathologischer Richtlinien und Maßstäbe in die alten, bereits klassisch gewordenen augendiagnostischen Konstitutionen ist daher als glücklicher Umstand zu werten. Die frühen Augendiagnostiker und Naturheilkundigen waren nämlich überwiegend humoralpathologisch orientiert; nur dieser Tatsache verdanken sie ihren Anschluss an uraltes Heilwissen. Was allerdings nicht dagegen sprechen soll, ihre diagnostische Methode weiterzuentwickeln, sie zu erforschen und damit neue Möglichkeiten zu eröffnen.

„Ich behaupte, dass man die altbewährte Heilkunst nicht verwerfen darf, als bestünde sie nicht und als wäre sie schlecht erforscht, wenn sie nicht in jeder Beziehung genau ist. Vielmehr, weil sie aus großer Unwissenheit heraus durch ihre Betrachtungsweise dem höchsten Grad der Genauigkeit nahekommen konnte, glaube ich, dass man die Entdeckungen bewundern muss, denn sie sind schön und richtig und nicht durch Zufall gefunden." (*Hippokrates*, Die altbewährte Heilkunst, Kap. 12)

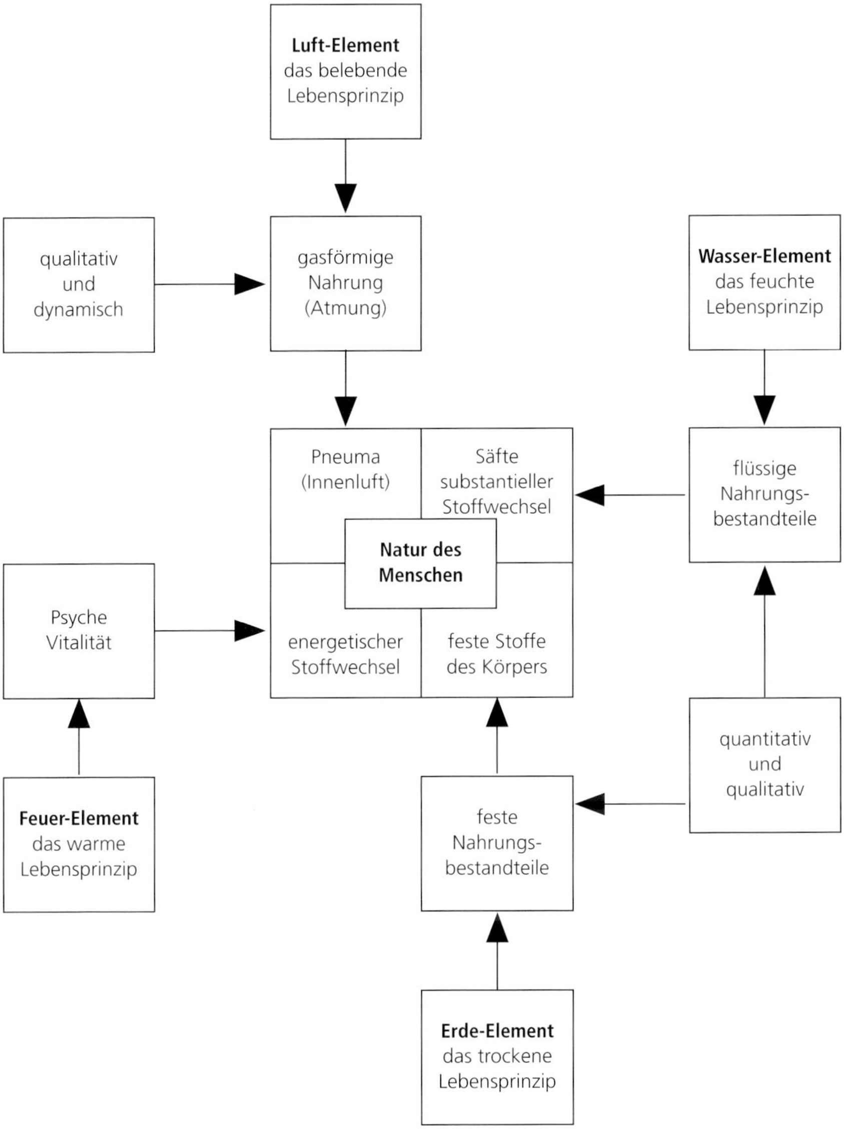

Abb. 3: Die Natur des Menschen

Seit *Aristoteles* war der Mensch in der Systematik der Naturwissenschaften ins Tierreich gestellt; als klassifizierende Merkmale wurden daher die Temperamentsunterschiede, die Körpergestalt und die Komplexion (Pigmentation, Hautfarbe etc.) herangezogen. Mit *Carl v. Linné* beginnt eine neue Epoche der anthropologischen Klassifikation (Systema nature 1735, 12. Aufl. 1966). Von nun an rückte das proportionale Einteilungsprinzip mehr und mehr in den Vordergrund.

Körperformen sind kaum als endgültig anzusehen; sie sind abhängig von Lebensalter und Lebensweise und Phasen der Wandlung sind die Regel, insbesondere im jugendlichen Alter. Körperbauformen von einer gewissen Endgültigkeit sind erfahrungsgemäß erst im mittleren Erwachsenenalter zu erwarten. Die Einteilung in drei Kategorien körperlicher Proportionen bietet sich an: pyknosom, leptosom und muskulär. Wenn auch genetisch bedingte Faktoren dabei nicht unerheblich beteiligt sind, können Einflüsse aus der Umwelt, persönliche Antriebsmuster nicht ausgeschlossen werden. Der Gestaltwandel in den menschlichen Proportionen ist gerade in den letzten Jahrzehnten besonders deutlich. Das lässt nur den einen Schluss zu: entweder das genetische Programm des Menschen ist variabler oder vielfältiger als bisher angenommen, oder die äußeren Einflüsse und personotropen Motivationen sind hinsichtlich ihrer Einwirkung auf den Habitus stärker als vermutet. Ob allein die Körperformen nach dieser etwas grobstofflichen Methode repräsentativ für eine seelisch-geistige Konstitutionsbiologie sind, erscheint doch wenig wahrscheinlich. Die antike sowie mittelalterliche Konstitutionsmedizin jedenfalls maßen ihnen geringere Bedeutung bei.

Sensibilität und Irritabilität – konstitutionelle Faktoren

Die Sensibilität ist eine biologische Leistung des Nervensystems und bezeichnet den Grad des Vermögens, Reize zu perzipieren und weiterzuleiten.

Reize jeder Art, aber auch das Nichtvorhandensein von Reizen sind für den gesamten Organismus wichtige Informationen. Auch die innere Organisation bedient sich des informativen Reizes, um Funktionen adäquat, das heißt, den aktuellen Notwendigkeiten gemäß, zu beantworten.

Da die jeweiligen Situationen unterschiedliche Anforderungen an die innere Regulation stellen, ist, im Gegensatz zur Irritabilität (der allgemeinen Reizbarkeit), die Sensibilität in den verschiedenen Funktionssystemen different. Bei ihrer „Herabstimmung" entstehen Nervenschwäche und parallel dazu eine Verminderung der Lebenskraft.

Als unmittelbare Folge verliert das Blut seine Reizfähigkeit, wird „schlaff" und wirkt geringer exzitierend (anregend, antreibend) auf das Gefäßsystem. Der Puls wird in diesem Falle weich, leicht unterdrückbar, langsam (mollis, debilis, rarus). Die Folge ist eine Verminderung der Nutrition und Reproduktion der Gewebe und Organe.

Länger andauernde oder häufiger auftretende Phasen des hyposthenischen Zustandes führen auch zu einer Herabstimmung der Irritabilität und damit zur Unfähigkeit, Reize zutreffend zu beantworten.

Da die Irritabilität in hohem Maße eine Eigenschaft der Muskulatur darstellt, ist in der Folge eine Tonusminderung zu erwarten, die sowohl quergestreifte als auch glatte Muskeln betrifft, wodurch diese ihren funktionellen Aufgaben nicht mehr gerecht werden.

Die Sensibilität betrifft gleichermaßen Art und Tiefe seelischen Bewusstseins. Abweichungen von der Normalität der sensiblen Stimmung zeigen daher regelmäßig Auswirkungen in Psyche und Verhalten, in Erregbarkeit und Motivation.

Die höheren Grade der Tonus- und Sensibilitätsschwäche können grundsätzlich nur zeitweilig in Erscheinung treten; ein Dauerzustand wäre mit dem Leben unvereinbar. Die humoralen, tonischen und sthenischen Befunde haben nach den traditionellen Heilregeln absoluten Vorrang vor allen anderen. Das wichtigste iridologische Merkmal der Sensibilitätsschwäche sind die Radiärfurchen („Asthenieffurchen"). Sie treten nicht selten auch bei anderen Konstitutionen auf und sind im oben angegebenen Sinne zu bewerten. Gemäß den Regeln der Sensibilitätslehre können sie bei vereinzeltem Auftreten auch nur lokale Bedeutung besitzen und sich lediglich auf einen einzelnen Sektor beziehen.

Bei der sogenannten Asthenie ist eine krankhafte Verminderung der sensiblen Leistungen charakteristisch. Da der körperliche und seelische Tonus dabei mit betroffen sind, wurden, im Gegensatz zu früheren Zeiten, beide Zustände zu einer Konstitution zusammengefasst. Die therapeutische Beeinflussung des einen Zustandes zieht zwangsläufig eine Änderung der anderen nach sicht. Die tonisierenden-sthenischen Methoden werden auf diese Weise leichter praktikabel.

Aus dieser über 250 Jahre alten Medizintheorie entstanden die sog. „Umstimmungskuren", die sich bis zum heutigen Tage großer Beliebtheit erfreuen, obwohl so mancher, der sie anwendet, längst nicht mehr weiß, auf welch altem Denkmodell die auch heute noch wirksame Methode beruht.

Der Konstitutionsdiagnostiker in der Praxis sollte jedoch wissen, dass die hier geschilderten Zustände grundsätzlich bei jeder Konstitution auftreten können und jede in die atonisch-asthenische Form übergehen kann.

Der wichtigste Gegenstand wissenschaftlicher Forschung ist fraglos das Phänomen „Leben". Alle Probleme, die den menschlichen Geist je beschäftigt haben, besonders natürlich in den Bereichen des Gesundheitswesens und der Krankenbehandlung, haben ihren Ausgang in dieser Urfrage und führen letztlich auch wieder zu ihr zurück. Aus naheliegenden Gründen erscheint der Mensch dem Menschen als subtilste Form der Manifestation des Lebens, und er ist es wahrscheinlich auch. Eine sehr treffende Charakterisierung des Lebensphänomens findet sich bei dem englischen Philosophen *Herbert Spencer*: „Leben ist die fortwährende Anpassung innerer Beziehungen an äußere Bedingungen."

Spencer sieht die Entwicklung des Lebens in einem Prozess immer größer werdender Differenziertheit aus vergleichsweise einfachen Grundformen. In seiner Formulierung ist auch gleichzeitig der Ausgangspunkt für jegliche Art praktikabler Konstitutionslehre begründet. Leben ist universell – die Konstitution des Geschöpfes ist seine nur ihm eigentümliche Variante. Die Erforschung des persönlichen Lebens kann nur darin bestehen, alle zugänglichen inneren und äußeren Bedingungen zu ermitteln, die das Zustandekommen der spezifischen Lebensäußerungen bewirken. Leben bedeutet Äußerung, sowohl im Bereich des Morphologischen als auch des Dynamischen: Beide Daseinssphären stehen in einem strengen kausalen Zusammenhang zueinander. Das Leben verläuft nicht gleichförmig und vorausberechenbar, sondern ist bestimmt durch einen Komplex von Bedingungen, und diese gleichen eher einem stochastischen System innerer und äußerer Zustände.

Die individuelle Unterschiedlichkeit in der Beantwortung endogener und exogener Impulse zwingt zur Konzeption einer Seelenidee – einer persönlichen Psyche. Durch sie werden innere Bedingungen in Motivationen und spezifische Antriebs- und Ausdrucksmuster transferiert. In der aktuellen Verfassung bildet sie Ausdruck und Dynamik, bei regelmäßiger Rekapitulation formt sich mehr oder weniger die Gestalt des Individuums. Die Integration der Psyche in die Dimension des morphologisch Erfassbaren ist ein Gebot der Logik, denn erst aus diesem Kombinat werden Dynamik und individuelle Äußerung lebendigen Seins realisierbar. Wäre es anders, so würde jede Konstitutionslehre zur simplen, praktisch unbrauchbaren Gestaltlehre herabgewürdigt, wenn auch zugegeben werden muss, dass das Leib-Seele-Problem bisher weder philosophisch noch wissenschaftlich befriedigend gelöst wurde.

„Der Mensch ist in psychophysischer Hinsicht eine unteilbare Einheit. Von Anbeginn der Lebensentwicklung waren beide Prinzipien miteinander verbunden. … Das seelische Prinzip ist für jeden da, der nicht auch sein eigenes Bewusstsein leugnet." (*Freisling* 1952)

Die Konstitution erschöpft sich darum nicht allein im Habitus oder anderen äußeren Formen; erst im Agieren, Reagieren und in der Willensbildung, im Gestalten und in der Bewegung offenbart sie ihre Eigenart. Im Grunde genommen sprengt sie damit jegliches Ordnungsprinzip durch ihre Originalität. Im koordinierten Zusammenwirken aller Teile bekennt sich das Wesen „Mensch" zur Ganzheit. Die Eigentümlichkeit seines reaktiven Stils und seine Erlebens- und Überlebensprobleme münden schließlich ein in die vitalen Lebensäußerungen seiner Organe und Zellverbände. Die Gebundenheit jeder einzelnen Zelle an das Ganze stellt wiederum ihre Lebensbedingungen dar; sie ist gleichzeitig Organismus und Organisator. Als letzten Urgrund ihres Daseins wählten früher die Vitalisten den unbeschreibbaren Terminus „Lebenskraft". Dieser Begriff, der auch heute noch in zahlreichen Variationen Anwendung findet, ist jedoch nur dann akzeptabel, wenn diese „Lebenskraft", weil unerforschlich, nicht als Alibi für den Verzicht auf Erkenntnisgewinn herangezogen wird.

Leben und Überleben, das heißt die Erhaltung der persönlichen Existenz, ist das Urproblem allen geschöpflichen Daseins. Wenn auch die Lebensbedingungen auf unserem Planeten im Laufe von Jahrmillionen eine gewisse Stabilität erreicht haben, sind sie weder so gleichmäßig noch einheitlich, um den Ansprüchen gerecht zu werden, die der lebende Organismus an sie stellen muss. Die Grenzen des biologischen Existenzminimums sind eng gesteckt; ein Überschreiten der Toleranzen würde den Untergang des Individuums bedeuten. Gerade diese Mindestanforderungen, die ein Lebewesen an seine Umweltbedingungen stellt, werden unvorhersehbar und ständig über- und unterschritten. Sommer und Winter, Feuchtigkeit und Trockenheit, starke und geringe Luftbewegung, Helligkeit und Dunkelheit verlangen eine pausenlose Anpassung des Lebens. Der Mensch, als das Wesen mit der am höchsten entwickelten Bewusstseinsfähigkeit, stellt darüber hinaus auch große Ansprüche an seine soziale Umwelt: Familiäres und berufliches Klima, existentielle Probleme, Einsamkeit und Stressoren der Massengesellschaft sind zumindest ebenso gravierende Faktoren. Jedoch keine Minute gleicht der anderen, an keinem Tag unseres Lebens herrschen dieselben Umwelteinwirkungen wie am vorangegangenen. Dass der Organismus zu überleben vermag, verdankt er allein seiner Fähigkeit, sich dem Wechselspiel, in das seine Existenz hineingestellt ist, anzupassen. Je größer der Anpassungsspielraum des Individuums, umso gesicherter die Kontinuität seines Bestehens, seiner Leistungsfähigkeit, seiner Gesundheit. In der Sphäre seines Bewusstseins stellt sich dieser Zustand dar in ausgeglichener Stimmungslage und Wohlbefinden.

Zwangsläufig stellt sich bei dieser Überlegung die Frage, auf welche Weise der Organismus die Informationen über die jeweiligen äußeren Bedingungen erhält und nach welchen Verfahren dieselben verwertet werden. Man nennt diesen Organisationskomplex das „vegetative System", das vor allem nervöse und hormonelle Elemente beinhaltet. Die „vegetative Dystonie" ist ein inzwischen hochstrapazierter Krankheitsbegriff geworden, der lediglich besagt, dass dieses nicht unserem Willen unterstehende Regelsystem erhöht störanfällig ist, die eingehenden Informationen schlecht oder falsch verarbeitet und so die an sich intakten organischen Funktionsabläufe fehlerhaft programmiert. Dadurch wird die Toleranz des Menschen gegenüber den Einwirkungen aller Gegebenheiten der Umwelt soweit reduziert, dass er nun nicht mehr imstande ist, sein inneres hormonelles und funktionelles Milieu konstant zu halten.

Wie schon erwähnt, benötigt jeder lebende Organismus zu seiner Selbstregulation ein pausenlos arbeitendes Informationssystem. Änderungen der Außentemperatur, der Luftfeuchtigkeit, kurz aller Variationen der physikalischen und chemischen Gegebenheiten seines Lebensraumes müssen registriert werden. Dazu dienen die Sinnesorgane der Haut, Augen, Ohren usw. Die Nachrichten werden im Gehirn mit dort gespeicherten Erinnerungen an ähnliche Situationen verglichen und so das für die jeweilige Situation günstigste Programm in die Wege geleitet. Für zahlreiche Tatbestände des umgebenden Milieus sind bereits angeborene, fix und fertig vorbereitete Programme vorrätig.

Das Endergebnis der für uns unbemerkt ablaufenden Anpassungsbemühungen äußert sich in unserer Stimmung und unserem Befinden. Gelingt die Anpassung günstig, werden Stimmung und Befinden entsprechend gut sein, gelingt die Anpassung dagegen nicht, fehlen Wohlbefinden und ausgeglichene Stimmungslage. Der Mensch fühlt sich nicht mehr wohl, nicht mehr gesund, was nicht gleichbedeutend mit Krankheit zu sein braucht. Das Gefühl des Krankseins stellt sich erst ein, wenn erhebliche Lücken im normalen Funktionsablauf des Organismus auftreten. In zunehmendem Maße verschlechtert sich dabei auch die Leistungsfähigkeit des Menschen, ebenso wie sein natürlicher Antrieb zu Bewegung, Betätigung, Nahrungsaufnahme usw. Spätestens in diesem Stadium setzt die jedem Organismus angeborene Befähigung zur Selbstregulierung und Selbstheilung ein. Ohne diese Qualifikation zum Überleben wäre alles Leben längst von unserer Erde verschwunden. Seit Urzeiten war es den Widrigkeiten seines Existenzraumes mehr oder weniger schutzlos ausgesetzt, seit jeher kam es durch unvermeidliche extreme Situationen zu Schädigung und Beschädigung der Lebewesen. Nur die Arten mit optimaler Regenerationsfähigkeit hatten auf die Dauer Bestand. Allerdings mit einer für viele folgenschweren Einschränkung: nur während der Fortpflanzungsperiode, der zu Erhaltung der Art allein wesentlichen! Die späteren Lebensphasen waren zur Erhaltung und Lebenstüchtigkeit der Art unerheblich; sie unterlagen somit nicht mehr den Gesetzmäßigkeiten der natürlichen Selektion. So allein ist es verständlich, dass die Kräfte der natürlichen Selbstheilung im Alter abnehmen und eine Reihe von Krankheiten in dieser Lebensspanne beinahe regelmäßig zu beobachten ist. Das zwingt in zunehmendem Maße zur Einsicht, dass die Erkrankungen der früheren und der späteren Lebensperiode einer unterschiedlichen Beurteilung und Therapie bedürfen.

Der allgemeine Entwicklungsmodus der Konstitution

Angesichts der Tatsache, dass die Person ein einmaliges Ereignis darstellt, muss man ernsthaft die Frage nach Sinn und Notwendigkeit von Konstitutionslehren aufwerfen. Derartige Überlegungen werden im Bereich der Heilkunde des Öfteren anzustellen sein. Obwohl beispielsweise keine zwei Krankheitsbilder einander exakt gleichen, wird doch niemand auf ein ordnendes Schema verzichten wollen, um nicht hilf- und standpunktlos im Raum zu schweben. Aus gleichem Grunde ist eine Konstitutionslehre durchaus sinnvoll und notwendig. Gewiss zeichnet sich keine der vorhandenen durch Vollkommenheit aus. Schon deshalb nicht, weil es keine absoluten, exakt bestimmbaren Konstitutionen im streng anthropologischen Sinne gibt. Das durch ererbte Anlagen in Genotyp festgelegte Entwicklungsprogramm wird im Laufe des Lebens vielfältig variiert und modifiziert, eine Folge des einmalig durchlebten, sich nicht wiederholenden Schicksals. In der fortwährenden Auseinandersetzung der konstitutionellen Gegebenheiten des Individuums mit den mannigfaltigen Umwelteinflüssen und deren unendlich vielen Kombinationsmöglichkeiten entsteht als Ergebnis dieser Entwicklung die „Person“. Danach müsste es ebenso viele Konstitutionen wie Menschen geben. Jedoch muss die Individualkonstitution von vorneherein aus bestimmten Blickwinkeln betrachtet werden; partielle Lebenskomplexe und Funktionsprinzipien sind determinierend herauszustellen. Aus dieser Sicht kann eine Ordnung der Vielfalt erfolgen. Dabei ist nicht so sehr die wissenschaftliche Verifikation des Ordnungsprinzips maßgeblich, als vielmehr seine Brauchbarkeit für die Praxis. Der Erkenntnisinhalt einer diagnostischen Lehre muss vor allem der Forderung nach therapeutisch realisierbaren Konsequenzen Rechnung tragen; was sonstige, darüber hinaus anzulegende Maßstäbe und Kriterien anbelangt, zählt zu den rein akademischen Problemstellungen und mag für den theoretisch arbeitenden Anthropologen unentbehrlich sein.

Für den Augendiagnostiker müssen die Phänomene des Auges an erster Stelle stehen, denn sie werden der Erkennung ontogenetischer Voraussetzungen in besonderer Weise gerecht. In den augendiagnostischen Konstitutionslehren werden die Prinzipien der anthropologischen Normen mit der Ganzheit der individuellen Existenz der Person verglichen. Diese basieren einerseits auf den genetischen Faktoren und andererseits auf den formenden Lebensumständen im materiellen, geistigen und sozialen Bereich – modifiziert durch seine persönliche biologische Entwicklungsphase, durch Landschaft und Klima.

Gesund ist der Mensch, wenn seine Adaption an die Wechselfälle seines Lebensraumes, also an seine „Umwelt", eine optimale ist. Schwankungen der Lebensbedingungen, qualitative Änderungen der Umwelteinflüsse, die er nicht mehr kompensieren kann, führen zu fehlerhaften Funktionsabläufen und zu Krankheit. Dabei ist die Fähigkeit, auch extreme Abweichungen zu tolerieren, von Mensch zu Mensch verschieden; was als krankmachend zu gelten hat, ist darum nur in Relation zur Person zu sehen, es ist nicht allgemein gültig.

Konstitution und Disposition stellen die Pathologie der Person dar.

Sie verstehen sich überhaupt nur in der Auseinandersetzung mit der endogenen und exogenen Reizsituation. Nach Saller sind Konstitutionen „ständig sich verschiebende dynamische Gleichgewichtszustände". Allzu oft werden sie nach statischen Prinzipien eingeteilt, wobei teils der Habitus, teil die Reaktionsweise als Kriterium dienen müssen. Das führte dann einerseits zu der Vorstellung, die Konstitution sei etwas Unwandelbares, fest Umreißbares; andererseits zur Entstehung der berüchtigten „Mischtypen", dem Schrecken eines jeden konstitutionellen Heilsystems; die übrigens auch schon früher sattsam bekannt waren und manchen Behandler überhaupt zum Verzicht auf das Erlernen einer Konstitutionslehre veranlasst haben.

Können denn so einfache Kriterien zur Beschreibung menschlicher Vielfältigkeit ausreichen – ja besitzen sie für die Pathologie genügend Relevanz? Was den Habitus betrifft, genügt bereits die statistische Erfassung. Der Pykniker beziehungsweise das Ernährungsnaturell ist der Körperbautyp des fortgeschrittenen Alters, manchmal auch der Kindheit; ausgesprochen selten ist er in den Entwicklungsjahren. Hier herrschen die Leptosomen vor, im Kleinkindalter wiederum nur bei schweren Krankheitszuständen zu beobachten. Athletische Körperformen werden im Greisenalter zu den Raritäten gehören, sind auch unter Frauen selten anzutreffen, ausgenommen die Anabolika schluckenden Leistungssportlerinnen (manche Konstitutionslehren scheinen die Existenz des weiblichen Geschlechts überhaupt zu ignorieren). Von einer Zugehörigkeit zu einem Körperbautyp, der für ein ganzes Leben formbestimmendes Konstitutionsmerkmal ist, kann jedenfalls kaum die Rede sein.

Nach welchen Gesichtspunkten sollte also eine Konstitutionslehre aufgebaut sein?

Für die Belange der Krankenbehandlung können nur funktionelle Aspekte maßgebend sein. Sie erlauben Rückschlüsse auf eine evtl. vorliegende Disposition des Patienten und geben zugleich therapeutische Richtlinien. Auch besondere Aktionsweisen (Diathesen) sind Hinweise, zumal wenn sie eine Zuordnung zu bestimmten Konstitutionen gestatten; die prognostischen Möglichkeiten, die sich aus solcher Kenntnis ergeben, sind sehr augenfällig. Als alleinige Maxime wäre jedoch auch der funktionelle Aspekt einseitig und letztlich nicht anwendbar, wollte man die Selbstverwirklichung des Individuums im Formalen, die ja im ursächlichen Zusammenhang mit seinen funktionellen Gegebenheiten steht, außer acht lassen. Bei näherer Betrachtung treffen jedoch konstitutionelle Ordnungsversuche durch funktionelle Determination auf erhebliche Schwierigkeiten. Dafür bedürfte es einer allgemein verbindlichen Normung, und gerade das ist unmöglich, man brauchte sonst keine Konstitutionslehre. So würden z. B. die normalen Blutdruckwerte eines Leistungssportlers bei einem Durchschnittsmenschen erhebliche Beschwerden herbeiführen. Überdies muss fast allen Normalwerten eine gewisse individuell, rhythmisch, emotional u. a. bedingte Schwankungsbreite zugestanden werden.

Aus Gründen evolutionärer Gegebenheiten werden biologische Grundfunktionen von unterschiedlichen Funktionssystemen wahrgenommen. Diese Tatsache scheint mir ausschlaggebendes Moment konstitutioneller Bewertung zu sein. An späterer Stelle, bei der Beschreibung lymphatischer und hämatogener Konstitutionen, wird darüber noch in spezieller Weise zu sprechen sein. Das Vorhandensein älterer Lebenssysteme dient einerseits der Sicherung biologischer Erfordernisse, andererseits erlaubt es dem Individuum eine bessere Anpassung an ontogenetische, soziale und andere variable Bedingungen endogener und exogener Natur.

Man soll sich – dies wurde bereits ausgesprochen – vor dem Kardinalfehler hüten, in der Konstitution des Menschen etwas Endgültiges, Unveränderliches zu sehen. Tatsächlich stehen sich noch heute zwei Denkmodelle gegenüber, von denen das eine nur das genetische Programm anerkennt, während das andere die Konstitutionsentstehung ausschließlich unter dem Gesichtspunkt des Milieueffektes sieht. Es ist zuzugeben, dass die Theorie der dynamischen Entwicklung ungleich schwieriger zu handhaben ist als die statische, allein genetisch bestimmte. Eine konstitutionelle Entwicklungstheorie, die sich auf die inneren und äußeren Faktoren bezieht, entspricht ganz den Erfahrungen der Praxis; sie ist logischer und weniger hoffnungslos, denn sie eröffnet doch wenigsten Möglichkeiten einer Konstitutionstherapie, einer Art heilerischen Bemühens, welches der reinen Organbehandlung natürlich diametral entgegensteht. Aber am einzelnen Organ ist von der Gesamtkonstitution doch kaum noch etwas zu erkennen.

„Einen Sinn hat die Hinwendung zur Individualität und ihrer Konstitution aber nur, wenn die Erkenntnis der Konstitution für die Praxis hinreichend sichere Rückschlüsse auf die körperlichen Neigungen, Anfälligkeiten und Eignungen sowie die geistig-seelischen Verhaltensweisen zulässt." (*Schlegel* 1957)

Hier ist der Hinweis auf die Zweckgebundenheit einer Typologie unübersehbar. Typologien aber werden immer Kompromisse sein, denn „die Erfassung der Konstitution eines gesunden oder eines kranken Menschen als Ganzes ist eine Unmöglichkeit" (*Roessle* 1934). Zwar ist es möglich, sich die Person als Arrangement von Psyche, Soma und physiologischer Funktion vorzustellen: die Hypothese einer konstitutionellen Entwicklung lässt sich dabei jedoch nicht so ohne weiteres in diese Trias integrieren. Unter „Entwicklung" präsentiert sich in diesem Zusammenhang ein zielgerichteter, terminierter Ablauf verschiedener Wandlungsphasen, die zu einer Idee der Vollendung streben. Solche Gedankengänge rücken die Vorstellung der konstitutionellen Entwicklung in die Nähe der neo-vitalistischen Philosophie, etwa der von *Driesch* (1905). Danach sind alle Lebensphänomene Ausdruck immaterieller Prinzipien (Entelechie), die das rein Potentielle erst aktualisieren. Tatsächlich kann man sich diesem schicksalhaften Eindruck nicht entziehen, wenn man Gelegenheit hat, den Werdegang eines Menschen über viele Jahre in der Praxis zu verfolgen. Diese zwanghafte Eigenentwicklung des Individuums ist zu respektieren; allerdings stellt sie den Behandler oftmals vor schier unlösbare Aufgaben. Krankheiten und „Gesundheiten" scheinen gelegentlich einem inneren gesetzlichen Ablauf zu folgen, den man oft sogar vorhersehen, jedoch kaum verhindern kann. Nach der ontogenetischen Strukturtheorie von *Conrad* (1941) stellt der pyknische Körperbautyp ein teilweises Verharren auf der kindlichen Stufe der körperlichen Entwicklung dar (runde, weiche Formen, Kurzgliedrigkeit etc.). Beim Leptosomen hingegen werden die ausgereiften körperlichen Proportionen, die dem Erwachsenenalter zuzuordnen sind, am deutlichsten sichtbar.

Bei der Beobachtung der konstitutionellen Ontogenese drängen sich Analogien zur Evolutionstheorie und zur biogenetischen Grundregel auf. Bei der einen wird die stammesgeschichtliche Entwicklung in der embryonalen Individualentwicklung fragmentarisch repetiert, bei der Ausformung der Konstitutionen und der Dispositionen erlebt man die Wirksamkeit der Regelmechanismen zur individuellen Anpassung an das lebensbestimmende Milieu. Das Leben bediente sich zu seiner Verwirklichung und Erhaltung auf der Erde verschiedener Methoden; diese erfuhren durch die Evolution Verbesserung, Ergänzung, Komplettierung. Frühe Errungenschaften biologischer Technologien, für einfache Organismen durchaus zweckmäßig, in ihrer Universalität sogar vorteilhaft, konnten bei Weiterentwicklung der Arten und Gattungen dem Selektionsdruck später nicht mehr standhalten; neue Funktionsmechanismen wurden erforderlich. In den Teilbereichen jedoch, in denen sich ihre Effektivität als ausreichend erwies, blieben die alten Methoden erhalten (z. B. Lymphfluss, Blutkreislauf). Die relativ geringe Störanfälligkeit und Unempfindlichkeit dieser entwicklungsgeschichtlich frühen Systeme gegenüber aggressiven Faktoren der Um- und Innenwelt erwiesen sich nämlich als entscheidender Vorzug. Beispiel: Die große Toleranz des Lymphsystems gegen autogene Metaboliten und Dysproteine – ganz im Gegensatz zur diesbezüglichen Intoleranz des Blutsystems. So existieren noch immer in vielen Bereichen alte und moderne Funktionssysteme nebeneinander. Erst in der gegenseitigen Ergänzung war eine anpassungsfähigere Lebensdifferenzierung und Höherentwicklung realisierbar.

Die Äquivalenz der Systeme ist hierbei innerhalb der Arten keineswegs einheitlich, im Gegenteil: Je nach Konstitution sind erhebliche individuelle Unterschiede festzustellen. Möglicherweise verdankt der Mensch seine unglaublich große Anpassungsfähigkeit als Art dem Umstand, dass die Kompetenzen funktionsergänzender Systeme in weiten Bereichen variabel sind. Der Mensch ist, wie Lorenz es ausdrückt, „Spezialist im Unspezialisiertsein". Ich möchte behaupten, dass die konstitutionelle Vielgestaltigkeit des Homo sapiens die wichtigste Voraussetzung war für seine Entwicklung zum modernen Menschen und zu der so mannigfaltigen rassischen Differenzierung. So konnten der Selektion ständig die unterschiedlichsten Menschentypen angeboten werden: für heißes und kaltes Klima, für Trockengebiete und den feuchtigkeitsübersättigten tropischen Regenwald, für lichtarme Gegenden und solche, in denen die Sonne zur täglichen Qual wird, für eine Lebensweise mit vorwiegend vegetarischer oder hauptsächlich tierischer Ernährung.

Die Ausformung verschiedenartigster Konstitutionen ist etwas für den Menschen Typisches. Jedoch nur ein Teil von ihnen kann sich ungestörten Wohlbefindens erfreuen; viele werden unter für sie ungünstigen Lebensumständen existieren müssen, an einem für sie eigentümlichen Leiden in der ihnen typischen Weise erkranken – und auch gesunden. Sie sind in ihrem Lebenskreis, in den sie hineingeboren wurden, ihrer klimatischen oder soziologischen Umwelt, in der sie leben müssen, nicht genügend angepasst. Es scheint, dass es außer Gesundheit und Krankheit noch ein Drittes gibt; die **inadäquate Adaptation**. Unter diesem Gesichtswinkel ist der Begriff „Krankheit" sicher relativ. (*Lenz* 1912 „Krankheit ist der Zustand an den Grenzen der Anpassungsfähigkeit.") Es hätten dann, sofern die Anpassung überhaupt im Bereich biologischen Vermögens liegt, alle Krankheiten eine einzige Ursache. Dieser Gedanke ist durchaus nicht neu, er wurde schon in der antiken Temperamentslehre ausgesprochen. Der eine Mensch friert bereits bei Temperaturen, die den meisten anderen angenehm erscheinen, ist dadurch häufig erkältet und wäre in einem wärmeren Klima möglicherweise gesund; der andere fühlt sich bei feuchtkalter Witterung unwohl oder erfährt eine Verschlimmerung seines Leidens und hätte wahrscheinlich unter den Witterungsbedingungen einer warmen Trockensteppe über nichts zu klagen. Andere wiederum finden die sommerliche Hitze in den südeuropäischen Ländern unerträglich und fühlen sich erst an der feuchten und kühlen Nordsee richtig wohl. Viele Menschen unserer Zeit sind sehr empfindlich gegen Lärm, Dichtestress, Luftverschmutzung usw. Sie werden frühzeitig arbeitsunfähig, erkranken an den verschiedensten psychosomatischen Leiden, zeigen Verhaltensstörungen oder sterben gar am Infarkt. Im Grunde sind sie nur schlecht angepasst und dadurch ihrer Umwelt nicht gewachsen. Da wenig Aussicht besteht, dass sich die Verhältnisse in der nächsten Zeit entscheidend ändern werden, lässt sich nur hoffen, dass den kommenden Generationen die Adaptation an die bestehenden Lebensbedingungen besser gelingt.

Die Kenntnis konstitutioneller und dispositioneller Zusammenhänge ist im Rahmen einer biologischen Ganzheitsbehandlung einfach unabdingbar, wenn man nicht ständig den Krankheiten hinterherlaufen will. Die Konstitutionslehre befindet sich bereits im Vorfeld der Medizin; das Heilen beginnt mit dem Erforschen und Erfahren der individuellen konstitutionellen Eigentümlichkeiten des Kranken. Es ist utopisch anzunehmen, bei der konstitutionsanalytischen Methode ließe sich die Summe konstitutioneller Elemente in einem einzigen Konstitutionstyp zusammenfassen. Die Persönlichkeit ist durch eine nicht zählbare Menge einzelner Elemente und Fakten bestimmt, die, ähnlich einem Mosaik, erst in ihrer speziellen Zuordnung ein Bild ergeben. Man wird meistens mit Annäherungsergebnissen zufrieden sein und oftmals dem aktuellen Geschehen den Vorrang zuerkennen müssen.

Der spezielle Entwicklungsmodus von Konstitution und Persönlichkeit

In der Person des Gesunden wie des Kranken begegnet uns ein kompliziertes, zunächst schwer durchschaubares psycho-physisches Produkt, welches identisch ist mit dem, was man mit Konstitution bezeichnet. Verschiedenartigst gestaltende Faktoren waren (und sind weiterhin) beteiligt, das Individuum seinen besonderen Lebensumständen anzupassen. Die Erbanlage,

der Genotyp,
ist die Gesamtheit aller **möglichen** Variationen der Persönlichkeitsentwicklung, sowohl im Bereich des Physischen als auch dem des Psychischen; er setzt den Maßstab für die konstitutionellen Reaktionsnormen. Zahlreiche Möglichkeiten stehen zur Auswahl – was tatsächlich verwirklicht wird, bestimmen mehr oder minder die Faktoren der Umwelt. Soziales Milieu, Ablauf sensibler Prägungsphasen, Lebensweise und nicht zuletzt die Herausbildung charakterlicher Persönlichkeitsstrukturen durch das Individuum selbst. Das so geprägte Erscheinungsbild der Person ist

der Phänotyp.
So unübersehbar verschieden die Erbanlagen sein können, fast ebenso groß ist die Variationsbreite in den Lebensbedingungen; beides erklärt die Mannigfaltigkeit der Phänotypen und der Konstitutionen. Aus der Synthese ererbter und in persönlicher Entwicklung erworbener Eigentümlichkeiten der Gestalt, des Verhaltens, der Affektivität, der Reaktionsweise und der organischen Funktionen entsteht

die individuelle Ganzheit – die Konstitution – die Person.
Bei Gesunden begegnen wir hierbei einer höchsten Zweckmäßigkeit in körperlicher Struktur und Gestaltung, in der Korrespondenz und Korrelation der einzelnen Teile des Gesamtorganismus. Dieses in der Natur auf das vollkommenste verwirklichte teleologische Prinzip garantiert den

physiologischen Ablauf der Lebensvorgänge. Das Phänomen der Selbstregelung und -regulierung schließlich bei Störungen der Funktion und des morphologischen Gleichgewichts bietet ein Bild äußerster Finalität.

Die Natur verzichtet bei ihren Geschöpfen auf verbindliche Normen der Struktur und Funktion (so liebend gern sie der Behandler auch hätte); denn Zahlen und Werte erwecken Sicherheit; ob sie diese auch wirklich bieten, bleibt eine umstrittene Frage. Die Person jedoch ist durch und durch „individuell"; die Aktionsabläufe und Reaktionen des Blutkreislaufsystems, der Funktionen des Magendarmkanals, die Tätigkeit der Drüsen, die Ausbildung von Immunitäten und Überempfindlichkeiten, die Ansprechbarkeit des Nervensystems und das Verhalten gegen krankmachende Noxen folgen einem eigenen, zeitlich modifizierbaren Schema.

Eine nur deskriptive (beschreibende) Lehre von der Gestalt ist, was die Behandlung kranker Menschen betrifft, nichts als brotlose Kunst. Erst eine kausale, die Struktur deutende Lehre führt zur konstitutionellen Erkenntnistheorie. Der deutsche Biologe Roux, Begründer der kausalmorphologischen Entwicklungsphysiologie, veröffentlichte 1911 seine Theorie der vier kausalen Perioden der Ontogenese; leicht abgewandelt, kann sie als wissenschaftliche Grundlage einer morphologischen Konstitutionslehre herangezogen werden. Roux sieht die Gestalt vor allem durch zwei Fakten bestimmt:

1. die Vererbung,
2. die Anpassung an den funktionellen Reiz.

Die dem genetischen Programm, der Erbmasse, innewohnenden gestaltenden Potenzen stellen Determinationsfaktoren dar; die Gestaltbildung wird jedoch erst durch einen Anstoß oder Reiz, die „Realisationsfaktoren", bewirkt. Solche können sein: Nahrung, physikalische Reize wie Licht und Wärme, chemische Stoffe, klimatische Einwirkung usw. Die von außerhalb an den Organismus herangetragenen Reize führen zu einer korrelativen (abhängigen) Differenzierung auch dann, wenn die induzierten Strukturen noch nicht in Funktion treten. Das erscheint von höchster Bedeutung! Es entspricht ganz der praktischen Erfahrung, dass z. B. die Anpassung an extreme Temperaturschwankungen vor Erkältung schützt beziehungsweise einen leichteren Verlauf bewirkt. Ebenso hat die Reizverarmung (Schonung) eines Organs durch permanent unterdurchschnittlichen Gebrauch eine drastische Verringerung seiner Leistungsreserven zur Folge. Wenn einem solchen Organ plötzlich eine durchaus normale Leistung abverlangt wird, kommt es nicht selten zur funktionellen Insuffizienz. Eigentlich wäre die Bezeichnung „Pseudoinsuffizienz" zutreffender, denn hier liegt ja kein struktureller Defekt zugrunde. Dieses Phänomen ist jedem Menschen bestens bekannt, der aus irgendeinem Grunde über längere Zeit Schonkost oder Diät gegessen hat und bei Umstellung auf Normalkost einer gewissen Anpassungs- beziehungsweise Gewöhnungszeit bedarf. Beim Herzen kann dauernde Reizverarmung durch Bewegungs- beziehungsweise Anstrengungsmangel das Herzversagen geradezu heraufbeschwören, wenn unverhofft eine größere Leistung gefordert wird, die eigentlich noch im Bereich des üblichen liegt. Bereits im Kindes- und Wachstumsalter werden die Weichen für die künftige Konstitution gestellt. Bei funktionellen, besonders dynamischen Strukturen führt Inaktivität unweigerlich zu deren dauernd leistungsgeminderten Ausbildung. Das Nachholtraining in späteren Jahren vermag das Defizit nicht mehr aufzufüllen. Zwar sind im Wachstumsalter die vererbten Gestaltungsursachen noch wirksam, doch ist durch das Fehlen des funktionellen Reizes ein Zurückbleiben in der Entwicklung feststellbar. Virchow nannte dieses Phänomen **Inaktivitätsaplasie**. Als Beispiel sei auch das Zurückbleiben des Längenwachstums der Beine bei Minder- beziehungsweise Nichtgebrauch erwähnt.

Im Erwachsenenalter sind ausschließlich die äußeren Faktoren der Strukturbildung wirksam, welche die Ausübung der Organfunktion induzieren. Roux spricht von diesem Zeitraum als der „Periode der funktionellen Entwicklung" oder der „vorherrschenden funktionellen Reizgestaltung". Jedes Gewebe, jedes Organ, jede Drüse besitzt eine spezifische Funktion, die jedoch erst dann vollzogen wird, wenn der funktionelle Reiz eintrifft. Es handelt sich teils um sekretorische Funktionen (bei Drüsen etwa), teils um dynamische (wie bei der Muskulatur) oder um statische, wie beim Skelett, wo z. B. der Deformationswiderstand gegen Schwerkraft und Beschleunigungskräfte aufzubringen ist. Nunmehr bewirken Funktion oder Belastung nicht mehr vermehrtes Wachstum, sondern gesteigerte Durchblutung und Assimilation. Demnach ist der Gebrauch eines Organs gleichzeitig ein trophischer Reiz und – es sei gleich gesagt – auch der einzige! Häufige oder intensive Funktionserregung (natürlich nicht Überanstrengung!) bewirkt zunehmende Anpassung an den Reiz, was seinen Ausdruck findet in der Ausbildung von Strukturen höherer Leistungsfähigkeit. Im Leistungssport wird von dieser Erkenntnis schon seit Jahrzehnten Gebrauch gemacht, z. B. beim Intervalltraining. Diese Aktivitätshypertrophie lässt jedoch einen Muskel nicht in die Länge, sondern in die Breite wachsen, zeigt also das Phänomen der dimensionalen Beschränkung (anders als in der ersten Lebensphase). Es werden also nur die Dimensionen vergrößert, welche die geforderte Mehrarbeit garantieren. Eine proportionale Änderung der Gestalt findet nun nicht mehr statt. Wird ein Organ funktionell unter-normal erregt, so vermindern sich Durchblutung, lymphatische Beflutung und damit der Anabolismus. Es tritt Inaktivitätsatrophie ein. Wie oft sieht man in der Praxis eine scheinbar therapieresistente Osteoporose bei noch relativ jungen Menschen; für die gibt es ein sicheres Heilmittel – nämlich Laufen! Viele Menschen vertragen manche Speisen, wie Hülsenfrüchte oder Vollkornbrot, nur deshalb nicht, weil sie diese nicht essen! Und das beste Mittel gegen Karies ist nicht Fluor, sondern Beißen!

Im Greisenalter schließlich sind es wieder ererbte Faktoren, die sich neben der funktionellen Reizgestaltung Geltung verschaffen. Der Vorgang des abbauenden Alters (Altersschwund) schreitet unaufhaltsam fort. Altern und Tod sind den Lebewesen genetisch vorprogrammiert; es sind keine Krankheiten, die man heilen kann. Dem Unvermeidlichen kann man nur mit Würde entgegensehen.

Das Fazit daraus?

1. Die sensibelste formgestaltende Lebensphase ist die Kindheit. Roux zählt sogar die Embryonalzeit dazu. Alle Unterlassungen, die in dieser Zeit begangen, und alle Schäden, die gesetzt werden, verändern die künftige, optimal mögliche Konstitution des Menschen. Spätere Ersatzbehandlungen haben keinen entscheidenden Einfluss mehr. Auch Schäden, die dem werdenden Leben zugefügt werden, lassen sich später nicht mehr korrigieren. Vieles, was das Leben qualitativ beeinträchtigt, führt zwar nicht unmittelbar zu Krankheiten, bewirkt jedoch eine unheilvolle Verschlechterung der Konstitution; die Folgeerscheinungen sind, weil zu vielgestaltig, statistisch nicht mehr erfassbar. So werden übergewichtige Kinder nicht geboren, sondern erzogen, Nervenschwäche durch Reizüberflutung und Schlafmangel provoziert und Haltungsschäden durch unnatürliche, bewegungsarme Lebensweise hervorgerufen. Die daraus resultierenden Leiden werden konstitutionell fixiert und sind später schwer respektive überhaupt nicht zu beheben.
2. Im Erwachsenenalter gilt die Regel: **Leben und Erleben hilft Überleben** – oder als Pendant dazu das Sprichwort: Wer rastet, der rostet. Gesund und leistungsfähig bleibt der Organismus nur dann, wenn man Anforderungen an ihn stellt. Schonung führt zu Siechtum. Die Konstitution ist in dieser Lebensperiode kaum mehr zu verbessern. Wohl lässt sich das vorhandene Gesundheitskapital erhalten, auch manche Reserve schaffen. Man kann auch mit einer schlecht angepassten Konstitution ganz gut leben, wenn ihre Eigentümlichkeiten und Schwächen respektiert werden.
3. Das Alter schließlich bleibt nur dann mit Leben erfüllt, wenn die Chancen der Lebensphasen klug genutzt wurden. In diesen letzten Jahren ist es nämlich – wenn es darauf ankommt – für alles zu spät.

Die konstitutionelle Genese der Person, das Verhalten des Menschen

Zur Beurteilung des Kranken genügt nicht die einfache Krankheitsdiagnose, denn diese ist selten mehr als ein systematisierendes Ordnen des Leidens, wenn auch zur Überwindung der aktuellen Situation aus humanitären Gründen sicher notwendig. Spätestens bei Übergang in ein chronisches Stadium ist es Zeit, sie zu ergänzen, zu vervollständigen. Der Erkennung der kranken Person, und nicht der Titulierung ihres Leidens, dient die Diagnose der Konstitution. Sie gehört an den Anfang jeder Krankenbehandlung.

„Die Konstitutionsdiagnose zeigt uns die Kräfte, welche der Kranke für den Kampf gegen sein Leiden besitzt. Sie zeigt uns auch oft genug die tieferen Ursachen der Erkrankung. Da die ärztliche Behandlung zum großen Teil darin besteht, jenen Abwehrkräften zu Hilfe zu kommen, sollte die Konstitutionsdiagnose der Ausgangspunkt für die Therapie sein" *(Cawadias)*.

Doch das ist leichter gesagt als getan. Es gibt wohl nichts Schwierigeres in der Konstitutionsdiagnose, als den zum Phänotyp gehörenden Genotypus zu erkennen. Sehr wichtig wäre nämlich zu wissen, welche Faktoren der Konstitution erworben und welche ererbt sind, da die erworbenen sich noch am ehesten verändern lassen. Die Proportionen des Körpers, ja selbst die seelische und soziale Entwicklung sind in erheblichem Grade plastisch und vom Lebensmilieu abhängig. Strukturelle Elemente der Person wiederum sind vorwiegend erbstabil. Das Gleiche gilt für die elementaren Antriebs- und Verhaltensmuster. Man kann sagen, dass das Organ (und damit seine Funktion) erhebliche Plastizität gegenüber der personalen Entwicklung und den Umweltbedingungen aufweist, während etwa die Gewebe (z. B. mesenchymale und epitheliale Leistungsfähigkeit) von den ererbten Anlagemomenten bestimmt werden. Ihre gestaltbildende Wirksamkeit ist weitaus geringer, während ihre reaktive und resistive Effektivität von hohem konstitutionellem Wert ist. Ganz besonders im Bindegewebe ist infolge seiner vielseitigen Wirkmöglichkeiten ein großer, vielleicht sogar der wichtigste Teil der Gesamtkonstitution verankert. Das bezieht sich mit Sicherheit auch auf die physische und psychische Vitalität des Individuums. Selbst in den Sparten, die zu den Dispositionen und Diathesen gezählt werden, ist der Einfluss des Bindegewebes, vor allem des retikulären, zu spüren. Erinnert sei an die Bildungsstätten der zellulären Elemente des Blutes und der Lymphe, an die akute Entzündung, an die reaktive Proliferation der chronischen Entzündung, an die Allergie, die Immunsysteme und vieles andere mehr. Da der Patient gewöhnlich erst zur Konsultation erscheint, wenn er krankt ist, lässt sich eine Konstitutionsdiagnose eher schwieriger als leichter stellen, denn Krankheitssymptome können weitgehend typenindifferent sein und somit nur geringen Konstitutionswert besitzen. Schließlich darf nicht verkannt werden, dass grundsätzlich jede Konstitution jede Krankheit erleiden kann, wenn die Bedingungen entsprechend erfüllt sind. Erst im Quotienten der statistischen Verteilung innerhalb der verschiedenen Konstitutionstypen offenbart sich die Dominanz der abwehrschwächeren Konstitutionen. Bei diesen sind die Bedingungen, die der Erkrankung vorausgehen, eben leichter und eher gegeben. Auch sind Krankheitsverlauf und -dauer deutlich anders, desgleichen die (in den Statistiken oft nicht aufgeführte) Dauer der Rekonvaleszenz. Erwähnt sei als Beispiel der grippoide Infekt. Beim ersten Kontakt zwischen Patient und Behandler kann dieser noch nicht ohne weiteres sagen, ob es sich um eine exsudative Diathese, ein allergisches Geschehen oder eben um einen Infekt handelt. Erst eine speziell darauf ausgerichtete Untersuchung kann Klärung bringen. Diese ist entscheidend für die Auswahl der therapeutischen Maßnahmen, das bedarf keiner besonderen Betonung. Überlegungen solcher Art zu unterlassen, wäre gedankenlose nivellierende Menschenbehandlung. Die Krankheitsdiagnose erfolgt zum Zwecke der Findung einer geeigneten speziellen Therapie; die Konstitutionsdiagnose dient der Ermittlung allgemeiner wie spezieller Methoden des Vorgehens bei unter Umständen verschiedenen Erkrankungen.

Demnach wird es sich als vorteilhaft erweisen, zur Analyse der Person nach einem gewissen Schema vorzugehen:

1. Anamnese
2. Habitus
3. Funktionelle Merkmale
4. Psychosomatische Besonderheiten
5. Das Verhalten des Menschen
6. Augendiagnostisch-konstitutionelle Merkmale

1. Die **Anamnese** umfasst gleichermaßen die eigenen wie auch die **Familien-** und die **sozialen Belange**. Für die Eigenanamnese ist besonders das erste Auftreten außergewöhnlicher Empfindungen wichtig, bei Wiederholungen die Häufigkeit. Das Klassifizieren nach Organen bringt weniger als die Frage nach der Verlaufsform (z. B. katarrhalische und rheumatische Konstitution). Katarrhalische Erscheinungen des Magens können durchaus mit denen des Dickdarms abwechseln. Die klinische Diagnose „Gastritis" z. B. ist oft unzutreffend oder unbrauchbar („jeder Magenkranke hat eine Gastritis"). Vielmehr ist es wichtiger zu wissen, ob zwischen Nahrungsaufnahme, nervösen Affektionen etc. und den Beschwerden ein Zusammenhang bestand. Viele konstitutionell bedingte Leiden beginnen bereits im Kindesalter (anämische Konstitution, allergische Diathese). Häufige „Erkältungen" schon bei Kindern können ihre Ursache in einer lymphatisch-hyperplastischen Konstitution mit adenoider Vegetation haben (kindliche Schlafstörungen, Brustkorb- und Kieferanomalien). Bei Ulcuserkrankungen (Magen, Duodenum, Colon) Hyperthyreoidismus, Hypertonie, Steinleiden, Gallenwegs - erkankungen, Allergien etc. haben Familienangehörige nicht selten das gleiche Leiden. In der sozialen Anamnese sind Fragen zu stellen nach dem familiären Milieu, auch in der Kindheit, nach der Berufswahl und dem beruflichen Fortkommen (die atonische Konstitution ist recht antriebsarm). Gleiches gilt für die Freizeitbeschäftigung; sportliche Betätigung, verschiedene Hobbies erlauben Rückschlüsse auf soziale Kontaktfähigkeit und Leistungswilligkeit.
2. Der **Habitus** gestattet Rückschlüsse auf Ernährungszustand und weitere konstitutionelle Merkmale (Hüft- und Schulterentwicklung bei hormonaler Insuffizienz). Asthenie findet sich vorwiegend bei schlankwüchsigen, Plethora bei pyknischen Menschen. Anämie zeigt sich durch Haut- und Schleimhautblässe; Wechsel der Gesichtsfarbe (Röte und Blässe) bei vegetativ Stigmatisierten. Palpation und Pulsfühlung geben Hinweise auf Hautfeuchtigkeit (sympathikusabhängig), Hauttemperatur und -sensibilität, Gewebsturgor, -elastitizität und Bindegewebsstruktur.
3. Um **funktionelle Merkmale** zu ermitteln, sollte der Patient nach den „Grundfunktionen" *(Vogler)* befragt werden:
   Appetit – Stuhlgang – Nahrungsmittelintoleranzen (z. B. gestört bei gastritischer, plethorischer und biliöser Konstitution) – Trinkbedürfnis – Harnentleerung (z. B. gestört bei hydrogenoider, carbo-nitrogenoider Konstitution und beim Nierenlymphatiker) – Schlaf- und Leistungsvermögen (z. B. gestört bei der oxygenoiden, neuropathisch-neurolymphatischen und der atonisch-asthenischen Konstitution) – Wärmehaushalt (gestört bei atonisch-asthenischer, bei der anämischen und der oxygenoiden Konstitution).
   Mehr oder weniger gestörtes Befinden bei verschiedenen Gelegenheiten bietet weitere Anhaltspunkte; z. B. Atembeschwerden bei geringen Anstrengungen oder Luftverunreinigungen (Staub, Rauch), Kopfschmerzen bei Sonnenbestrahlung oder Wärme (hämangiotische Konstitution), Verschlimmerung der Beschwerden beim Sitzen (plethorische Konstitution), bei nasskaltem Wetter (hydrogenoide Konstitution), rasche Erschöpfbarkeit bei gesteigertem Antrieb (oxygenoid) oder bei verringertem Antrieb (atonische Konstitution).
4. Der **psychische Zustand** eines Kranken ist im Rahmen einer ersten Konsultation kaum festzustellen, wenigstens nicht im Detail. Zur Konstitutionsdiagnose ist das aber auch nicht nötig. Das Verhalten, die Art zu sitzen und sich mitzuteilen, seine Beschwerden zu schildern, ist für den erfahrenen Behandler völlig ausrei-

chend. Man versäume nie, den Patienten nach seiner persönlichen Meinung über Art und Entstehung seines Leidens zu befragen. Die Antworten erlauben einen wesentlichen Einblick in seine Persönlichkeitsstruktur und lassen vor allem seine Einstellung zu seiner Krankheit erkennen. Psychogene Überlagerungen organischer Erkrankungen, Simulationsmotive, Störungen in der sozialen Anpassung treten dabei zutage. Mehr oder weniger verdrängte Aggressionen (bei der harnsauren Diathese häufig), „Krampfhaltungen" (bei hämangiotischer Konstitution), Ärgersymptomatik (bei der biliösen Konstitution), aber auch Unterwürfigkeitsverhalten (bei Bindegewebsschwäche und Polyarthritis) geben brauchbare Hinweise für Diagnose und Therapie.

5. Das **Verhalten des Menschen** in Bezug auf seine soziale Umwelt ist seit ältesten Zeiten Gegenstand wissenschaftlicher Forschung. Der Versuch, ein für die Praxis brauchbares Einteilungsprinzip zu erstellen, fand mit der klassischen Temperamentslehre seinen vorläufigen Abschluss. In neuerer Zeit bemühten sich zahlreiche Wissenschaftler aus Psychologie, Anthropologie, Medizin usw. um eine weitergehende Differenzierung, auch in dem Bemühen, Affektivität, Ausdrucksphänomene (Mimik, Physiognomik, Gestik, Haltung usw.) zu diagnostischen Zwecken heranzuziehen – mit mehr oder weniger Erfolg. Der Objektivierbarkeit dieser diagnostischen Methoden steht leider ein Mangel an praktikablen Verfahren der Registrierung und eindeutigen Definierung entgegen. Diese Schwierigkeiten dürften weder experimentell noch institutionell zu meistern sein.

   Alle Bemühungen auf diesem Forschungsgebiet sind grundsätzlich zu begrüßen, doch wird letztlich der Praktiker das Urteil über die Brauchbarkeit der Ergebnisse für die Heilkunde zu fällen haben. Ihm wird es vorbehalten bleiben, trotz aller verfahrensbedingten Erschwernisse die Aufgabe zu lösen, wie das Inventar psychischer Äußerungen auch bei der Diagnose organischer Erkrankungen herangezogen werden kann. Das wird in Zukunft geschehen müssen, denn zur Konstitution des Menschen sind Analogien im Bereiche der unspezifischen Affektivität und spezielle Phänomene der Verhaltensäußerung bei Krankheitsdispositionen unübersehbar.

6. Die **iridologischen Phänomene** der Konstitutionstypen sollen später ausführlich behandelt werden; ihnen ist in dieser Schrift ein breiter Raum gewidmet.

Die wichtigsten Stufen der Persönlichkeitsentwicklung

Die Tatsache der dynamischen Konstitutionsentfaltung wird kaum noch bestritten. Für den Praktiker ist dies jedoch wenig tröstlich, steht er doch täglich vor der schier unlösbaren Aufgabe, im Einzelfall entscheiden zu müssen, und zwar so konkret wie möglich. Abbildung 4 auf Seite 40 kann dabei eine Hilfe sein; sie zeigt ein Schema der wesentlichsten konstitutionsprägenden Faktoren.

Das Genetische Programm. Im Genotyp manifestiert sich die Gesamtheit aller Merkmale, die durch die Erbanlage gegeben sind. Die möglichen Erbkomponenten sind zahlenmäßig fast unbegrenzt; für den Einzelmenschen steht jedoch nur eine beschränkte, wesenseigene Auswahl aus dem gesamten genetischen Programm zur Verfügung. Wäre das nicht so, würden alle Nachkommen eines Elternpaares identische Individuen sein. Die Konstitutionen der Kinder müssen durchaus nicht die gleichen sein wie die der Eltern. Innerhalb einer Familie allerdings lässt sich meist eine statistische Häufigkeit gewisser Typen feststellen, und zwar hinsichtlich physischer wie psychischer Erbfaktoren. Wie groß die prägenden Umwelteinflüsse sind, die auf das werdende Leben im Mutterleibe einwirken, mag wohl auch für die nächste Zeit umstritten bleiben; dass sie vorhanden sind, kann wohl niemand bezweifeln. Zumindest aber mit dem Zeitpunkt der Geburt beginnt die Ontogenese, d.h. die Verwirklichung dessen, was genotypisch veranlagt ist. Wie immer auch die Entwicklung verlaufen wird, unter welchen Bedingungen sie stattfindet, die Erbanlagen diktieren, worüber die Ontogenese disponieren kann. Wie gesagt wird aus der Vielzahl der vorhandenen Anlagen eine gewisse Auswahl getroffen; durchaus nicht alle genotypischen Merkmale werden entwickelt und manche nur fragmentarisch.

Das Lebensmilieu. Die Umweltbedingungen sind für die Entfaltung der ererbten Anlagen von entscheidender Maßgeblichkeit und wirken teils selektierend, teils fördernd. Dabei ist zu unterscheiden zwischen umwelt-**obligatorischen** Merkmalen, die unter allen Umständen und unter jeglicher Bedingung zur Emanzipation gelangen, und umwelt-**fakultativen** Indizien, die nur im Zusammenhang mit bestimmten Gegebenheiten verwirklicht werden. Darüber hinaus muss mit der Existenz umwelt-**starrer**, absolut unplastisch entwickelter Merkmale gerechnet werden. Das können physische wie psychische Eigenschaften sein, etwa die Form der Nase, die Bereitschaft zur Verteidigung territorialer Ansprüche oder die intellektuelle Leistungsfähigkeit. So groß auch der Einfluss des Milieus sein mag, er ist kein steuernder, sondern ein regelnder Effekt, das darf nicht außer Acht gelassen werden. Individuum und Umwelt befinden sich in einem kybernetischen Regelkreis.

Jedes zur Fortbewegung fähige Lebewesen kann in ein anderes Milieu gelangen, sei es durch Ortswechsel (passive Umweltänderung) oder mittels verschiedener Aktionen, zu denen bereits der Säugling qualifiziert ist (aktive Umweltänderung). Da jeder biologische Regelkreis durch einen permanenten Informationsfluss unterhalten wird, spielt die Sensibilität des Individuums eine ausschlaggebende Rolle. Sie ist nicht nur genotypisch fixiert, sonder durch Gewöhnung, Lernvorgänge, Konditionierung usw. in gewissem Umfange flexibel und somit anpassungsfähig.

Die Irritabilität ist im Gesamtorganismus als solidarisch anzunehmen; das gilt aber nicht für die Sensibilität der Gewebe, die in weiten Bereichen variiert. Das führt zu abweichenden Reaktionen auf die verschiedenen Umweltreize und zur Ausformung von Dispositionen. Die individuelle Entwicklung zielt darauf ab, den Menschen in seine Umwelt zu integrieren, teils, indem er sie gestaltet, teils, indem er von ihr geformt wird. Das Ergebnis ist die mehr oder minder geglückte Anpassung; sie allein ist kompetent für das Freibleiben von Krankheiten und für das psychophysische Gleichgewicht des Menschen. Im frühesten Wachstumsalter, etwa im ersten Lebensjahr, sind es zwei Faktoren, die eine geradezu konstitutionsbestimmende Wirkung ausüben: erstens die Ernährung (qualitativ wie quantitativ) sowie die Ernährungsgewohnheiten; zweitens das soziale

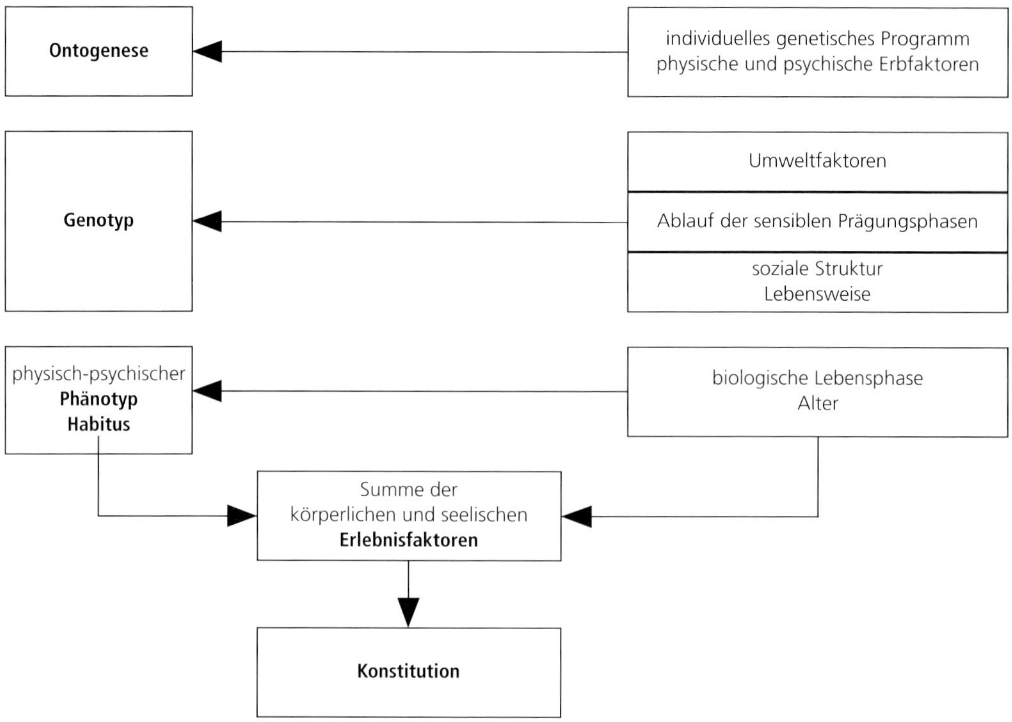

Abb. 4: Die Stufen der Persönlichkeitsentwicklung

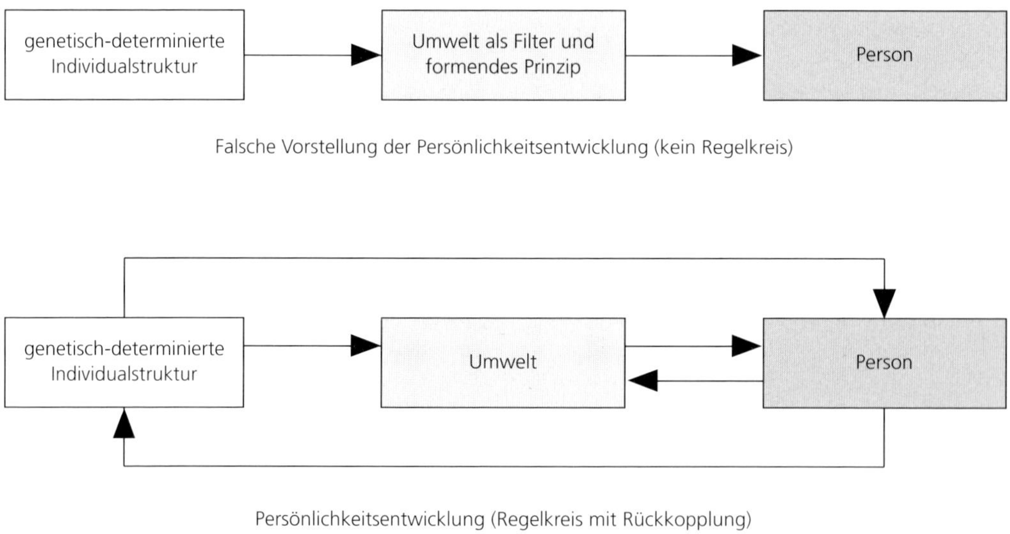

Abb. 5: Person – Genotyp – Umwelt

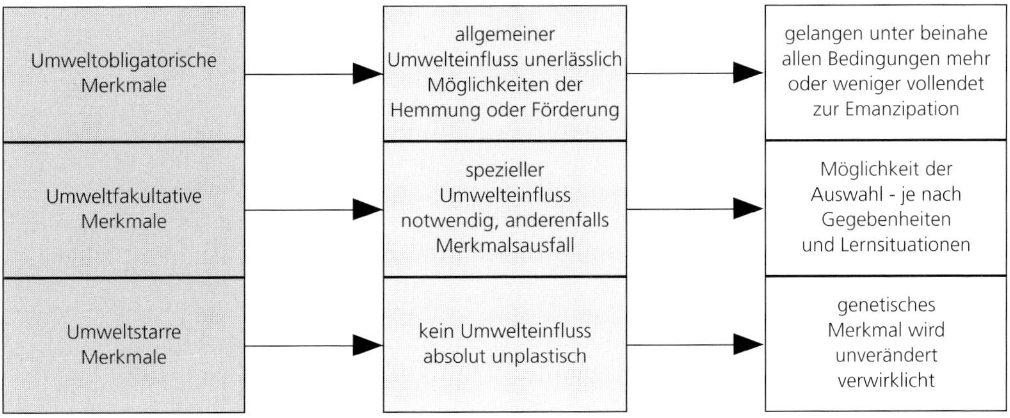

Abb. 6: Umwelt – Merkmalausprägung

beziehungsweise familiäre Milieu. Es ist hier nicht der Ort, dieses Problem zu besprechen, da es zu umfangreich ist. Dazu muss auf Spezialliteratur verwiesen werden. Nur soviel sei gesagt, dass eine Reihe von Konstitutionen hier ihren Ausgangspunkt haben (gastrische, hämangiotische, biliäre, neurovegetative, plethorische Konstitution usw.).

Jeder Konstitution sind gewisse individuelle Reaktionsnormen und damit auch Dispositionen eigentümlich. Da, wie bereits erwähnt, durch analoge Milieuverhältnisse einzelne Konstitutionen innerhalb einer Familie überrepräsentiert sind, finden sich in der Generationsfolge immer wieder die gleichen Erkrankungen. Solche konstitutionellen Leiden sind dem heilerischen Bemühen schwer zugänglich, weshalb man allzu rasch geneigt ist, eine Vererbbarkeit anzunehmen. Nicht selten muss solch ein Urteil als Alibi für einen therapeutischen Nihilismus, wenn nicht gar für fachliche Unfähigkeit herhalten. Solche Einstellung ist aber durch nichts gerechtfertigt. Die Beobachtung an erbgleichen Individuen hat erwiesen, dass selbst anscheinend umweltstabile Eigenschaften über längere Zeit zu phänotypisch unterschiedlichen Außenmerkmalen führten.

Bestimmte Wesensmerkmale des psychischen Verhaltens besitzen auch einen funktionsmodulierenden Effekt bezüglich der physiologischen Vorgänge; das ist nicht ernsthaft zu bestreiten. Notwendigerweise muss daher das Verhaltensinventar des Menschen in die Betrachtung der konstitutionellen Genese mit einbezogen werden. Doch ist dieses einerseits angeboren, andererseits durch einen lernanalogen Prozess erworben worden. Gewisse psychosomatische Eigenheiten, die in manchen Familien wiederholt in Erscheinung treten, erwecken den Anschein der Irreversibilität; daher galten sie lange Zeit als erblich. Erst *K. Lorenz* entdeckte 1935 den Vorgang der Prägung.

„Man spricht von Prägung im engeren Sinne, wenn Sinneseindrücke in einer bestimmten Lebensphase die Wirkung haben, dass sie für die Zukunft unwiderruflich zum auslösenden Reiz für Reaktionen in einem bestimmten Antriebsbereich werden …" (*B. Hassenstein* 1972)

Eine Reihe von Prägungsvorgängen und -phasen ist für den Menschen bereits ermittelt worden; vieles spricht dafür, dass die bisherigen Erkenntnisse erst einen Anfang darstellen. Wesentliche psychische und charakterliche Strukturelemente der Persönlichkeit, die für das künftige Verhalten des Menschen bestimmend sind, nehmen in den relativ kurzen sensiblen Prägungsphasen Gestalt an. Das Kolorit selbst der einfachsten Verhaltensmerkmale ist von solcher Vielfalt und erlaubt eine praktisch unbegrenzte Zahl von Kombinationen, dass z. B. Haltung, Bewegung, Gestik bereits Identifikationswert besitzen.

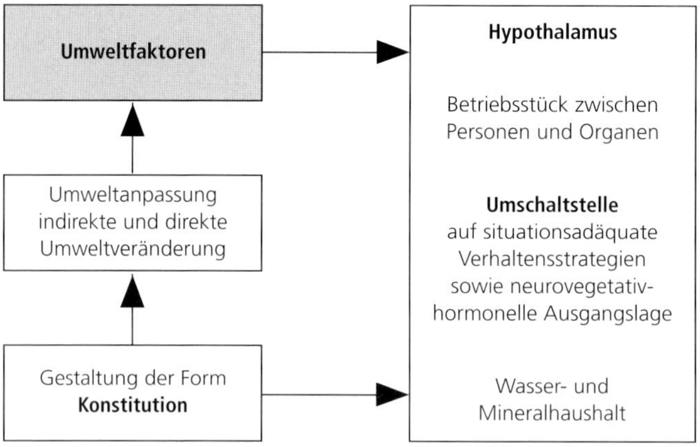

Abb. 7: Verhältnis Umwelt – Konstitution

Die jahrzehntelangen Erfahrungen und Beobachtungen gerade der naturheilkundlich orientierten Disziplinen (und nicht allein dieser!) haben zweifelsfrei erwiesen, dass ein objektivierbarer Parallelismus zwischen Verhaltensstrategie einerseits und Funktionseigentümlichkeiten andererseits vorhanden ist. Die homöopathischen Mittelbilder, Protokolle von wissenschaftlich exakten Arzneimittelprüfungen am Gesunden, sprechen diesbezüglich eine deutliche Sprache. So zeigt sich, um nur ein Beispiel anzuführen, dass die Mittel, die am Gesunden Dyskinesien der Gallenwege und Spasmen im Oberbauch hervorrufen, an den Probanden gleichzeitig eine charakteristische Ärgersymptomatik mit erhöhter Gereiztheit und Aggressivität bewirken (Chelidonium, Nux vomica, Colocynthis, Chamomilla, Staphisagria, Bryonia, Lycopodium, Kal. chlorat. und andere). Ärger stellt ein typisches Konfliktverhalten dar; dabei werden durch Personen, Umstände etc. Aggressionen hervorgerufen, die gleichzeitig (meist rational) eine Hemmung beziehungsweise Unterdrückung erfahren. Die Betreffenden zeigen dabei die für Ärger charakteristischen Ausdrucksphänomene in Mimik und Haltung – meist aggressiver Natur – sowie verschiedene Übersprunghandlungen.

Das Lebensschicksal eines jeden Menschen vollzieht sich in einmaligen, sich nicht wiederholenden Bahnen. Körperliche Beanspruchung, Krankheiten, existentielle Anforderungen, seelische Erlebnisse drücken ihm ihren Stempel auf. Je älter der Mensch wird, umso größer ist auch die Zahl der Begegnungen mit den formenden Einflüssen seiner persönlichen Umwelt.

Die körperlichen und seelischen Erlebnisfaktoren summieren sich im Laufe der Jahre, finden ihren Niederschlag in den Eigenheiten seiner Konstitution und tragen zum Bildungsprozess seiner Originalität bei. Sie sind bei der Krankheitsbeurteilung, der Therapieart und selbst bei der Prognose mit in Rechnung zu stellen. Frühere Erkrankungen können Ängste zur Folge haben, sie können den Menschen sensibilisieren, ihn zu langer Bewegungsarmut verdammt oder sein Leben in eine Isolierung fern von seinem gewohnten Lebenskreise geführt haben. Kummer, Not, Enttäuschungen und Kränkungen sind imstande, einen Menschen so zu verwandeln, dass die Ursprünglichkeit seiner Wesensart zum großen Teil verlorengeht. Besonders intensiv ist der konstitutionsprägende Einfluss solcher Erlebnisse in den Jahren der Kindheit; im Erwachsenenalter wirken sie sich mehr im dispositionellen Bereich aus.

Einer Erwähnung bedarf in diesem Zusammenhange das Herdproblem. Inwieweit es an der konstitutionellen Prägung beteiligt ist, kann generell kaum definiert werden; Art und Sitz des Fokus sind dabei sicher ausschlaggebend, das mag sich im Einzelfall leichter erweisen. Unbestritten ist der Einfluss des Herdgeschehens auf die Disposition zu Erkrankungen. Da über diesen Fragenkomplex vielfach gesicherte Ergebnisse vorliegen, darf wohl an dieser Stelle auf weitergehende Ausführungen verzichtet werden. Es sei aber hervorgehoben, dass die Gewebe unter dem Einfluss eines Fokus stärker sensibilisiert werden; in der Regel ist das mesenchymale Gewebe betroffen. Normale endogene und exogene Reize werden drastischer beantwortet, in vielen Fällen zeigen sich sogar pathologische Reaktionen. Typisch ist dabei eine ungehemmte bindegewebige Proliferation, wie sie sonst nur bei chronischen Entzündungen üblich ist; ein unmittelbarer toxischer Effekt als Voraussetzung ist dabei nicht unbedingt nötig.

Jegliche Therapie begründet sich auf einer gewissen Gemeinsamkeit der menschlichen Reaktionsweise, einer Übereinstimmung, die bereits von den Krankheiten selbst bewirkt wird. Patienten mit gleichen oder ähnlichen Erkrankungen ähneln sich oft in ihren Wesenszügen und reagieren vergleichbar, lediglich die Intensität der Krankheitserscheinungen ist je nach Konstitution unterschiedlich, wobei das Lebensalter meist ausschlaggebend ist. Wer in der Beobachtung des Kranken geschult und mit den typischen Reaktionsweisen vertraut ist, wird regelwidrige Varianten bald erkennen und u.U. differential-diagnostisch auswerten können. Zur raschen Erfassung der vegetativen Ausgangslage einerseits und der mesenchymalen Reaktion andererseits eignet sich die Augendiagnose in besonderem Maße. Immer wieder wird in den alten, bereits klassisch gewordenen Darstellungen der frühen Irisdiagnostiker darauf hingewiesen, dass nach der konstitutionellen Beurteilung und noch vor der speziellen Organdiagnose die Bestimmung der Reaktionslage zu erfolgen habe. Man ging nach folgendem Schema vor:

Prüfung auf Über- oder Unterreizung:
1. des zentralen Nervensystems
2. des peripheren Nervensystems
3. des vegetativen Nervensystems

Prüfung auf Über- oder Unterreizung:
1. der Funktionszellen (Parenchym),
2. der Bindegewebszellen (Mensenchym).

Die daraus gewonnenen Einsichten erlaubten eine korrekte Beurteilung der humoralen Situation und dieses erkenntnistheoretische Modell diente als Grundlage und Ausgangspunkt der Diagnose:
Konstitutionsdiagnose – Pathophysiologie – allgemeine und spezielle Pathologie – Krankheitsdiagnose.

Das mutet wahrhaft modern an! Demgegenüber simplifizieren gewisse diagnostische Disziplinen die Krankheitsfeststellung in oft geradezu unwissenschaftlicher Art und weise unter Außerachtlassung der menschlichen Ganzheit. Freilich ist die Wahl der Termini bei den alten Augendiagnostikern oft ungewöhnlich und fremdartig; sie sind einer Zeit entlehnt, wo andere Modellvorstellungen herrschten als heute. Doch sollte man sich hüten, Werturteile an solche Formulierungen zu knüpfen. Die Diagnose ist weder ein akademisches Problem noch Selbstzweck. Ihre Aufgabe liegt ausschließlich in der Auffindung einer geeigneten Therapie und in der Erstellung einer Prognose. Die Konstitutionsdiagnose ist für die Ganzheitstherapie unerlässlich.

„Die Konstitution und damit die Pathologie der Person ist für uns vielfach noch eine Sphinx, die wir nicht enträtseln können. Wir müssen zufrieden sein, wenn wir Teilfunktionen verstehen und prüfen lernen. Einen universellen Biometer gibt es nicht, sagt Kraus. Je mehr man sich in die höchsten Probleme des Lebens vertieft, desto klarer wird die Erkenntnis, dass wir eigentlich noch recht wenig gesicherten Boden haben, trotz der erstaunlichen Fortschritte naturwissenschaftlicher Erkenntnis. Der Arzt will aber Positives. Er will Mittel und Wege suchen, um seinem Kranken zu helfen. Wir können nicht warten, bis alles naturwissenschaftlich erklärbar ist. Die Empirie hat daher nach wie vor ihre volle Berechtigung, aber trotzdem ist das Streben nach Erkenntnis das richtige. Der denkende Mensch will über die Empirie hinaus seinem Handeln eine exakte Begründung und damit einen gesicherten Erfolg geben. Hier kommen wir aber nur durch emsige Kleinarbeit weiter, die dann in ihrer Zusammenfassung die Aufklärung des großen Problems, der Person, fördert. Von einem klaren

Erfassen der Persönlichkeit in ihrer Gesamtheit und ihrer Funktionsprüfung durch naturwissenschaftliche Methoden sind wir aber noch weit entfernt, und es erscheint mir trotz aller Theorien noch völlig unklar, ob wir dieses Ziel jemals auf diesem Wege allein erreichen werden." (*Schittenhelm* 1930)

Die biologische Lebensphase als struktur-modifizierender Faktor

Die Proportionalität des Menschen wird von seinem Alter bestimmt; das gilt gleichermaßen für die strukturellen Veränderungen der Gewebe und Organe. Dem Menschen ist das Erkennen des Alters seiner Mitmenschen angeboren (Eindrucks-Ausdrucks-Phänomenologie), und diese „Diagnose sozialer Wertigkeit" ist für die Partner- und Gattenwahl von wesentlicher biologischer Bedeutung. Durch das Fehlen bestimmter Erwachsenenmerkmale sowie das Vorherrschen infantiler Kennzeichen wird das Kind vor der Gefahr innerartlicher Auseinandersetzungen geschützt; es werden im Gegenteil Beschützerreflexe ausgelöst.

Für die Augendiagnose ist es praktisch, die Konstitutionen in sieben Altersstufen bzw. Lebensphasen zu unterteilen:

1. Lebensphase:
   Das Säuglingsalter, von der Geburt bis zur ersten Dentition (etwa das 1. Lebensjahr)
2. Lebensphase:
   Die erste Kindheit, von der ersten bis zum Beginn der zweiten Dentition (etwa 7. Lebensjahr)
3. Lebensphase:
   die zweite Kindheit, von der zweiten Dentition bis zur Pubertät (etwa 13.–14. Lebensjahr)
4. Lebensphase:
   Das Wachstumsalter, von der Pubertät bis zur völligen körperlichen Ausreifung (etwa 20. Lebensjahr)
5. Lebensphase:
   Das Erwachsenenalter von der Reife bis zum Klimakterium (etwa 45.–50. Lebensjahr)
6. Lebensphase:
   Das höhere Erwachsenenalter, von der Klimax bis etwa zum 65.–75. Lebensjahr
7. Lebensphase:
   Das Greisenalter

Die ersten 20 Lebensjahre sind die progressive Phase des menschlichen Daseins. In dieser Zeit

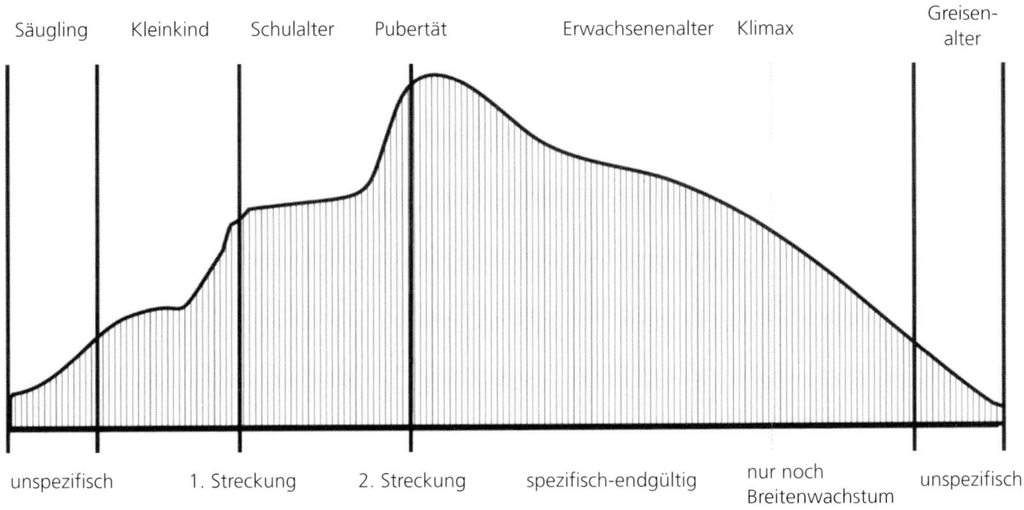

Abb. 8: Die Phasen der konstitutionellen Formung

ist konstitutionelle Plastizität die Regel. Bereits im **Säuglingsalter** wird der proportionale Wandel des Individuums deutlich. Was den Habitus betrifft, ist es die Periode der Füllung, die noch weit in die erste Kindheit hineinreicht. Der Körperbau ist demnach eurysom bis pyknisch. Psychisch ist das Säuglingsalter die Phase des „kollektiven Unbewusstseins". Der Säugling unterscheidet sich in der Krankheitsneigung, im Krankheitsverlauf und selbst in seiner Reaktionsweise auf Medikamente ganz auffallend von allen anderen Altersklassen, was schließlich den Facharzt für Kinderheilkunde notwendig machte. Die obligate Mitreaktion des Verdauungstrakts, selbst bei einer Otitis media, ist besonders typisch in diesem Alter, und das führte letztlich zu dem geflügelten Wort, dass Säuglinge, an welcher Krankheit auch immer sie leiden mögen, grundsätzlich „einen Bauch haben". Augendiagnostisch ist das Säuglingsalter absolut unergiebig; nicht einmal oberflächliche Aussagen über künftige konstitutionelle Entwicklungen lassen sich machen, da selbst die Augenfarbe sich noch ändern kann. Das Iris-Stroma des Neugeborenen ist noch sehr schwach entwickelt, ebenso sein Sehvermögen. Das Säuglingsauge weist eine physiologische Hypermetropie (Weitsichtigkeit) auf, da der Augapfel noch sehr klein ist (17 $^1/_2$ mm Achsenlänge, beim Erwachsenen 24 mm). Welche tatsächlich für das Leben bleibende Refraktion der Mensch haben wird, entscheidet sich erst bei Ende der Pubertät. Die Fovea centralis bildet sich ebenfalls erst nach der Geburt aus. Die Pigmentierung der Iris ist beim Säugling noch unfertig, oft hat sie noch gar nicht eingesetzt. Beim Neugeborenen ist das Auge daher in der Regel von mausgrauer bis stahlblauer Farbe und beginnt sich erst später mehr oder weniger rasch zu tönen. Da die Entwicklung des M. dilatator pupillae erst im zweiten Lebensjahr abgeschlossen wird, ist die Säuglingspupille relativ eng. Etwa 6 Wochen nachdem der kleine Erdenbürger mit Hilfe seines ersten schüchternen Lächelns (das ihm angeboren ist und nicht erlernt zu werden braucht) den ersten sozialen Kontakt geknüpft hat, beginnt er bald deutlicher zu sehen und verfolgt aufmerksam die Vorgänge in seiner Umgebung. Nach einem halben Jahr etwa stellen sich die ersten Zähne und eine detailreiche, ausdrucksvolle Mimik ein. Sein Bewegungsdrang äußert sich zu diesem Zeitpunkt im Willen zum Sitzen und – am Ende des zweiten Halbjahres – auch zum Stehen. Je nach Temperament und Konstitution folgen nun bald die Versuche zu laufen. Schlankgliedrigen Kindern (von leptosomen Typen kann man in diesem Alter normalerweise nicht sprechen) gelingt diese Kunst wesentlich früher als solchen, denen man den künftigen pyknischen Habitus bereits ansieht. Der Bewegungsdrang im frühen Laufalter oder die Vorliebe für unauffällige Beschäftigung in der Spielecke lassen die Richtung der künftigen Entwicklung von Temperament und Psyche bereits erahnen. Die seelische Entwicklung im Säuglingsalter wird gern als „amorphe Phase" bezeichnet. Das ist zum großen Teil auch noch angebracht bei dem Zeitraum der

ersten Kindheit. Hier tritt das große, für die weitere Entfaltung der Persönlichkeit entscheidende Ereignis ein, die Entwicklung der Sprache. Dieser Prozess ist ohne intensive Unterstützung durch die Familie, gemeinsames Üben, Lehren und Lernen letztlich nicht zu bewältigen. Da sie sicher Prägungsqualität besitzt, sollte zu dieser bedeutsamen Prozedur die Mutter zu Hause sein, sie keinem Fremden überlassen. Wie sollte das Kind anders seine „Muttersprache" – und das im weitesten Sinne – lernen? Sprache, geistige Übung und damit die umweltinduzierbaren Anteile der intellektuellen Entwicklung bilden eine funktionelle Einheit. Mit der Sprache ordnet sich das Kind in die Gemeinschaft der Familie ein; wird (je nach Familie) zum mehr oder minder „stimmberechtigten" Mitglied. Nur wer eine Stimme besitzt, um sich zu artikulieren, kann mit „abstimmen" und „bestimmen"; kann „Bestimmtheit" des Auftretens erwerben. Die Stimme als „konstitutionsbestimmendes" Merkmal wurde meines Wissen noch nicht untersucht. Da sie ein Ausdrucksphänomen und ihre Analyse uns weitgehend angeboren ist, wird ihre Aussage in praxi jedoch – wenn auch mehr intuitiv – genutzt.

Die vegetativ-endokrine Regulation wird in der ersten und zweiten Kindheit vorwiegend von der Schilddrüse und der Hypophyse wahrgenommen; das vegetative Nervensystem tritt normalerweise noch etwas zurück. In dieser Zeit ist das Wachstum vorherrschend, der Stoffansatz darum im Verhältnis dazu vermindert. Allmählich dominieren die leptosomen Körpertypen; die Intensität des Stoffwechsels erscheint in der ersten Kindheit im Vergleich zum Erwachsenen verdoppelt. Nahrungs- und Flüssigkeitsbedarf sowie Wärmeproduktion sind demgemäß hoch. Im Auge zeichnet sich diese Situation durch eine größere Pupille und eine weitere Krausenzone ab. Die Pupille gilt als Maß der Lebensintensität; ihre Erweiterung (normales Umgebungslicht vorausgesetzt) weist auf die verstärkten dissimilatorischen Stoffwechselvorgänge hin, während die größere Krausezone den dazu notwendigen gesteigerten Anabolismus anzeigt. Die Pathologie dieser Altersstufe ist gekennzeichnet durch akut fieberhafte Erkrankungen, kongestive und spastische Zustände sowie Magen- und Darmstörungen. Chronische Krankheiten dieser Zeit sind Störungen des anabolen Stoffwechsels, der Phosphorylierungsprozesse und des Calcium-Haushaltes; sie nehmen Einfluss auf die konstitutionelle Entwicklung.

In der Phase der **zweiten Kindheit** vollzieht sich die Ausreifung der geistigen und seelischen Kapazität. Die künftige Persönlichkeit wird sichtbar; es offenbaren sich Charakter, Neigungen und Interessen, die Ausprägung von Gewohnheiten und Standpunktbezügen macht den Einbau des Kindes in die Gesellschaft deutlich. Die unharmonischen Züge des physischen und psychischen Verhaltens der 1. Kindheitsphase weichen mehr und mehr der Ausgewogenheit in den dynamischen und vegetativen Funktionen. Die Neigung zu Erkrankungen wird geringer, da die Immun- und Abwehrsysteme ihrem höchsten Leistungsstand (um das 12. Lebensjahr herum) zustreben. Dieses Alter wird wegen der raschen Größenzunahme auch die Zeit der „ersten Streckung" genannt. Das für das Kindesalter funktionsbestimmende lymphatische System wird vom Blutsystem (Herz, Gefäße, Kapillaren, Blut) abgelöst. Das Pupillenspiel ist lebhaft, auch bei gleichmäßigem Lichteinfall. Bei variierender Beleuchtung (mit der Lampe des Hornhautmikroskops zu prüfen) wechselt die Pupille rasch von weit zu eng – oft mit deutlichem Nachschwingen. Gegen Ende dieser Periode kommt es zu einer schnell fortschreitenden Funktionsminderung der Thymusdrüse und im Wechselspiel damit zunehmend zu Dominanz der Keimdrüsen. Schließlich wird

das Alter der Pubertät erreicht. Auf eine eingehende Schilderung dieser äußerst sensiblen Lebensphase soll, da in der einschlägigen Literatur ausgiebig geschehen, verzichtet werden. Der Jugendliche tritt in das Wachstumsalter ein, in welchem die körperliche Ausreifung erfolgt. Schon während der Pubertät wird auch der Bildungsprozess der Iris vollendet, sodass sich dem Augendiagnostiker die konstitutionellen Verhältnisse bereits offenbaren, lange bevor der Habitus und das Verhalten diesbezügliche Schlüsse erlauben. Zunächst jedoch kommt es zur „zweiten Streckung"; das Längenwachstum erfolgt nun innerhalb weniger Jahre und erreicht bald das endgültige Ausmaß. In dieser Zeit sind die Belastungen des Körpers groß und viele sind den gesteigerten Anforderungen nicht gewachsen. Dispositionen zu chronischen Erkrankungen des Magendarmtrakts, zur Blutarmut (und anderen Blutkrankheiten), zu asthenischen und atonischen Zuständen (Eingeweidesenkungen, Lungentuberkulose, Skrofulose und andere) nehmen hier ihren Anfang. Die Therapie sollte in dieser Phase weniger eine medikamentöse, zum größeren Teil aber eine erzieherische sein. Die Wachstumsperiode ist auch eine Zeit der vegetativen Umstellung; die funktionelle Regulation wird nun endgültig vom vegetativen Nervensystem übernommen. Kam es zu Beginn der Pubertät vorübergehend zu einer Überaktivität von Schilddrüse und Hypophyse, so wird die Schilddrüse, die bisher die Intensität des Stoffwechsel bestimmte, nunmehr von der Nebenniere abgelöst; diese regelt jetzt zusammen mit dem Inselapparat die Stoffwechselvorgänge. In der Übergangszeit ist dieses System vermehrt störanfällig; gehäuft treten auf: Fettsucht, Magersucht, Hautkrankheiten, depressive und manische Phasen sowie die verschiedenartigsten nervösen Störungen, mitunter sogar begleitet von neurotischen Zügen.

Im Erwachsenenalter, der nun folgenden 5. Lebensphase, erfolgt die Differenzierung und Fixierung der Gestalttypen und Konstitutionen. Die psychische und physische Persönlichkeitsstruktur verändert sich nur noch langsam und zögernd. Das Optimum der körperlichen und geistigen Leistungsfähigkeit ist erreicht. Das gilt auch bezüglich der Einpassung in die Gegebenheiten der Umwelt: klimatisch, strukturell und sozial. Die Reaktionsfähigkeit dieses Alters ist geringer als die der Wachstumsjahre; im Bereich der Psyche wie der Physis sind die automatischen Reaktionsbahnen jetzt eingeschliffen und nur noch sehr schwer zu modifizieren. Im Allgemeinen beziehen sich die Normen aus Physiologie, Pathologie und Therapie auf diese Altersstufe; dieser Tatsache ist bei Patienten, die jünger oder älter sind, Rechnung zu tragen.

Der Eintritt des Klimakteriums (auch beim männlichen Geschlecht zutreffend) leitet das **höhere Erwachsenenalter** ein. Einschneidendes Ereignis ist der Ausfall der Keimdrüsen, wobei die Libido meistens erhalten bleibt. Hormonell steht nun die Hypophyse wieder mehr im Vordergrund, sie tritt verstärkt in Tätigkeit. Das führt unter Umständen zu einer gravierenden Abwandlung des Konstitutionstyps. Der pyknische Habitus nimmt jetzt stark überhand. Auffallend ist die Anfälligkeit für gewisse Krankheiten (Wechseljahrsbeschwerden sollen unerwähnt bleiben). Besonders oft tritt zu diesem Zeitpunkt, bei Männern und Frauen unterschiedlich, ein Blutdruckanstieg ein. Die hypertone Regulationsstörung, sowohl bezüglich des systolischen als auch des diastolischen Blutdrucks, ist bei Frauen ungleich häufiger und größer; diese Tendenz beginnt sich bereits um das 40. Lebensjahr bemerkbar zu machen. Das postklimakterische Erwachsenenalter ist auch gekennzeichnet durch den rheumatischen Formenkreis in den verschiedensten, aber selten akuten Erscheinungen. Ursache der erhöhten Krankheitsanfälligkeit ist die Verschlechterung der allgemeinen Abwehrlage. Die „Sünden und Unterlassungen" der Jugendjahre kommen jetzt auf die Rechnung. Mehr und mehr zeigen sich auch Insuffizienzen der Stützgewebe und –organe (Wirbelsäulenleiden – Elastizitätsverlust der Bänder und Gelenkkapsen, Krampfadern – Folgen chronischer Obstipation und unbiologischer Ernähungs- und Lebensgewohnheiten). Ganz sicher sind manche Krankheiten letztlich auf den Umstand zurückzuführen, dass die Ausscheidungsmechanismen für Stoffwechselschlacken unzureichend werden, was dann verantwortlich ist für manche latenten Formen der Gewebsazidose bzw. –alkalose. Der augendiagnostische Befund ist in solchen Fällen sicher und eindeutig, und er ist sehr viel früher sichtbar als die Krankheit oder der klinische Befund. Die harnsaure Diathese wird vorwiegend in diesem Alter manifest. Verschlimmert wird das Ganze noch durch das oft zu beobachtende Nachlassen des Bewegungsantriebs; der Hang zur Bequemlichkeit, mit vielen guten Argumenten entschuldigt, zusammen mit dem körperlichen Übergewicht tun ein Übriges.

Man muss sich darüber klar sein, dass die häufigen Klagen des fortgeschrittenen Alters (Herz- und Atembeschwerden, Rückenschmerzen, Verdauungsstörungen, Schlaflosigkeit usw.) keine Krankheiten im klinischen Sinne darstellen, sondern konstitutionelle Leiden, die nicht mit Medikamenten allein therapierbar sind. Die ganze Persönlichkeit des Patienten muss in den Behandlungsplan eingeschlossen werden; Körper, Geist und Seele sind in Bewegung zu bringen. Nur so lassen sich die konstitutionellen Schwächen ein wenig korrigieren und kompensieren, und nur so kann man Schlimmeres verhüten.

Im **Greisenalter**, der 7. Lebensphase, sind die Leiden (Infekte ausgenommen) vorwiegend konstitutionsbedingt. Ein Wandel in der Konstitution ist nicht mehr zu erwarten, der Mensch ist genötigt, mit ihren Vor- und Nachteilen zu leben, so gut und so lange das überhaupt noch möglich ist. Die unmittelbaren Ursachen der Zell- und Gewebsalterung sind Autointoxikationen durch nicht eliminierte und nicht eliminierbare Stoffwechselschlacken. Immer problematischer wird die Aufrechterhaltung der unzähligen Lebensfunktionen, die nun auch nicht mehr konditionierbar sind. Die Unterschiede der Geschlechter, äußerlich wie psychisch, verschwimmen weitgehend; das hormonelle und das neurovegetative System reduzieren mehr und mehr ihre Tätigkeit. Die Reaktionsfähigkeit auf innere und äußere Reize geht deutlich zurück, auch die Empfindlichkeit für Medikamente. Die schwindende Lebensintensität zeigt sich wieder an der Pupille; diese wird kleiner und reagiert auf den Einfall von Licht nur noch schwach und träge. Weil konstitutionsbedingt, ist der Vorgang des Alterns je nach Individuum so stark verschieden, dass eine Schätzung nach Jahren oft unmöglich scheint. Ein Vergleich des zeitlichen mit dem Eindruck des biologischen Alters kann daher zur Analyse konstitutioneller Gegebenheiten herangezogen werden. Wenig brauchbar dazu ist allerdings das Ergrauen der Haare, das oft sehr früh auftritt und vielfach mit Hypertonie, Hypoglykämie, Unterfunktion der Nebennieren und verminderter Magensäurebildung einhergeht. Diese Begleiterscheinungen bedingen einen rationellen, im „Schongang" ablaufenden Stoffwechsel, weshalb Frühergraute ein hohes Alter erreichen, wie die Statistik behauptet. Auch das, was scheinbar außerhalb der Norm bereits zur Pathologie gehört, unterliegt dem oft kuriosen Reglement der Relativität.

Die iridologische Konstitutionsdiagnose

Das Auge ist zweifellos das wichtigste Werkzeug der mimischen Ausdrucksgestaltung. Seit ältesten Zeiten, ohne Unterbrechung bis heute, wird es zur Diagnose herangezogen. Detaillierte Angaben darüber finden sich u.a. in der chinesischen Medizin, bei *Hippokrates*, der *Ärzteschule von Salerno*, bei *Hildegard von Bingen*, *Paracelsus;* die berühmteste bei *Philippi Meyens'* „Chiromantia medica" (Dresden 1670). Meyens stellt ein System der Augendiagnose vor, welches in seinen Grundzügen unseren heutigen Vorstellungen entspricht und bereits einen einfachen Irisschlüssel enthält. Allerdings wurden die Beobachtungen am Auge von den alten Autoren überwiegend zur „personalen Diagnose" (Konstitution-Disposition) ausgewertet.

Die Deutung der Ausdrucksphänomenologie des Auges ist bis heute ein fester Bestandteil der Psychologie; so aufschlussreich es auch wäre, auf die Untersuchungsergebnisse näher einzugehen, muss doch auf eine Besprechung dieses inzwischen recht umfangreich gewordenen Sachgebietes verzichtet werden. Interessenten seien auf die zahlreiche, größtenteils sehr instruktive Spezialliteratur verwiesen, da der Ausdruckspsychologie ein gewisser Wert für die Konstitutionsdiagnose nicht abzusprechen ist. Und nur als konstitutionellen Aspekt wollen wir die Iris beachten und beurteilen.

Zu Beginn eines solchen Unternehmens stellt sich gewöhnlich die Frage: Lässt es sich wissenschaftlich beweisen? Der Autor erhofft sich Verständnis beim Leser, wenn er ihm an dieser Stelle ein längeres Kapitel über diese gewiss interessante akademische Frage ersparen möchte und nur wenige bescheidene Argumente für viele andere sprechen lässt. Im Auge haben wir die einmalige Gelegenheit, die geweblichen Grundelemente des Organismus in ihrem funktionellen Konnex zu beobachten. Wir vermögen Bindegewebe, Blutgefäße, Nerven, glatte Muskulatur (respektive Myoepithel), Epithel, Endothel, vegetative Schaltelemente, humorale Konstanz und Integrität zu sehen, zugleich und nebeneinander. Wer von der Ganzheit des lebendigen Organismus nicht überzeugt ist, wer daran glaubt, dass das Ganze nur immer die Summe aller Teile darstellt, möge selbst nach Argumenten suchen, seinen ablehnenden Standpunkt zu begründen. Zur Beweisführung der Augendiagnose erwartet man regelmäßig die Anlegung des klinisch-diagnostischen Maßstabes einschließlich des Gebrauchs der Statistik; wer aber kann sagen, dass die klinischen Diagnosen, sowohl im Allgemeinen als auch im Einzelfalle, letzten Wahrheitsgehalt besitzen? Die Naturheilkunde hat andere Anschauungen vom Wesen der Erkrankungen und demgemäß andere Vorstellungen von dem, was die medizinische Klinik unter Diagnose versteht. Den Nachweis der Unfehlbarkeit ist die Wissenschaft dem Krankenbehandler bisher schuldig geblieben. Eine diagnostische Methode nach den Kriterien einer anderen zu beurteilen, mutet an wie der Versuch, zum Messen der Lufttemperatur ein Barometer zu benutzen, nur weil dieses die quecksilbergefüllte Glasröhre mit dem Thermometer gemeinsam hat.

Zusammenhänge zwischen Erkrankungsneigung und Augenfarbe sind in der Vergangenheit mehrfach dargestellt worden, auch außerhalb augendiagnostischer Kreise. So untersuchte *Dykes* (1914) das Verhältnis von Augenfarbe zur Sterblichkeit an Scharlach und Diphtherie bei 1000 Kindern mit 29,8 % blauer oder grauer Augenfärbung, 35,9 % Übergansnuancen und 34,3 % braunen Augen. Unter den Scharlacherkrankten zeigte sich ein leichtes Überwiegen der hellen und der Übergangsnuancen. Schwerer Verlauf und tödlicher Ausgang wurden am häufigsten bei Kindern mit blauen und grauen Augen beobachtet. Noch deutlicher zeigte sich die Benachteiligung der grau- und blauäugigen Kinder bei der Diphtherie, während die Sterblichkeit der dunkeläugigen weit geringer war; etwa in der Mitte lag die Zahl der Kinder mit einer zwischen licht und dunkel stehenden Färbung der Iris.

„Worauf diese merkwürdige Tatsache beruht, lässt sich nicht sagen. Nur so viel scheint ... daraus hervorzugehen, dass zwischen der Farbe der Augen und sonstigen Eigenschaften des Körpers irgendwelche Beziehungen bestehen müssen."

J. Kent (Augenfarbe und Charakter, Kanada 1958) veröffentliche vergleichende Untersuchungen an blau- und braunäugigen Personen:

Blauäugige:

Puls	80–94 pr. Minute
Atmung	18–20 Atemzüge
Körpertemperatur	36,9–37,6 °C
Charakter-eigenschaften	logische, praktische Intelligenz, äußerlich veranlagt, zielsicher, zum Herrschen geboren

Braunäugige:

Puls	60–72 pr. Minute
Atmung	12–14 Atemzüge
Körpertemperatur	35,6–36,8 °C
Charakter-eigenschaften	schöpferisch, innerlich, gedankenvoll, originell, gefühlsbetont, Künstler

In der Kinderheilstätte Graissach führte *Wolf* im Jahre 1958 an Kindern 7300 Messungen durch zum Fragenkomplex Lymphatismus, Klima und Mensch. Die absoluten Schwankungen der Früh- und Nachmittagstemperatur ergaben bei blauäugigen und braunäugigen Kindern folgende Werte:

Blauäugige:

morgens	36,3–37,6 °C = 1,3 °C
nachmittags:	36,5–38,2 °C = 1,7 °C

Braunäugige:

morgens	36,4–37,5 °C = 1,1 °C
nachmittags:	36,6–37,8 °C = 1,2 °C

Wolf: „Diese Körpertemperaturmessungen zeigen, dass im Jahresgang die blauäugigen Typen höhere Werte aufwiesen als die braunäugigen Typen. Es besteht ein Zusammenhang zwischen hoher Körpertemperaturlage und Sympathikotonie (*Hoff* 1960). Wenn man sich vergegenwärtigt, dass die nördlich beheimateten Menschen die geringe Sonneneinstrahlung ausgleichen müssen, ist es verständlich, dass sie pigmentarm, blauäugig und sympathikoton ausgestattet sein müssen (Kälte). Die im Süden wohnenden Menschen, die vor intensiver Sonneneinstrahlung geschützt sein müssen, haben Pigmentreichtum, sind braunäugig und vagoton eingestellt (Wärme)."

Konstitutionelle Unterscheidungsmerkmale sind in ihrer Verknüpfung mit der Augenfarbe mehrfach herausgestellt worden. Anstelle ausführlicher, ins Detail gehender Erklärungen möge die nachfolgende tabellarische Gegenüberstellung die für die Praxis wesentlichen Ergebnisse, unter Einbeziehung eigener Beobachtungen des Verfassers, aufzeigen:

Blauäugige

- Sympathikotone Lage
  rascher Stoffverbrauch
- besser der Kälte angepasst
  warmluftempfindlich (bis zum klimatischen Stress)
- schnelleres Erreichen der sympathikotonen Kampfphase bei akuten Krankheiten; dabei Gefahr der Komplikation durch überschießenden Sympathikus
- rasches Durchlaufen der parasympathischen Erholungsphase

Braunäugige

- parasympathische Grundeinstellung,
  langsamer Stoffverbrauch
- besser der Wärme angepasst
  kaltluftempfindlich (bis zum klimatischen Stress)
- langsames Erreichen der sympathikotonen Kampfphase bei akuten Krankheiten; dabei Gefahr der Chronifizierung durch zu wenig intensive sympathikotone Kampfphase
- langsames Durchlaufen der parasympathischen Erholungsphase; bei überschießendem Parasympathikus sehr lange Erholungszeit

Wirkung auf starke exogene Reizfaktoren

Blauäugige:

- überschießende Abwehrreaktionen (hyperthermisch-exsudativ-immunologisch bis allergisch)

Braunäugige:

- mäßige Abwehrreaktionen (subfebril mit geringeren Beschwerden, functio laesa)

Wirkung auf unterschwellige exogene Reizfaktoren

Blauäugige:
- vegetatives Fehlverhalten der Organfunktionen bis Störung der vegetativen Rhythmik;
- mehr nervale Störungen, Hyperalgie, Hyperhidrosis

Braunäugige:
- zunehmende organische oder gewebliche Insuffizienz bis zum degenerativen Strukturumbau;
- mehr humorale Störungen (Elektrolythaushalt, Hypercholesterinämie)

Wirkung auf psychische Reizfaktoren

Blauäugige:
- häufig hyperkinetische Syndrome des Herzens, der Atemwege, des Nervensystems (z.B. hyper-ästhetisch-emotionale Asthenie)
- bevorzugt kalte Wasseranwendungen; „abends müde, morgens wach"
- sympathikotones Blutbild: Monozyten und Stabkernige erhöht

Braunäugige:
- häufig hyperkinetische Syndrome des Magendarmtrakts, der Gallenwege und Skelettmuskulatur (Spasmen)
- bevorzugt warme Wasseranwendungen; „morgens müde, abends wach"
- parasympathisches Blutbild: Eosinophile und Lymphozyten erhöht

Zu bedenken ist dabei jedoch, dass der Mensch auch den kosmischen Rhythmen unterliegt, die sich als vegetativer Reiz auch auf seine vegetative Grundeinstellung auswirken, fördernd oder hemmend: Der Tag wirkt als sympathikotonischer, die Nacht als parasympathischer Reiz, Frühjahr und Sommer sind sympathische, Herbst und Winter parasympathischer Reize.

Wer als Augendiagnostiker die vorstehende Tabelle der Reaktivität blau- und braunäugiger Menschen aufmerksam studiert, wird hier oder dort Zweifel an der Stichhaltigkeit der Angaben haben. Dazu ist ergänzend festzustellen, dass nur relativ reine Typen ohne lange oder schwere Krankengeschichte zur statistischen Auswertung herangezogen werden dürfen. Strenge Maßstäbe müssen auch an die unvermeidlichen Nuancierungen der Irisfarbe gelegt werden. Scheinbar konträre Erscheinungen stellen keineswegs immer die berühmte „Ausnahme von der Regel" dar, sondern sind vielmehr im Sinne des Funktionell-Pathologischen zu werten. So wird man z.B. eine leichte Pupillenerweiterung bei einem blauäugigen Patienten wegen Geringfügigkeit unbewertet lassen, während sie bei einem braunen Auge, womöglich noch am Abend, sehr wohl zu berücksichtigen ist.

Abschließend ein Zitat aus dem „Lehrbuch der Konstitutionstherapie" des unvergessenen *B. Aschner:* „Die Farbe der Iris lässt aber auch sehr weitgehende Schlüsse auf die sonstige Körperbeschaffenheit zu. Personen mit hellen Augen haben in der Regel nicht nur eine empfindlichere Haut, sondern auch empfindlichere Schleimhäute und Nerven. So wissen z.B. die Augenärzte, dass helle Augen eine viel geringere Dosis Atropin benötigen, um Pupillenerweiterung herbeizuführen, als dies bei dunklen Augen der Fall ist. Helläugige ... haben eine besondere Disposition zum Lymphatismus, auch zu Heufieber und anderen allergischen Erkrankungen."

Bei den ersten Augendiagnostikern (*Peczely* um 1881, *Liljequist* um 1893) findet sich noch keine konstitutionelle Deutung der Augenfarbe. Beide sind sogar der Auffassung, die Normalfarbe der Iris sei die blaue, das braune Auge trage demnach bereits pathologische Züge in sich. Aber schon *Peter Johannes Thiel* (um 1900) erkennt die konstitutionelle Bedeutung der Augengrundfarben und widerspricht energisch den unrichtigen Ansichten seiner Vorgänger. *P. J. Thiel,* heute kaum noch zitiert, hat unstreitig das Verdienst, der erste Reformer der Irisdiagnose zu sein. Ohne ihn wäre sie, gerade erst entdeckt, infolge einer Reihe unhaltbarer, nur philosophisch begründeter Ideen in der Versenkung verschwunden. Die Entwicklung der Anfangszeit ist durchaus verständlich und entschuldbar; erst heute, angesichts des vorliegenden unübersehbar großen Materials, lässt sich erahnen, wie groß die

Schwierigkeiten jener Männer und Frauen gewesen sein mögen, die es unternahmen, der Methode Ordnung und System zu verleihen. *Thiel* kommt noch ganz aus der Gedankenwelt der Humoralpathologie; deren Fundament sind die Konstitutions-(Temperaments)lehre, die Komplexions- (zu der die Augenfarbe gehört) und die Reizlehre. Daraus entstand das Denkmodell der Augendiagnose, nämlich die diagnostische Methode der Konstitutions- und Funktionspathologie zu sein.

Zwar zählt *Hense* bereits 1909 einige Konstitutionen auf, doch war es *Madaus* vorbehalten, das konstitutionelle Moment der Irisfärbung in seiner ganzen Tragweite zu erkennen. Sie unterscheidet auch streng zwischen Konstitution und Disposition:

„Die Konstitution ist nicht mit Disposition zu verwechseln."

Besonders bemerkenswert erscheint die Tatsache, dass *M. Madaus* die Konstitution nicht im damals noch üblichen statischen, erbanlagebestimmten Sinne sieht, sondern als Phänomen der Persönlichkeitsentwicklung, sogar bis zur Vorstellung einer pathogenetischen Reihe (und das in den Jahren 1916 – 1925!):

„Unter Konstitution ist ein Zustand zu verstehen, der sich aus sich heraus entwickelt hat und gegen bestimmte Einflüsse Widerstand leistet, oder ihnen unterliegt. Es geht nicht an, bei einer einzigen Konstitution stehen zu bleiben. Die einfachste Beobachtung zeigt Unterschiede."

„Die bisherigen Versuche, Konstitutionen nachzuweisen, ermangelten einer einheitlichen Verbindung. Sie verloren sich in allgemeine oder spezielle Krankheitsursachen und Entwicklungen."

„Die Konstitution gründet sich nicht nur auf äußerliches Gefühl oder Bedürfnis. Sie unterscheidet sich durch äußere Signalelemente, Symptome, Eigenschaften, durch innere Wirkungen, Entwicklungen mit Endstadien, die sich gar nicht in einer Person vereinigen lassen."

In ihrer Lehre von den „harmonischen Verbindungen" unternimmt sie den Versuch, kausale und prognostische Schlüsse aus der aktuellen Situation des Kranken zu ziehen, um den konstitutionellen Fortgang sowie okkulte Krankheitsdispositionen frühzeitig zu erkennen. Konsequent setzte sie diese Einsicht auch in ihr therapeutisches Handeln um. Das konstitutionelle Denkmodell wurde fortan zum Charakteristikum der Augendiagnose. Die Ordnung der Konstitutionen in die zwei Hauptgruppen der lymphatischen (blauen) und der hämatogenen (braunen) Iris ist heute allgemein üblich und anerkennt. Im Rahmen der Fortentwicklung der Augendiagnose wurden weitere Unterteilungen der Grundkonstitution notwendig; sie werden im praktischen Teil dieses Buches vorgestellt und besprochen.

Einer der hervorragendsten Vertreter der Augendiagnose war *R. Schnabel.* Seinem kritischen Geist verdankt sie sehr viel, nicht zuletzt ihre Zuverlässigkeit. Schnabel übernahm es, die Phänomenologie der konstitutionellen Irisfarbe einer wissenschaftlichen Definition anzunähern. Damit leitete er eine Wende ein, die nach seinem Tode durch seinen prominentesten Schüler *J. Angerer* weitergeführt und vertieft wurde. Beide weisen viele Gemeinsamkeiten auf, doch auch sehr wesentliche Unterschiede; nicht so sehr in der Semiotik der Augendiagnose, sondern mehr in der Bedeutungsanalyse der vielfältigen Befunde und ihrer Einordnung in die wesentliche Ganzheit. *Schnabel* bietet das Bild des großen Pioniers, der mit Akribie und unglaublichem Fleiß augendiagnostisches Neuland erschließt. Der Tendenz seiner Zeit Rechnung tragend, war er bemüht, die Augendiagnose in die wissenschaftsorientierte Medizin zu integrieren und deren Denkmodell anzugleichen. Diese Konzeption, zwei so differente Methoden zur Kooperation bringen zu können, war letztlich ein Trugschluss, den *Angerer* instinktsicher vermied. Ausgehend vom funktionellen, pathologischen Aspekt, unbeeindruckt von medizinischen Modeströmungen, postuliert er eine eigenständige naturheilkundliche Krankheitsauffassung und bereichert die Augendiagnose um eine globalere, naturphilosophische Schau in Anlehnung an die traditionelle Heilkunst. In Weiterführung der Arbeit *Schnabels* gilt sein besonderes Anliegen der Einbeziehung von Skleral-, Corneal-, Linsen- und Gefäßphänomenen in die Augendiagnose; für die

Erkennung der Konstitution und Diathesen besitzen gerade diese Phänomene erhöhten Aussagewert, in dieser Schrift können jedoch nur einzelne berücksichtigt werden.

Nicht unerwähnt bleiben darf ein weiterer verdienter Vertreter der augendiagnostischen Forschung, *J. Deck.* Ihm verdanken wir die erste, zusammen mit *Dr. Vida* in den städtischen Krankenanstalten Karlsruhe durchgeführte, umfangreiche Prüfung der Augendiagnose. Bemüht um eine exakte topographische Determination der Iriszeichen, hat Deck unter bedeutenden persönlichen Opfern das vermutlich größte dokumentarische Bildarchiv erstellt und mit Hilfe dieses Materials das genetische Konzept der Iris erarbeitet (Determinationslehre 1956). Er stellt auch eine beachtenswerte Konstitutionslehre vor; basierend auf den klassischen Konstitutionen, enthält sie neue interessante Varianten.

Viele Persönlichkeiten, die sich um die Methode der Augendiagnostik verdient gemacht und an dem Lehrgebäude, das sie heute darstellt mitgearbeitet haben, sollten gerechterweise noch gewürdigt werden: *Felke, Dr. E. Schlegel, H. Hense, P. J. Thiel, H. Struck, E. Flink, E. H. Kabisch, Kronenberger, E. Schumann, K. Baumhauer, Maubach, Schulte,* nicht zuletzt auch *T. Kriege* und sein Schüler *G. Lindemann* als Vertreter der klassischen Richtung; ferner *Dr. Herget, Dr. Schimmel* (Pigmentlehre), *Dr. Markgraf* sowie *G. Jaroczyk,* der Begründer des (ehemaligen) Colloquium internationale für ophtalmotrope Phänomenologie; *Dr. W. Lang* (1954) endlich, der es unternahm, die anatomischen und physiologischen Grundlagen dieser diagnostischen Methode zu sichern, was für die Konstitutionslehre wesentlich ist – die Liste muss leider unvollständig bleiben; sie alle aufzuzählen, muss sich der Verfasser versagen und dafür um Verständnis bitten. Es mag einem besseren Kenner der Materie überlassen bleiben, zu gegebener Zeit die Geschichte der Augendiagnose zu schreiben.

„Blau“ und „Braun“ in der Irisdiagnose

Beim typologischen Vergleich blau- und braunäugiger Menschen drängt sich die Frage auf, welcher kausale Zusammenhang besteht zwischen den verschiedenartigen konstitutionellen Merkmalen und der Augenfarbe. Wie erwähnt, spricht man in der Augendiagnose seit Beginn der konstitutionellen Untersuchungen von der lymphatischen (= blauen) Iris und der hämatogenen (= braunen) Iris. Andere Bezeichnungen, die gelegentlich vorgeschlagen wurden, haben sich nicht durchgesetzt. Es ist bezeichnend, dass ausgerechnet die klassische humorale Einteilung gewählt wurde, die sich letztlich bis zu Hippokrates zurückverfolgen lässt: Die Unterscheidung nach diesen beiden großen Flüssigkeitssystemen ist bereits Anfang des 19. Jahrhunderts im heutigen Sinne nachweisbar (z. B. *Puchelt* 1827).

Zum **„Blutsystem“** gehörten Blut und Blutzellen, Herz, Arterien, Kapillaren, Venen, Blutbildungsstätten sowie gewisse Lebensfunktionen wie die Arterialisation des Blutes, die oxydativen Stoffwechselvorgänge. Je nach Temperament und Funktionsstörung wurden Unterkonstitutionen differenziert (sanguinisch-arterielle, cholerisch-arterielle, venöse und hämorrhoidalische Konstitution usw.). Wichtige Systemerkrankungen waren die „übermäßige Venosität“, die beiden Arten der Stauung, Kongestion (arteriell) und Plethora (venös) sowie deren Folgeerscheinung wie Leber-, Blasen- und Prostataleiden, Herz- und Gefäßkrankheiten. Störungen der oxydativen Stoffwechselvorgänge, bei gleichzeitig verminderter Eliminierung der dadurch vermehrt anfallenden Schlackenstoffe, führten nach alter Anschauung zu Unregelmäßigkeiten im Haushalt der Körpersäfte und der allgemeine wie speziellen Sensibilität und Irritabilität der Organe und Gewebe.

Im Gegensatz dazu wird die humorale Lage bei der lymphatischen Konstitution vom **„Lymphsystem“** beherrscht. Hierzu zählte man die Lymphgefäße, die Lymphknoten („Lymphdrüsen“), die verschiedenen Tonsillen, den Thymus, die Lymphflüssigkeit mit den zellulären Anteilen und die

Schilddrüse. Die Pathologie der letzteren lässt ihre Auswirkungen sowohl im Blutsystem (Basedow) als auch im Lymphsystem (Struma galt als skrofulöses Symptom) erkennen; daher war ihre Zuordnung naheliegend.

Für die ganze spätere augendiagnostische Konstitutionslehre war die Unterteilung in „Blut- und Lymphtypen", in Braun- und Blauäugige von grundsätzlicher Bedeutung. Auch durch die homöopathische Therapie, die ja einen engen persönlichen Kontakt zum Patienten voraussetzt, wurde das intuitive Erkennen des okkulten Menschenbildes gefördert, das durch Erfahrung gewonnene Einblickvermögen in den menschlichen Funktionskonnex.

Blut und Lymphe sind die beiden großen humoralen Versorger aller höheren Organismen. Allerdings lässt die Stammesgeschichte der tierischen Lebensformen einen Entwicklungsgang erkennen, der von den einfachsten Formen der Umwälzung der höheren Lebenssäfte bis zum hoch differenzierten Gefäßsystem der Säugetiere reicht. Bei den niederen Würmern sind noch keinerlei Gefäße vorhanden; der oft reich verzweigte Darm verteilt die Nahrungsstoffe unmittelbar an die Organe. Schon bei den höheren Würmern, niederen Krebsen usw. werden – ein wichtiger stammesgeschichtlicher Fortschritt – die Gewebssäfte durch selbständig arbeitende Mechanismen umgewälzt. Bei den Weichtieren, Manteltieren, Gliederfüßern und höheren Krebsen ist bereits ein recht vollkommenes Kreislaufsystem ausgebildet, allerdings noch ohne Kapillaren; die Endarterien ergießen ihren Inhalt unmittelbar in das interstitielle Gewebe. Es sei an die Pinselarterien in der menschlichen Milz, dem größten in den Blutkreislauf eingeschalteten Lymphorgan, erinnert; sie enden frei im retikulären Gewebe.

Es wäre freilich verfehlt, die Flüssigkeit, die in den Gefäßen der niederen Tiere umgewälzt wird, mit dem Blut der höheren Wirbeltiere zu identifizieren. Sie führt darum korrekterweise die Bezeichnung „Hämolymphe", da sie lymphatischen Charakter besitzt. Auf den frühen Stufen der Stammesgeschichte gibt es also keine Differenzierung zwischen Blut und Lymphe, es besteht vielmehr ein einheitliches hämolymphatisches System. Erst bei den Knochenfischen tritt die strukturelle und funktionelle Trennung in Blut- und Lymphsystem auf. Phylogenetisch (stammesgeschichtlich) bemerkenswert ist, dass dieselben Gefäße, die bei den Knorpelfischen bluthaltig und dem venösen System zugehörig sind, bei den Knochenfischen Lymphe führen, also zum Lymphsystem gehören. Auf dieser Entwicklungsstufe werden die Aufgaben des Lymphsystems noch vom venösen System wahrgenommen. Das Lymphsystem der Amphibien und Reptilien gleicht in seinem Aufbau dem der Fische; es ist charakterisiert durch die sog. Lymphherzen aus quergestreiften Muskelfasern. Die bei den Säugetieren an der Mündungsstelle des Ductus thoracicus in den Angulus venosus befindlichen ampullenartigen Erweiterungen werden von verschiedenen Autoren als entwicklungsgeschichtliche Relikte solcher Lymphherzen gewertet (z. B. *Sabin* 1902). Obwohl sich lymphoides Gewebe auch bei wirbellosen Tieren nachweisen lässt, sind echte Lymphknoten, die auch in die Lymphbahnen eingeschaltet sind, erst bei den Vögeln und Säugetieren festzustellen. Ihre Anzahl (in Relation zur Körpergröße) ist im Allgemeinen umso höher, je höher entwickelt die jeweilige Tierart ist (beim Hund ca. 60, beim Schwein ca. 190, beim Rind ca. 300, beim Menschen ca. 460). Bei den Säugetieren sind außerdem zahlreiche Klappen (ähnlich den Venenklappen) in die Lymphgefäße eingeschaltet. Wie neuere Forschungen ergaben, ist die Zahl der Lymphknoten (bei Tieren) weitgehend abhängig vom bakteriellen Lebensmilieu. Bei Tieren, die von Geburt an in bakterienfreier Umwelt aufwuchsen, wurden Lymphknoten kaum entwickelt.

Das Kind, mit seiner Geburt in eine Welt voller Mikroben hineingestellt, besitzt nur beschränkte Möglichkeiten zur bakteriellen Abwehr; sehr sinnvoll daher, dass es besonders großzügig mit dem stammesgeschichtlich zwar alten, aber doch sehr bewährten Lymphsystem ausgestattet ist. Dadurch wird der Mensch in die Lage versetzt, in seiner wichtigsten Wachstumsphase Abwehrmechanismen gegen die ungeheure, allgegenwärtige bakterielle Umwelt herauszubilden. Das Blutsystem mit seiner wesentlich labileren humoralen Konstanz wäre dazu weit weniger gut geeignet. Im landläufigen Sprachgebrauch hat es sich zwar eingebürgert, von „lymphatischen Kindern“ zu sprechen, doch ist dies nicht angebracht. Das lymphatische System ist bei Kindern besonders stark entwickelt; erst nach der Pubertät verliert es zunehmend an Einfluss auf die konstitutionelle Formung. Kinder haben also „lymphatisch“ zu sein – so will es die normale ontogenetische Entwicklung. Die Vergrößerung des adenoiden Gewebes bei Kindern ist deswegen nicht als Krankheit zu werten; sie gehört vielmehr zum Bild des sich um eine optimale Immunitätslage bemühenden Organismus. Eine übermäßige Entwicklung der lymphatisch-retikulären Zellelemente, die Hyperplasie, tritt ein, wenn infolge Hypersensibilisierung der lymphatischen Gewebe diesen eine Fehleinschätzung der mikrobiellen Situation unterläuft. Sich vorzustellen, dass auch Überfunktion Insuffizienz sein kann, fällt gedanklich nicht leicht.

Beim Erwachsenen verlangt und findet das lymphatische System nur noch gelegentliche Beachtung. Dessen ungeachtet bleibt es bis ins hohe Alter aktiv, wenn es auch die Dominanz der Kinderzeit längst aufgegeben hat. So können mäßig vergrößerte Gaumentonsillen beim Kinde durchaus normal sein, während das gleich große oder sogar etwas geringere Mandelvolumen bei einem Vierzigjährigen als Hypertrophie anzusprechen sein mag. Doch auch das Gegenteil ist möglich: schwach ausgebildetes adenoides Gewebe beim Kinde, harte kleine Lymphknoten bei Erwachsenen kennzeichnen die lymphatisch-hypoplastische Situation.

Das biodynamische Kräfteverhältnis zwischen Blut- und Lymphsystem ist für die iridologische Konstitutionsdiagnose von fundamentaler Bedeutung. Es ist gleichzeitig Ausgangspunkt weiterer Unterkonstitutionen.

Die graue und die mischfarbene Iris

Graue Augen erscheinen nur bei makroskopischer Betrachtung grau, bei stärkerer Vergrößerung zeigt die graue Iris eine schwache Ockerfärbung, blaue Augen auch einen deutlichen Grauton. Lockeres Stroma der Iris verleiht dem Auge ebenfalls ein dunkleres Aussehen bei Vorherrschen der grauen Farbe. Blau bis blau-grau erscheint das Auge, wenn die Stromazellen der vorderen Irisschichten kein bzw. sehr wenig Melanin enthalten, da die Irisfasern die kurzwelligen (blauen) Lichtstrahlen besser reflektieren als die langwelligen. Je nach der Anhäufung brauner Pigmente wird die Iris grau-grün, hellbraun bis dunkelbraun. Mischfarbene Augen treten besonders dann auf, wenn ein Elternteil braune, der andere blaue Augen besitzt. Die endgültige Grundfärbung erhält die Iris – das soll noch einmal gesagt sein – erst nach der Pubertät. Bei mischfarbenen Augen ist in der Regel eine der Farbkomponenten (blau oder braun) deutlich stärker ausgeprägt, und man hat nur selten Schwierigkeiten bei der konstitutionellen Einordnung.

Die Krankheitsdisposition

Als Disposition (lat. dispositio = Anlage) bezeichnet man die individuelle Empfänglichkeit oder Bereitschaft für bestimmte Erkrankungen, als Folge einer verringerten Widerstandkraft gegen Einflüsse, die von außen auf die Gesundheit einwirken. Sie ist zu einem erheblichen Teil konstitutionell bedingt. „Krankheit ist die Verwirklichung bestimmter Dispositionen unter dem Einfluss krankmachender Faktoren." (*Saller* 1950). Einer solchen Veranlagung gemäß entwickeln sich Erkrankungen verschiedener Organe und Gewebe in stets ähnlichen Verlaufsformen.

Der Terminus „konstitutionelle Disposition" bringt bereits zum Ausdruck, dass außer den konstitutionellen auch Dispositionen anderer Herkunft existieren. Diese sollen hier außer Acht gelassen werden.

Es wäre allerdings unrichtig, Konstitution und Disposition als einander identisch ansehen zu wollen. Vielmehr ist die Disposition die Konsequenz aus den konstitutionellen Verhältnissen. Der Begriff „Konstitution" basiert auf der Herausstellung der Lücken im Adaptationsvermögen des Individuums (z. B. anämische-hydrogenoide Konstitution). Die Disposition ist ebenfalls nicht mit Krankheit gleichzusetzen, da es erst des auslösenden Anstoßes bedarf, um sie hervorzurufen. Bereits im „Vorfeld des Krankseins", bei der Registrierung von allgemeinen Anzeichen physischer Schwäche, wie frühzeitiger Ermüdung, Unwohlsein durch Nahrungsmittelintoleranzen, Störungen der Grundfunktionen selbst bei geringsten Anlässen (Appetit, Stuhlgang, Schlaf usw.), vermag der Behandler Schlüsse auf entsprechende Dispositionen zu ziehen. Bei Krankheitsausbruch sind zu den Symptomen der Erkrankung noch diejenigen der reaktiven Krankheitsbewältigung zu addieren.

Man sollte die Gefahr, bei Ermittlung der Krankheitsursachen „an den Symptomen hängen zu bleiben", nicht gering einschätzen; leiten sich doch tatsächlich viele Krankheitsnamen von charakteristischen Symptomen ab (z. B. Zuckerkrankheit, Angina pectoris, Angina tonsillaris, Ulcus varicosum, Thyreotoxikose, Hypertonie usw.). Aus der Sicht der Konstitutionspathologie sind klinische Krankheitsbegriffe meist Abstraktionen zusammengefasster Symptomengruppen, die, ohne Rücksicht auf die Verschiedenheit der Menschen erstellt, im Einzelfalle nur fragmentarisch auftreten. Dadurch wird die Diagnose vielfach eher erschwert als erleichtert.

„Glaubt man … zuweilen gewisser Krankheitsnamen zu bedürfen, um … sich … in Kürze verständlich zu machen, so bediene man sich derselben nur als Kollektivnamen … da es doch

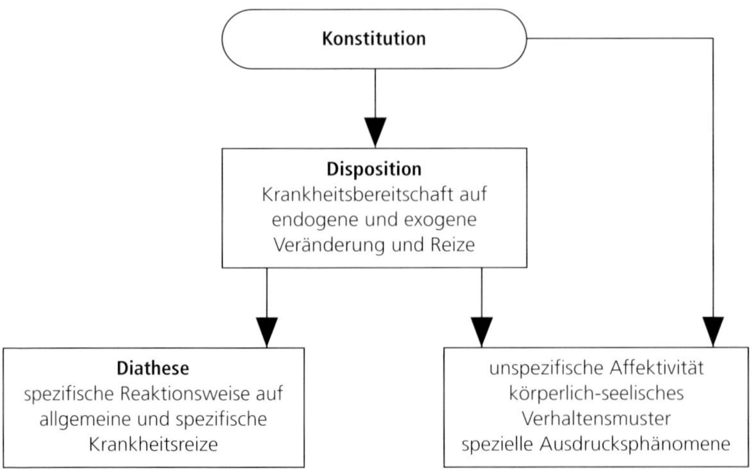

Abb. 9: Disposition und Diathese

gewiss keine festständigen, sich gleichbleibenden Krankheiten ... gibt.“ (*Hahnemann* 1810).

Die medizinische Forschung wird unter dem Eindruck der sich unkontrollierbar ausbreitenden Zivilisationskrankheiten auf die Dauer nicht umhin können, die klinische Definition der Krankheiten auf einer höheren Ebene, unter Einschluss der konstitutionellen Disposition, zu suchen. Diesbezügliche Ansätze sind bereits zu verzeichnen; doch bleiben noch viele Wünsche offen, wie die praktische Erfahrung zeigt.

Den Behandler stellt die Außerachtlassung der konstitutionell bedingten Krankheitsdispositionen ständig vor neue Überraschungen (besonders im strukturbedingten Routinebetrieb); auch wird dadurch eine echte Vorsorgetherapie zur Undurchführbarkeit verurteilt.

Der Terminus „konstitutionelle Disposition“ schließt eigentlich den Tatbestand ein, dass außer konstitutionellen auch andere Dispositionen möglich sind.

Das ist tatsächlich der Fall, wenn man die erhöhte Krankheitsanfälligkeit einzelner Organe (z.B. Herz, Galle, Blase) oder ganzer Systeme (häufig: Magen-Darm-Trakt) begrifflich einbezieht.

In diesem Zusammenhang wird das Erfolgsorgan gern als „punctum (locus) minoris resistentiae“ bezeichnet.

Doch nicht alles, was „auf den Magen schlägt“, trifft ein biologisch minderwertiges Organ. Auch hyperkinetische Syndrome manifestieren sich in funktionellen Organbereichen, und auf diese trifft die Bezeichnung sicher nicht zu. Im Gegenteil, der Terminus „locus majoris resistentiae“ würde den Tatbestand exakter beschreiben, da es sich um Überreaktionen mit erhöhtem Energieaufwand handelt.

Derartige Funktionsanomalien übersensibilisierter Organe sind auch von einigen Konstitutionen bekannt, beispielsweise der biliösen, gastrischen und hämangiotischen Konstitution.

Bei dauernd energiearmen, krankheitsanfälligen Organen wird häufig „Organminderwertigkeit“ angenommen. Es sei dahingestellt, ob diese Bezeichnung den Kern des Problems terminologisch trifft. In den meisten Fällen funktionieren sie während der krankheitsfreien Intervalle durchaus zufriedenstellend. Ihre Schwäche liegt eigentlich in der verminderten Belastbarkeit. Die iridologischen Belastungszeichen (Krausenauszackungen, Belastungsausläufer usw.) verweisen auf diesen

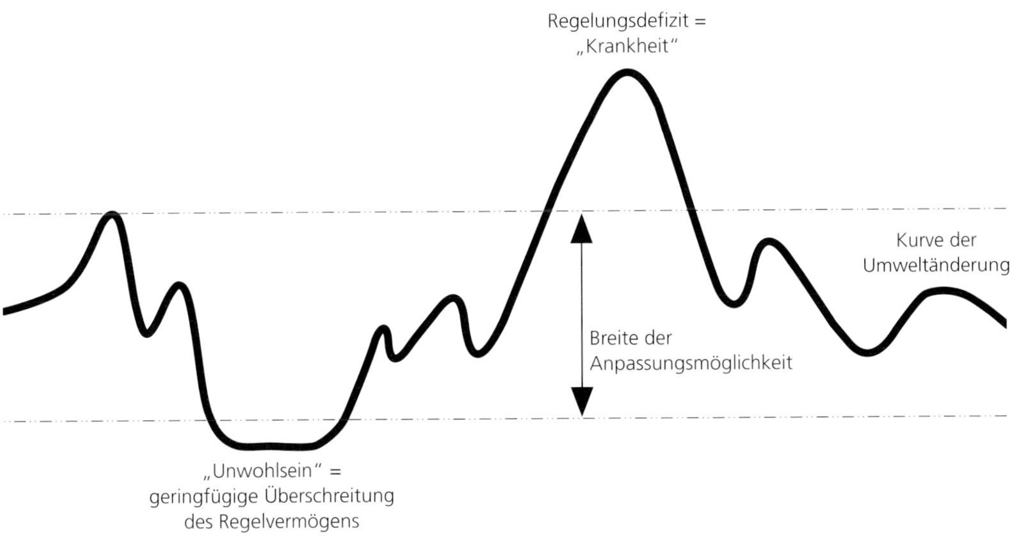

Abb. 10: Umweltveränderung – Anpassung – pathologischer Zustand

Umstand. Im ersten Beispiel, der Hyperkinese, ist das Verhältnis von anaboler Leistungsfähigkeit zu dissimilatorischem Stoffverbrauch vermindert. Im zweiten Fall, der Hypokinese, ist die Sensibilität der zugehörigen vegetativen Innervation herabgesetzt und dadurch der energetische Gewinn vermindert. Da die anabolen Stoffwechselprozesse sehr energieaufwendig sind, ist auch in diesem Falle die assimilatorische Bilanz vermindert; aber aus einem ganz anderen Grunde. Dieser Sachverhalt hat selbstverständlich therapeutische Konsequenzen, besonders dann, wenn der Eintritt in die unvermeidliche Schwächephase erfolgt.

In der Humoralpathologie werden diese gegensätzlichen Formen der Fehlfunktionen mehrfach beschrieben und durch das Missverhältnis von Säfteanziehung und Widerstand (Resistenz) plausibel erklärt.

Demnach handelt es sich in beiden Fällen um eine Resistenzschwäche mit unterschiedlichen Folgen. Für diese Fälle waren den Behandlern spezielle funktionell stärkende und schwächende Arzneimittel bekannt.

Iridologisch ist die Unterscheidung relativ einfach.

Bei hyperkinetischen Syndromen ist die Krausenzone deutlich heller als die (mittlere) Ziliarzone und weist verschiedene Reizzeichen auf (einzelne helle Fasern, V-Linien, gitterförmige Fasern usw.).

Die Resistenzschwäche solcher Organe ist teils angeboren, teils als Folge schwerer Krankheiten entstanden. Verschiedene Autoren bezeichnen solche Zustände lokaler Fehlfunktion als „Partialkonstitution". Da die Sensibilität im Gegensatz zur Irritabilität im Organismus von unterschiedlicher Intensität sein kann, wird man ursächlich vor allem mit Sensibilitätsstörungen rechnen müssen. *Vogler* (1964) empfiehlt in solchen Fällen hydrotherapeutische Packungsserien zur Desensibilisierung.

Die Krankheitsdisposition bleibt in der Regel das ganze Leben lang bestehen, kann jedoch mit Hilfe ganzheitlicher Heilmaßnahmen, die auch die Lebens- und Ernährungsweise einschließen, erheblich gebessert werden und so dem Patienten zu einem annähernd normalen Leben verhelfen.

Niemand wird behaupten wollen, dass es nur dispositionsbedingte Krankheiten gibt; manch eine Noxe zeigt keinerlei Respekt vor Konstitutionen und Dispositionen. *Saller* schlug dafür den Terminus des „Kollektivreizes" vor, der in jedem Menschen auf eine „Kollektivdisposition" trifft. Das gilt beispielsweise für die meisten Infektionskrankheiten. Nichtsdestoweniger lässt das pathologische Ergebnis, je nach Disposition, erfahrungsgemäß oft beachtliche Unterschiede in Schwere und Verlauf erkennen: Wie oft bleiben trotz offensichtlicher Kontagiosität einzelne Menschen frei von Krankheit, während andererseits spezielle Dispositionen sich in einer beängstigenden Aufeinanderfolge ähnlicher Kollektivkrankheiten äußern können. Ein häufig zu beobachtendes Phänomen dieser Art soll am Beispiel der infektiösen Lebererkrankungen demonstriert werden:

Die akute Virushepatitis darf man sicher, ohne Widerspruch zu erregen, zu den „Kollektivkrankheiten" zählen, da wohl keine Konstitution existiert, die ihr im Falle einer Infektion zu widerstehen vermag. In den ersten Stadien besitzt sie ausgesprochen kollektives Gepräge, d. h. ihre Symptomatik weist auch bei den verschiedensten Konstitutionen annähernd identische Züge auf. Abweichungen zeigen sich allenfalls im Schweregrad (auf die Varietäten durch Virus A, B und C darf der Einfachheit halber verzichtet werden). Aber schon im weiteren Verlauf wird eine Reihe von „Kann-Symptomen" offenbar – oder auch nicht: Bradykardie, Hypertonie, Anschwellen der Halslymphknoten, Milztumor, Hautveränderungen wie das Palmarerythem oder die Spider naevi, ebenso der Ikterus, der aber bekanntlich auch fehlen kann. Auf dem Höhepunkt der Krankheit ist (in 0,2–0,4 % der Fälle) mit einer nekrotisierenden Hepatitis zu rechnen oder (bei 0,1–4,2 %) mit einem endogenen Leberzerfallskoma. Nach Überwindung des akuten Geschehens kann dann, wie bei vielen anderen Kollektivkrankheiten, der dispositionelle Charakter nicht mehr übersehen werden. Bei manchen Patienten stellt sich für einen mehr oder minder langen Zeitraum das sog. posthepathische Syndrom ein; es imponiert durch gewisse neurovegetative Störungen,

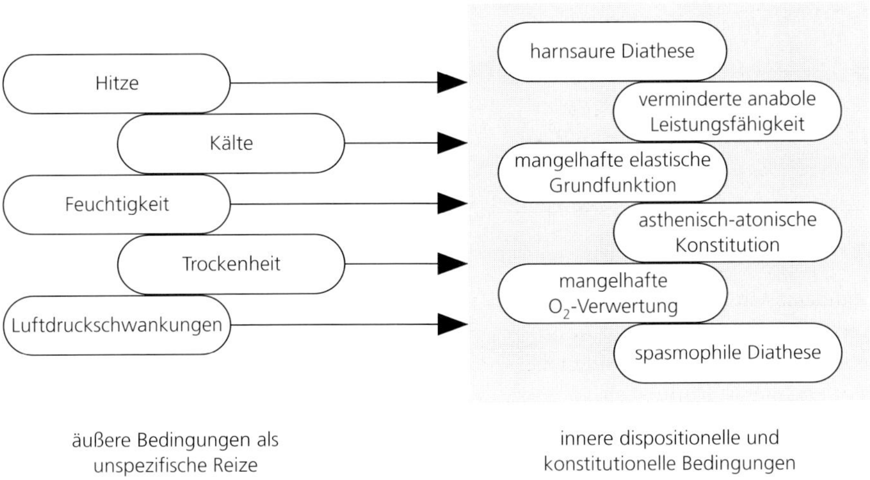

Abb. 11: Umweltreize – innere Bedingungen

obwohl die Leber anscheinend intakt ist. In anderen Fällen erfolgt Übergang in die chronische Hepatitis mit nachfolgender Leberzirrhose oder in die rezidivierende oder auch in die persistierende Hepatitis. Auch Spätzirrhosen, nach langen Jahren scheinbarer Gesundheit, sind bekannt; sogar Hepatosen und das primäre Leberzellkarzinom sind als Spätfolgen beschrieben worden. Es kann kein Zweifel darüber bestehen, dass Gewebe und Organe mit verminderter Widerstandskraft sich in speziellen Dispositionen manifestieren; dadurch wiederum erhält der weitere Verlauf kollektiver Krankheiten ein stärker endogen-konstitutionelles Gepräge.

Es könnte wertvoll sein, darüber zu diskutieren, inwieweit frühzeitiges Erkennen dispositioneller Fakten im Einzelfalle das scheinbar schicksalhaft Unvermeidliche zu verhindern vermöchte; dass die klinische Diagnose in dieser Hinsicht überfordert ist, bedarf wohl keines Kommentars.

Der Begriff „Disposition" an sich ist ein Ab - straktum, also im biologischen Sinne weder positiv noch negativ zu werten. So ist auch eine „Disposition zum Gesundsein" nicht nur theoretisch denkbar, sondern durchaus Realität; von erhöhter allgemeiner oder spezifischer Widerstandskraft bis zu Immunität sind alle Nuancen denkbar. Das weiß der Augendiagnostiker mit Hilfe der Stufenregel besonders sorgfältig zu klassifizieren. Keine andere diagnostische Methode kann dies auch nur annähernd so rasch und so zuverlässig.

Von *Herxheimer* stammt eine sehr brauchbare Gliederung der Dispositionen:

1. Art und Rassedisposition
2. Individualdisposition
   a) Geschlechtsdisposition
   b) Altersdisposition
3. Organdisposition
4. Aufgrund von Krankheiten und Anomalien erworbene Disposition

Soweit diese Thematik nicht bereits bei den Konstitutionen angesprochen ist, wird im speziellen Teil noch darauf Bezug genommen.

Nur über die Organdispositionen sind nähere Erläuterungen notwendig.

Organdispositionen

Organdispositionen waren, wie bereits ausgeführt, schon Bestandteil der Temperamentslehre. Es entspricht ebenso der allgemeinen Erfahrung, dass Menschen, auch verschiedener Konstitutionen, immer wieder an bestimmten Organerkrankungen leiden. Nicht selten sind diese sogar familiärer Natur. Dennoch können diese typisch für bestimmte Konstitutionen sein. Auch Vererbung ist nicht auszuschließen.

Viele Organdispositionen sind aber erst im Laufe des Lebens entstanden, durch unzweckmäßige Lebensweise oder besondere Lebensumstände ausgebildet worden. Ob sogenannte „Organminderwertigkeiten“ eine Rolle spielen, ist in diesem Zusammenhang noch unklar.

Partialkonstitutionen – Saller nennt sie „Glied - konstitutionen“ – haben aber auch Rückwirkungen auf den Gesamtorganismus. Es ist einzusehen, dass zumindest die großen Organsysteme – etwa der Magendarmtrakt, das Herz-Kreislaufsystem, der Atemtrakt, das Endokrinum usw. – bei Funktionsstörungen den ganzen Körper in Mitleidenschaft ziehen. Dabei besteht ein wesentlicher Unterschied darin, ob das Leiden zur Klasse der hypo- oder hyperkinetischen Syndrome zu zählen ist. Im ersten Falle wird es im Sinne der Schwäche seiner physiologischen Aufgabe nicht gerecht und limitiert so die Tätigkeit der übrigen Systeme, im zweiten Falle hat das Organ einen zu aufwendigen Energieumsatz, der den der anderen zwangsläufig schmälert. Einige Konstitutionen beziehen sich ausdrücklich auf die Hyperkinese einzelner Organsysteme – z. B. die: hämangiotische, biliöse, gastrische, oxygenoide Konstitution.

Weitere Einzelheiten dazu sind bei der Besprechung der Konstitutionen aufgeführt.

Die Diathesen

Es scheint ungewöhnlich, zwischen Disposition und Diathese zu unterscheiden. Im Schrifttum werden diese beiden Begriffe vielfach nicht differenziert. Ist doch der Terminus „Disposition“ nichts anderes als die lateinische Übersetzung des griechischen Wortes „Diathese“. Des ungeachtet wird aus praktischen Gründen eine solche Unterscheidung getroffen. Nach *Pfaundler* sind Diathese vererbbare Konstitutionsanomalien, die den davon Betroffenen zu bestimmten Ausdrucksformen der Gesundheitsstörung disponieren. Im praktischen Sprachgebrauch werden damit funktionelle Syndrome bezeichnet, die auf vermehrter Irritabilität beruhen. Spricht man bei der durch konstitutionelle Insuffizienz bedingten Organdisposition vom „locus minoris resistentiae“, so definiert man das Krankheitsareal bei der Diathese korrekterweise mit „locus majoris reactionis“. Zwar wäre darüber zu streiten, ob es im klinischen Sinne von Vorteil ist, diese beiden gegensätzlichen modi procedendi des Krankseins auch verbal zu trennen; in der Augendiagnose ist es unumgänglich. Die „Abblassung“ (Verdunklung) respektive die Aufhellung von Fasern, Strukturzeichen, perifokalen Zeichen und Iriszonen werden von jeher im oben erwähnten Sinne gedeutet. Zweckmäßig verwendet man den Terminus „Diathese“ immer dort, wo ein – an sich physiologischer – Vorgang in übermäßiger Weise als Reizbeantwortung in Erscheinung tritt, auch wenn diese Reaktion schon bei relativ geringfügigen Anlässen ausgelöst wird. „Liegt die Konstitution so an der Grenze des Krankhaften, dass schon Krankheitsbereitschaft besteht, spricht man von Diathese.“ (*H. E. Wolf* 1963)

Pfaundler teilt die Diathese in 5 Zeichenkreise ein:

1. dystrophische
2. exsudative
3. lymphatische
4. vagotonische
5. neuropathische

Als weitere werden genannt:

- die spasmophile Diathese
- die rachitische Diathese
- die allergische Diathese
- die arthritische Diathese

Diese Einteilung deckt sich nicht ganz mit der in der Augendiagnose üblichen. Die individuelle Reaktionsweise ist ein bestimmender Faktor des konstitutionellen Menschenbildes; sie ist entscheidend für die Wahl der therapeutischen Möglichkeiten.

Der formative Reiz

Die Ausbildung individueller Varianten während der Ontogenese ist durch eine Abfolge von Entwicklungs- und Reifungsvorgängen determiniert, die ihrerseits durch bestimmte Reize ausgelöst werden.

Jede Art der Zustandsänderung in der Außenwelt, die von Sinnesorganen wahrgenommen wird, kann einen Reiz darstellen, sofern sie eine bestimmte Stärke – die Reizschwelle – überschreitet. Diese Reizschwelle ist eine veränderliche Größe, die in Abhängigkeit von inneren Faktoren und dem Komplex äußerer Bedingungen steht.

Die Fähigkeit zur Beantwortung von Reizen ist ein Kennzeichen lebender Organismen und wird Reaktion (lat. rückwirkendes Handeln) genannt. Daraus ergibt sich zwischen Reiz und Reaktion eine Relation, die bereits ein einfaches informationsverarbeitendes System darstellt. Ähnlich wie bei der Lern-Instinkt-Verschränkung bei Tieren nach *Konrad Lorenz*, kann die konstitutionelle Entwicklung an die aktuellen und ortsbedingten Varianten des Lebensraumes wesentlich zweckmäßiger angepasst werden.

Das Ergebnis ist zweifellos ein Lernvorgang, der in der Kindheit und Jugend besonders intensiv abläuft und bis an die Schwelle des Greisenalters, wenn auch in geringerem Maße, bestehen bleibt. „Leben ist Lernen" (*Lorenz* 1981), das ist nicht zu bestreiten.

Daraus kann allerdings gefolgert werden, dass konstitutionelle „Nachpassungen" auch nicht in den späteren Lebensjahren möglich sind, solange noch Reize wirksam sind und durch bedingte Reaktionen beantwortet werden können.

Dem Menschen ist in besonderer Weise Intentionalität eigen, die bewirkt, dass sich Signal- und Reizbeantwortung nicht nur auf der physischen Ebene abspielen, sondern auch im Bereich des Bewusstseins und damit auch auf der psychischen Ebene. Das Reiz-Reaktions-Verhalten gewinnt unter diesen Gesichtspunkten erheblich an Dimension, nicht zuletzt dadurch, dass es mit dem individuellen Handeln und Gestalten untrennbar verbunden ist.

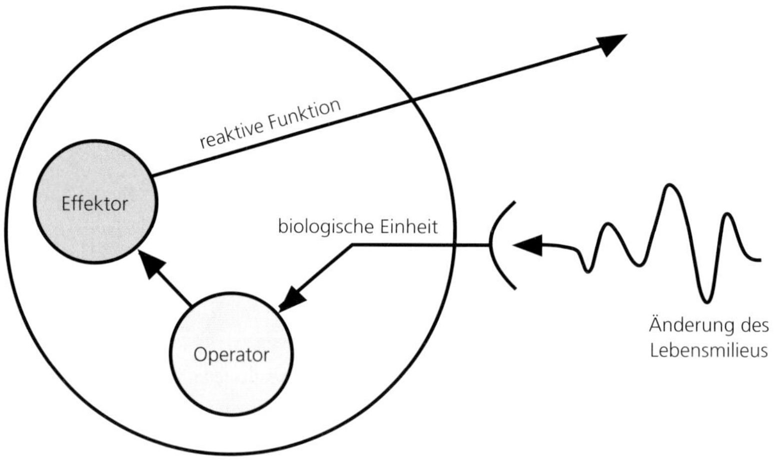

Abb. 12: Das Reiz-Reaktionsverhalten

Diese der Formatierung einer Individualkonstitution dienenden Reize sind teils endogener, teils exogener Herkunft und können bezüglich ihrer Wirkungsart in quantitative und qualitative unterteilt werden.

Der quantitative Reiz unterscheidet sich vom dauernd vorhandenen, d.h. normalerweise ständig wirkenden, nur hinsichtlich seiner Stärke. Er vermag lediglich etwas bereits Vorhandenes oder in Entwicklung Befindliches zu vermehren bzw. zu vermindern.

Nur Reize, die qualitativer, d. h. anderer als üblicher Art beschaffen sind, können etwas Neues, Besonderes hervorbringen oder in seiner Entstehung fördern. *Curt Herbst* schreibt 1901:

„Ein formativer Reiz ist eine jede Auslösungs-Ursache, die in qualitativer Hinsicht bestimmte charakterisierte neue Gestaltungsprozesse einleitet."

Dass derartige Reize wirken, ist experimentell unschwer nachzuweisen – auf welche Art und Weise das geschieht allerdings weniger. Mit der Arbeitshypothese des Wirkens „formativer Reize" während der Ontogenese wurde etwas vorausgenommen, das erst Jahrzehnte später als „biologische Information zur speziellen Strukturbildung" in die Wissenschaftstheorie Eingang fand.

Parallel zur individuellen Entwicklung verläuft die Formung und Strukturbildung der Iris. Eine – theoretisch begrenzte – Anzahl von Genen ist dazu erforderlich; ob dies 10 oder 100 sind, ob Kombinationen beteiligt sind oder nicht – ihre Zahl ist begrenzt. Hingegen ist die Variationsbreite bei den einzelnen Individuen anscheinend unbegrenzt – jedenfalls steht der Gegenbeweis dazu noch aus. Die praktische Erfahrung weist nach, dass während der letzten 30 Jahre die Irisstrukturen dieser Generationen sich doch sehr verändert haben. Die früher häufigen Qualitäten (Dichtegrad, Faserstruktur etc.) sind auffällig seltener geworden.

Daraus lässt sich folgern:
Die Iris ist nur zum Teil genetisch determiniert, sie wird zum anderen Teil durch formative Reize mit gestaltet; die möglichen Kombinationen und deren Abfolge sind von astronomischer Anzahl. Damit wird der Irisstruktur ein Status zugestanden, der sie in die Nähe schicksalhafter Gestaltbildung rückt; ihre Individualität gleicht der des persönlichen Gesichts. Die Perspektiven einer Einsicht in das Persönlichkeitsgefüge eines Menschen sind kaum zu überschätzen. Allerdings ist zu mutmaßen, dass der Bedeutungsinhalt einer Irisstruktur nicht weniger komplex als der des ganzen Menschen ist. Dazu sind die natürlichen Altersveränderungen der Iris, die sich nur sehr bedingt an allgemeingültige Regeln halten,

hinzuzuzählen. Das hat leider zur Konsequenz, dass die Vorstellung einer einfachen, zweidimensional-geometrischen Definition der Iris – sprich Topographie – Zweifel an deren Realität zulässt. Einfache lineare Zuordnungen nach dem Schema: Merkmal A (Struktur A) bedeutet Krankheit B (Konstitution B), sind wohl auf die Dauer nicht zu halten. Die Trefferwahrscheinlichkeit ist bei dieser Methode sehr unbefriedigend.

Vielmehr kommt man dem realen Sachverhalt weitaus näher, wenn man die Details im Sinne von Kategorien miteinander verknüpft. Zweifellos wird die iridologische Konstitutionsdiagnose dadurch nicht einfacher. Doch es war nie einfach, die Phänomene des Lebens zu deuten, einfach deswegen, weil das Leben selbst höchste Komplexität besitzt. Vereinfachte Denkmodelle sind nur ein Trick des menschlichen Gehirns, komplizierte Sachverhalte überschaubar zu machen. Insofern ist diese Methode legal, falls man sich immer vor Augen hält, dass jede Vereinfachung eine Einschränkung der Wirklichkeit darstellt. Arbeitsmodelle, wie die iridologische Konstitutionsdiagnose, müssen praktikabel bleiben; auf 1–2 Merkmale schematisch reduziert, wird das Verfahren unrealistisch. Dafür gibt es Beispiele.

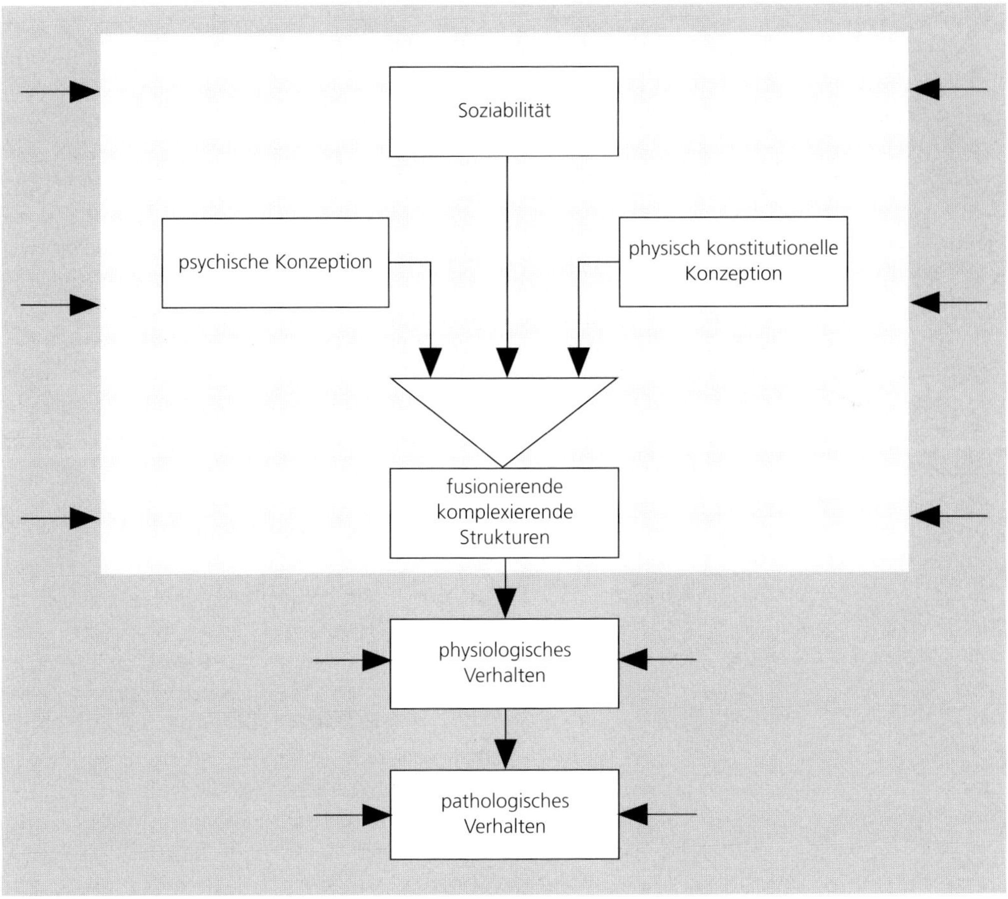

Soziologische, psychologische und konstitutionelle Aspekte sind keine Ursachen für Krankheiten, sondern Teile eines **Bedingungskomplexes**

Gesamtheit der Umweltbedingungen

Abb. 13: Bedingungskomplex Krankheit

Inwiefern der formative Reiz auch die Grenzen der topographischen Areale betrifft, ist noch nicht ausreichend recherchiert. Gewisse Anzeichen dafür sind vorhanden. Aus den Irisveränderungen, denen keine besonderen Erkrankungen zugrunde liegen, muss geschlossen werden, dass der formative Reiz – wenn auch zunehmend geringer – bis zum Greisenalter fortwirkt. Zu diesem Zeitpunkt treten bekanntlich neue Iriszeichen nicht mehr auf, obwohl das nach einer „Alterungstheorie" eigentlich der Fall sein sollte. Die konstitutionellen Irismerkmale muss man sich wie auf einem Zeitvektor befindlich vorstellen.

Zonen, Regionen, Sektoren werden nur im Zustand der Normabweichung erkennbar; ein vorbestimmter Raum ist nicht immer erkennbar – siehe die sogenannte „topolabile Lokalisation"!

Seit der Antike bedeutet „Erfahrungen sammeln", Theorien mit Hilfe der praktischen Anwendung zu überprüfen und so die Ergebnisse zu korrigieren oder zu ergänzen (deduktive Methode).

Das muss in besonderem Maße für die iridologische Konstitutionsdiagnose Geltung erhalten, will man nicht unzutreffende theoretische Postulate verewigen.

Die Stufen- oder Wertungsregel

Die Iris des Menschen weist auch bei gleicher Augenfarbe unterschiedliche Strukturierung auf: Dichte oder lockere Stromazeichnung, Abdunklungen sowie lokale Veränderungen. Solche Varianten haben hohen konstitutionellen Aussagewert, besonders hinsichtlich der Prognose; sie sind als Spiegelbild der Vitalität des Individuums anzusehen. Widerstandsfähige Naturen überwinden Krankheiten leichter, dagegen führen die gleichen Leiden bei widerstandsschwachen Konstitutionen eher zu chronischem Siechtum. In der Augendiagnose steht darum am Anfang die allgemeine Wertung, und alle speziellen Irisphänomene sind unter diesem Gesichtswinkel abzuwägen.

Die Wertigkeit einer Iris beschreibt einen unspezifischen konstitutionellen Zustand, der teils angeboren (genetisch determiniert), teils aber auch infolge mangelhafter ontogenetischer Ausreifung entstanden ist. Danach wird eine Wertskala entworfen, als deren Kriterien einmal die Dichtigkeit der Iris, zum anderen Mal ihr geordneter, durch keine Defekte gestörter Aufbau gilt.

Liljequist hat das Verdienst, als erster eine diesbezügliche Einteilung in sechs Klassen vorgenommen zu haben (1896). *Felke* übernahm seine Konstitutionsgrade und hielt – wie *Zähres* berichtet – diese Gesamtbeurteilung für den wichtigsten Teil der Augendiagnose. Später wurde die Stufenregel nicht immer einheitlich gehandhabt, sowohl bezüglich der jeweiligen Abstufung als auch der Zahl der Wertungen, die von vier bis sechs schwankten. Selbstverständlich erfuhr sie auch mannigfache Ergänzungen, wie bei einer neuen, in der Entwicklung befindlichen Methode nicht anders zu erwarten. Generell gilt die Regel, dass die individuelle Lebenskraft umso größer ist, je dichter und gleichmäßiger der Stromaaufbau der Iris ist und je weniger Fremdfärbungen vorhanden sind. Dagegen ist die absteigende Reihe der konstitutionellen Wertung gekennzeichnet durch Stromaauflockerung, Defekte, Abdunklungen und Pigmentierungen. Nicht selten findet man links und rechts abweichende Wertungen; nach einer alten Regel manifestieren sich ererbte (genotypische) Allgemeinzustände vorzugsweise in der rechten, erworbene dispositionelle Faktoren mehr in der linken Iris.

Frau *Magdalena Madaus*, eine Schülerin Felkes, übernahm diese Methode von ihm. Sie schreibt darüber in ihrem Lehrbuch der Irisdiagnose:

„Bei einem sonst gesund und normal ausgebildeten Organismus besteht oft eine physische Schwäche. Diese äußert sich in Abschweifen der Gedanken, unmotivierter Ermüdung … und allgemein als Bleichsucht und Nervenschwäche bezeichneten Zuständen."

Außer den Lockerungsgraden der Iris nennt *M. Madaus* noch eine dauernd vergrößerte Pupille, die sich auch auf Lichteinfall nicht schließt. (Beim Erwachsenen bezeichnet sie die Mydriasis als „Erschöpfungspupille".)

„… bei solchen vererbten Schwächezuständen (sind) die etwa auftretenden Krankheiten immer komplizierter …"

„… eine dichte Iris (ist) ein Zeichen guter Vererbung. Inhaber solcher Iris sind selten krank und besitzen Elastizität des Geistes und der Muskeln."

Für die Konstitutionsdiagnose sei die nachfolgende Stufenregel mit insgesamt sechs Wertungen vorgeschlagen. Die Abbildungen 14–19 stellen praxistypische Iriden dar, die im Einzelfalle mehr oder weniger ausgeprägt sein können; sie sind als schematische Hilfen anzusehen, die dem Praktiker die Einordnung erleichtern sollen.

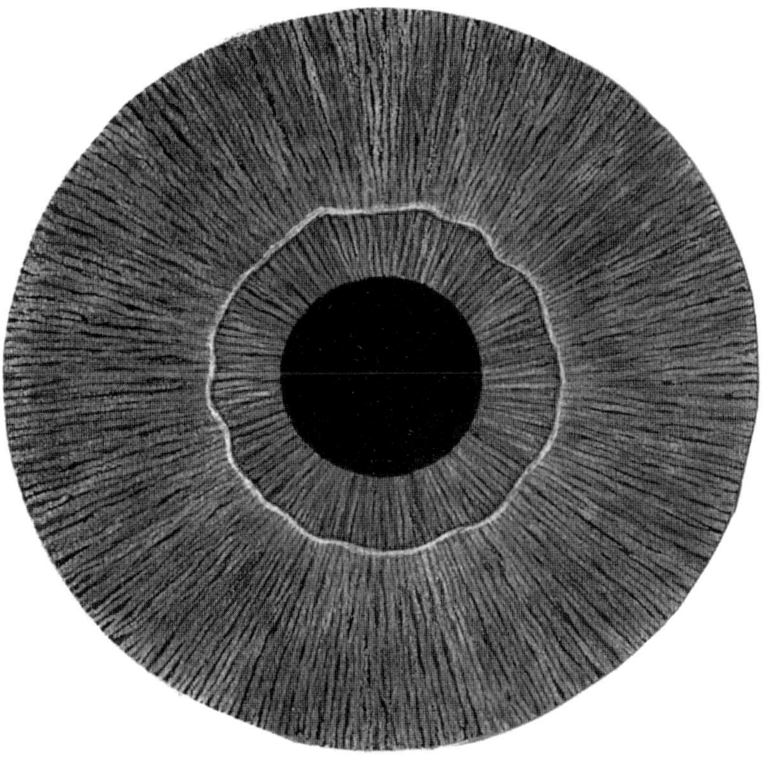

Abb. 14: **Wertung 1:** *Die sogenannte Ideal-Iris in Farbe, Dichte und Struktur gleichmäßig gebaut, gerade Stromafasern ohne Lücken, keine Fremdfärbungen oder Pigmente. Man trifft sie selten an.*

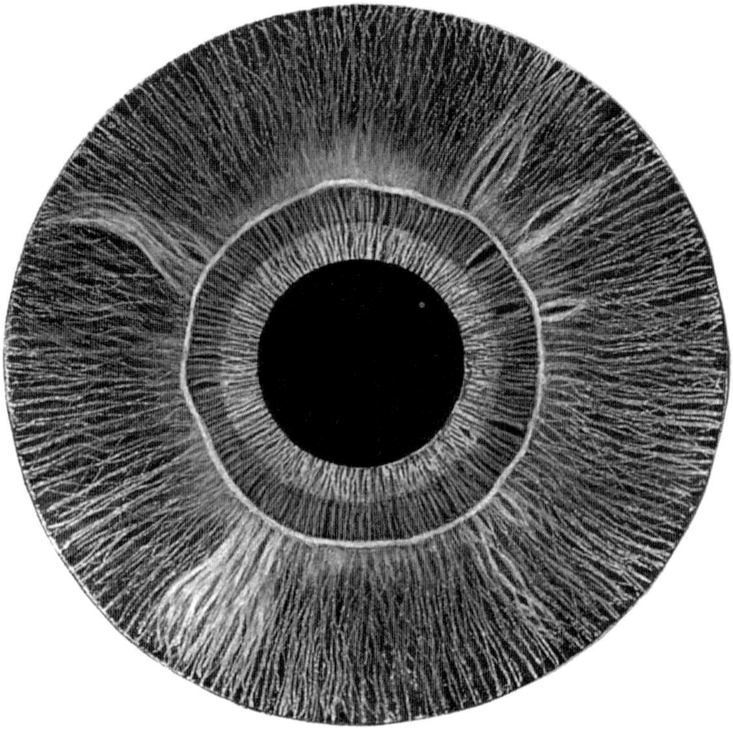

Abb. 15: **Wertung 2:** *Mittlerer Dichtigkeitsgrad bei reiner Farbe, Irisfasern gelegentlich leicht verformt, Unterreizungs- und Überreizungszeichen, jedoch keine Lakunen oder Krypten. Diese Wertung ist nicht sehr häufig; sie zeigt eine gute Konstitution an. Geringe Krankheitsneigung, gute Resistenz. Erst im Alter Neigung zu allgemeiner Schwäche, Stoffwechselstörungen und Schleimhauterkrankungen.*

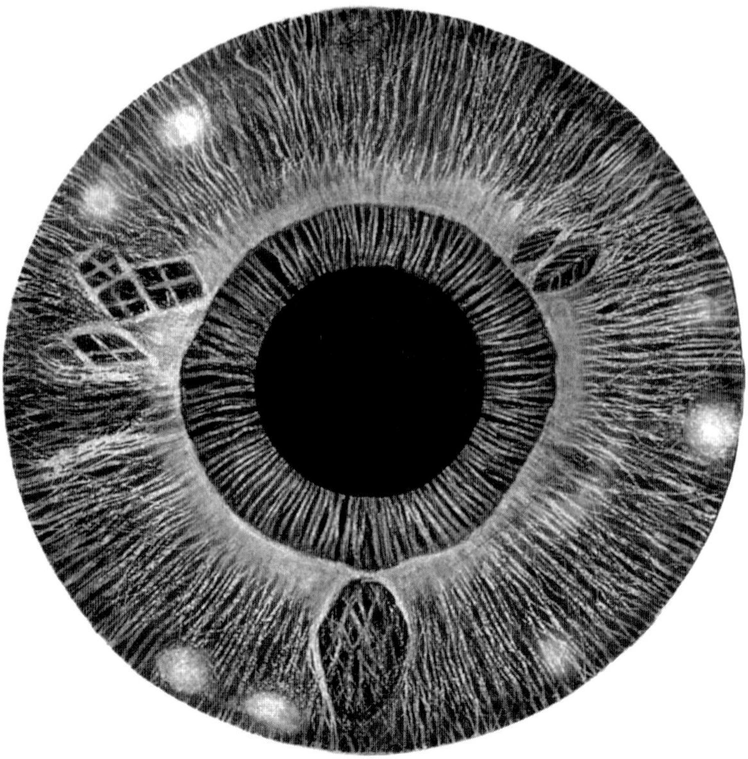

Abb. 16: **Wertung 3:** *Aufgelockerte Iris, einige Lakunen, Krypten, einzelne Flocken, Rhomben, Fremdfärbungen etc. Bereits geschwächte Konstitution mit verschiedenen Krankheitsdispositionen.*

Abb. 17: **Wertung 4:** *Irisbild verwischt, von unreiner Farbe, Flocken, einzelne Pigmente, Transversalen. Fehlerhafte Säftemischung, Anhäufung von Stoffwechselschlacken, harnsaure Diathese.*

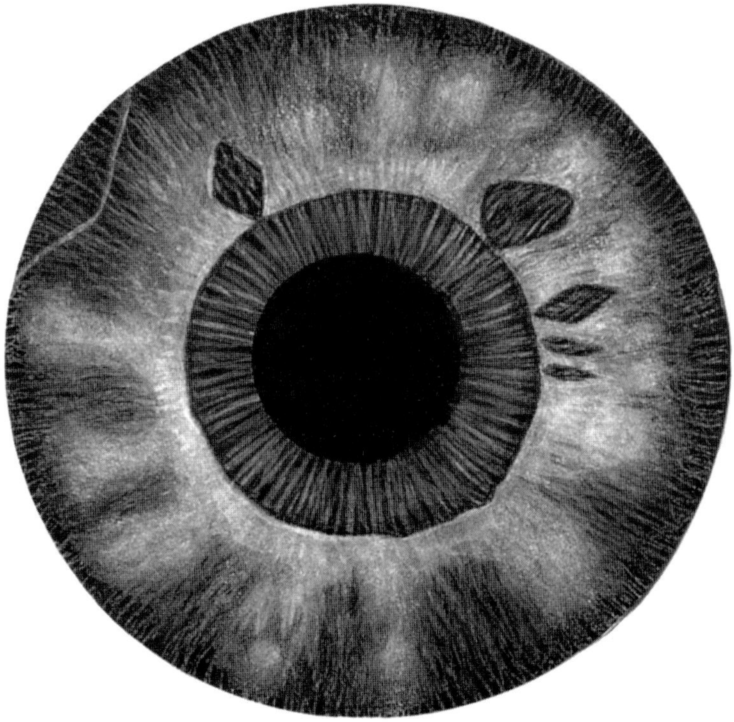

Abb. 18: **Wertung 5:** *Sehr lockere Irisstruktur mit Fremdfärbungen und verschiedenen Pigmenten. Viele Lakunen, Krypten, Leitern, Waben und andere „Trocknungszeichen". Astheniefurchen und Störungen der Krausenrandstruk - tur, abgedunkelter Irisrand. Nerven - belastung, Muskel- und Gewebsschwäche. Insuffizienz verschiedener Organe. Achtung auf Leber, Nieren, Lungen.*

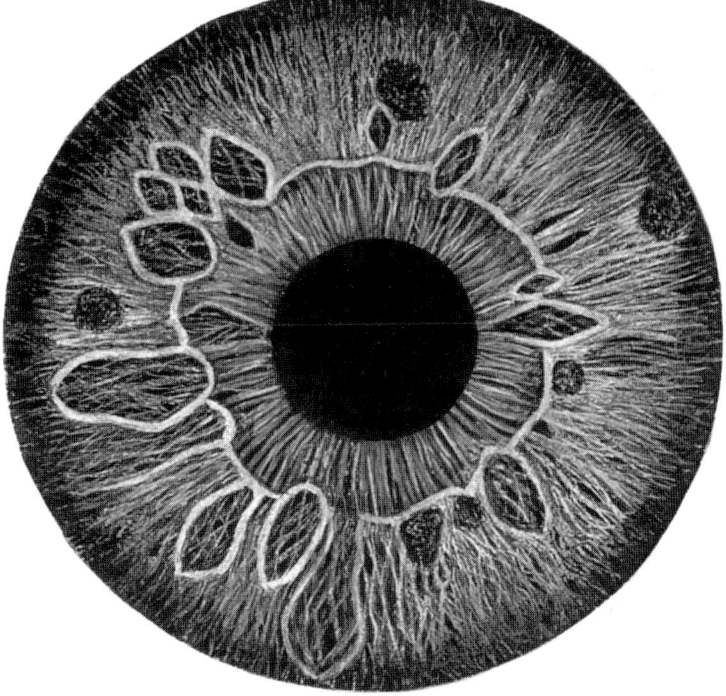

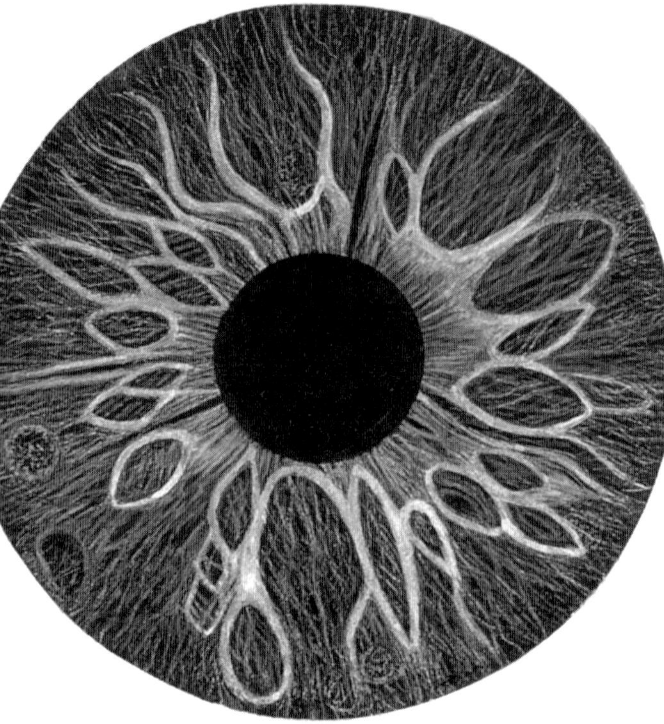

Abb. 19: **Wertung 6:** *Iris mit radiären Lücken, von Krausenzone bis Ziliarrand reichend: sog. „Belastungsausläufer"; „Maßliebcheniris"; „Nierenbrücken". Schwund und Zerstörung des oberen Irisblattes. Störungen des Stoffwechsels, mesenchymale und endokrine Insuffizienz, Versagen sensibler und irritabler Nerven.*

Die zirkuläre Topographie der Iris und ihre Beziehung zur Konstitution

Eine detaillierte Topographie zu zeichnen, kann in einer konstitutionellen Irisdarstellung nicht Absicht sein. Die sektorale Einteilung muss sogar ganz fortfallen. Alle diesbezüglichen Fragen beantwortet die ausreichend vorhandene, gute Literatur. Für die konstitutionelle Manifestation in der Iris ist die sektorale Einteilung von nur zweitrangiger Bedeutung, nicht jedoch die zirkuläre Topographie. Diese ist gewissermaßen die zweite Koordinate, um den pathogenetischen Standpunkt eines Leidens eindeutig zu bestimmen. So ist es z.B. von äußerster Wichtigkeit festzustellen, ob sich ein organisches Leiden noch auf der Schleimhaut abspielt oder schon die tieferen bindegewebigen Schichten befallen hat; ob im Falle einer Struma das Drüsen- oder das Bindegewebe hypertrophiert ist; ob bei einer Lebererkrankung eine parenchymatöse Schädigung oder ein mesenchymaler Prozess vorliegt. Die Lage eines Zeichens innerhalb einer der zirkulären Zonen vermag auch Aufschluss darüber zu geben, ob ein Leiden einer Insuffizienz des Lymphsystems oder einem Versagen der mesenchymalen Abwehr seine Entstehung verdankt. Gerade letzterer Aspekt wird für die Konstitutionsdiagnose wesentlich sein.

Die bestehenden Iriseinteilungen erwecken beim erstmaligen Betrachten den Eindruck, als wären die „Organe" wahllos auf einer Kreisfläche verteilt. Bei näherer Prüfung erweist es sich jedoch bald, dass die Organfelder im Sinne funktioneller Systeme geordnet sind, ein Ergebnis jahrzehntelanger sorgfältiger Studien. Interessanterweise entsprechen die geweblichen und organischen Zuordnungen nicht denen des erwachsenen Menschen, sondern der frühembryonalen Lage und den entwicklungsgeschichtlichen Fakten. Eine tiefergehende Erläuterung würde aus dem hier gesteck - ten Rahmen fallen.

Für die iridologische Konstitutionsdiagnose sind im wesentlichen nur die Zonen der großen Funktionszyklen und Gewebssysteme von Relevanz. Diese allerdings bilden sich in den zirkulären Zonen und Regionen ab (s. Abb. 20).

Die Iris wird üblicherweise in zwei große Zonen eingeteilt:

- die um die Pupille gelegene, bis zur Krause reichende **Krausenzone** und
- die von der Krause bis zum Ziliarrand reichend **Ziliarzone**.

1. Die Krausenzone

Im Embryonalstadium des Menschen ging das gefäßreiche Mesenchym der Pupillarmembran von der Krausenzone aus. Es bildet sich schon vor der Geburt wieder zurück, doch sind nicht selten Reste davon im Auge sichtbar, die sog. persistierende Pupillarmembran, eine Missbildung, die als „Lumenphänomen" zur Augendiagnose gehört. Meist schimmert durch das Irisgewebe der Krausenzone, welches flacher und gröber strukturiert ist als das der Ziliarzone, der M. sphincter pupillae durch. Er kann auch leicht wulstartig vorgewölbt sein. Die frühere Bezeichnung „Ma - genring" ist heute kaum mehr haltbar, denn das Organ „Magen" kann sich in der grauen Zone darstellen, beim Ulcus sogar außerhalb derselben. Da sich in der Krausenzone in erster Linie nicht das Organ manifestiert, sondern seine Funktion bzw. Fehlfunktion (inwieweit dies auf die Organsektoren ebenfalls zutrifft, soll hier nicht erörtert werden), ist es sicherlich richtiger, die innere Krausenzone als **Zone der aktiven Verdauung** und die äußere Krausenzone als **Zone der passiven Verdauung** zu bezeichnen.

Diese Termini beziehen sich ausschließlich auf den Prozess des vom Verdauungstrakt durchzuführenden enzymatischen Abbaus der Nahrungsmittelbestandteile! Magen und Darm müssen als Substrat, nicht als Substanz angesehen werden, also physio-pathologisch, nicht anatomisch, sonst wäre diese Benennung allerdings nicht sehr glücklich gewählt.

Das ändert natürlich nichts an der Deutung iridologischer Befunde; für die Konstitutionsdiagnose ist eine eindeutige Definition erforderlich. Farbe, Größe und struktureller Aufbau der Krausenzone wird bei den einzelnen Konstitutionen gesondert besprochen werden. Die Größe dieser Zone ist analog der resorptiven Leistung des Verdauungstraktes, des „Assimilationstyps" seines Trägers einschließlich seiner anabolen Reserve. Man darf a priori davon ausgehen, dass auch der Stoffwechsel eine konstitutionelle Eigentümlichkeit darstellt. Die Spannweite der Varianten reicht vom „Wenig- und Vielesser" bis zum guten und schlechten „Futterverwerter".

Vereinfacht (Details bleiben außer Acht) gilt als Regel:

Die weite Krausenzone deutet auf einen Typ mit gut bis übermäßig ausgeprägtem Anabolismus, die kleine, enge Krausenzone auf einen entsprechend schwächeren, vor allem mit verminderter Reserve. Menschen mit enger Krausenzone benötigen daher nach stärkerer körperlicher Belastung oder nach überstandenen Krankheiten eine längere Erholungszeit beziehungsweise Rekonvaleszenz. Das bezieht sich auch merkwürdigerweise auf die seelischen Bedürfnisse, wie die Erfahrung lehrt. Menschen mit weiter Krausenzone gehören den mehr „einvernehmenden" Typen an, während solche mit enger, da rascher erschöpfbar, überwiegend die Tendenz zeigen, sich zurückzuziehen (für Homöopathen: Calc. carb.-Typ und Calc. phosph.-Typ). Einerseits findet sich im psychischen Verhalten Introversion, andererseits Extraversion. Dass dabei diametrale Krankheitsentwicklungen sowie dispositionelle Ausprägungen zu erwarten sind, liegt auf der Hand. Ein Auseinanderklaffen der physischen und psychischen Leistungsbreite bei vorgegebener Stoffwechselintensität wäre vom Standpunkt der Evolution unsinnig. Solche Individuen würden, da biologisch und sozial untragbar, durch ihren zu großen Auslesefaktor bald der Ausmerzung anheimfallen. Ein kybernetischer Regelmechanismus sorgt normalerweise dafür, dass Wollen und Können in einem sinn-

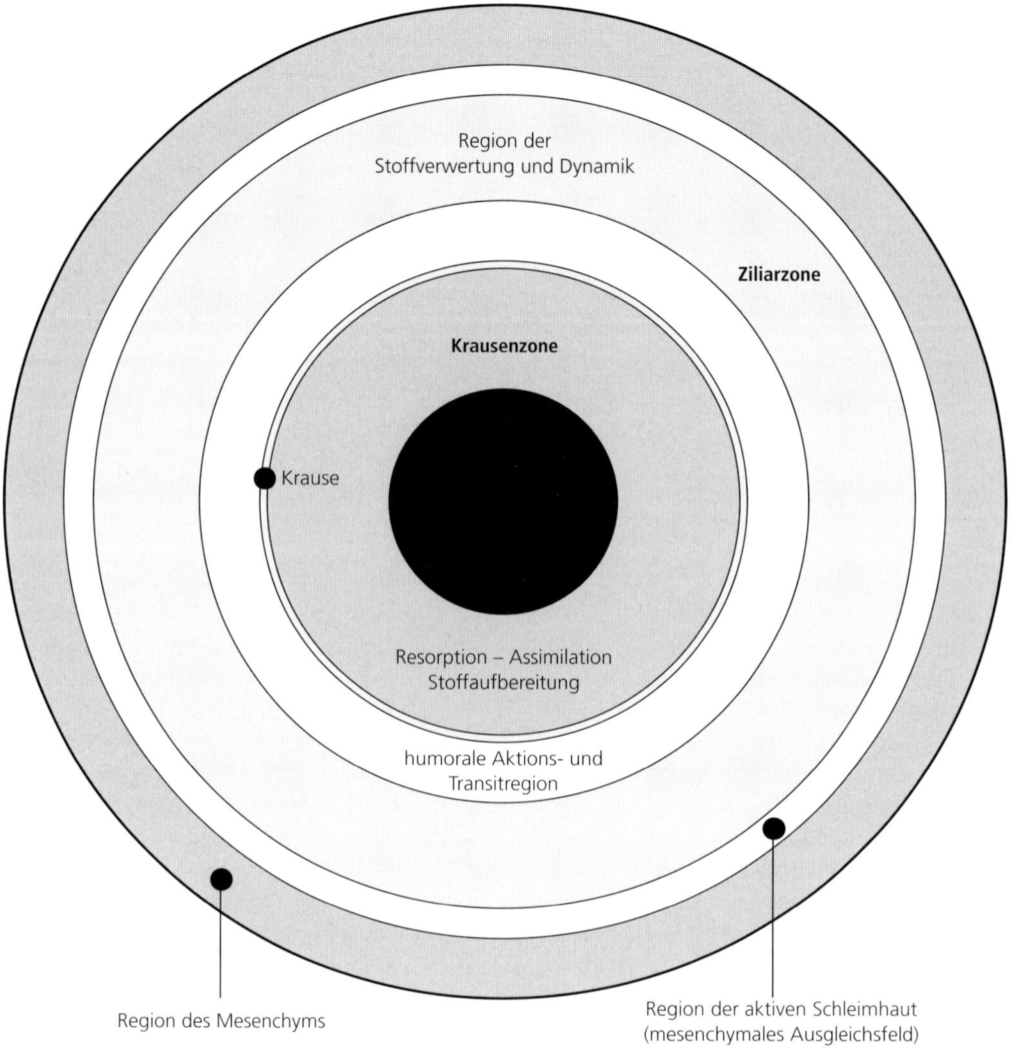

Abb. 20: Die zirkuläre Topographie der Iris

vollen Verhältnis zueinander stehen. Die Krausenzone ist außerdem das Areal, in dem sich die verschiedenen neurovegetativen Zeichen manifestieren. Das wurde bereits von den älteren Augendiagnostikern (bes. *Thiel*) ausgesprochen. Eine prominente Stelle dafür ist das Gebiet unmittelbar um den Pupillenrand, daher die Bezeichnung „Nervenring". Aber auch in den peripheren Teilen der Krausenzone gibt es mehrere vegetative Phänomene; es seien nur die aberrablen (sprachlich korrekter: aberranten) Fasern und die „Neuronennetze" erwähnt. *Eva Flink:* „Jedes nervös gestörte Organ hat seine Zeichen in der Krausenzone." Bei einigen Autoren wurde das Funktionsfeld der Pfortader in den äußersten Teil der Krausenzone gelegt; der Grund für diese „Lokalisation" ist darin zu sehen, dass bei abdominellen Kongestionen („Pfortaderstauungen") die Krause partiell nach peripher ausgebaucht erscheint und die betreffenden Areale dunkler und aufgelockerter sind.

Zusammenfassung: In der Krausenzone dokumentiert sich die konstitutionell fixierte anabole Stoffwechseltendenz. In ihr werden die Vorgänge der Aufbereitung und Resorption der Nahrungsstoffe offenbar durch Größe, Form, Farbe und Struktur. Die neurovegetativen Phänomene dieser Zone dienen der konstitutionellen Wertung der Persönlichkeit.

Pupillengröße

Die Ausdehnung der Krausenzone steht in Relation zur Pupillengröße, d. h. bei kleiner Pupille ist die Zone größer, bei großer Pupille entsprechend kleiner. Allerdings geht die Größenveränderung der Pupille nicht allein auf Kosten der Krausenzone, auch die Ziliarzone kann mit betroffen sein. Bei einiger Übung lässt sich die reale Größe der Krausenzone gut abschätzen, vorausgesetzt, dass immer die gleiche Lichtmenge auf das Auge trifft; Lichteinfallswinkel, Lichtstärke und Raumhelligkeit müssen annähernd konstant gehalten werden. Die normale Pupillenweite beträgt etwa 2 – 3 mm, sie ist abhängig vom Alter des Patienten. Des Weiteren von einer Reihe verschiedener Umstände:

- Akkomodation – bei Naheinstellung wird die Pupille kleiner. Man lasse den Patienten auf einen möglichst weit entfernten Punkt sehen (gegenüberliegende Wand des Untersuchungsraumes).
- Einflüsse – Angst, Erwartung, Neugier vergrößern, Unwillen, Zorn verkleinern die Pupille, ihre Normalgröße erreicht sie erst nach einigen Minuten der Untersuchung; nicht mit dem Patienten sprechen.
- reflektorische Großpupille – bei akuten und chronischen Schmerzen größer als normal; nicht selten einseitig, dann weist sie höchstwahrscheinlich auf die Seite des schmerzenden Organs hin (Seitenregel der segmentalen Reflexlehre).
- neurovegetative Einflüsse – wie bekannt, ist die Pupille bei überwiegender Sympathikotonie größer, bei Parasympathikotonie kleiner als normal.

Vom konstitutionellen Standpunkt gesehen, erscheint die Großpupille (Mydriasis) bei folgenden Zuständen:

- bei sekundärer Anämie,
- bei Erschöpfung,
- bei spastischer Erregung des ZNS (Mydriasis spastica),
- bei Psychosen,
- bei traumatischen und organischen Schäden des Zerebronspinal-Systems mit gleichzeitiger Pupillenstarre (Mydriasis paralytica),
- bei Labyrinthreizung.

Die Engpupille (Miosis) ist zu beobachten:

- bei raumverdrängenden Prozessen im Halsgebiet, wie Struma und Tumoren (Sympathikuslähmung),
- bei Vergiftungen (Morphium),
- bei Neurolues (Tabes) mit Pupillenstarre,
- im Senium,
- bei nervöser Hyperaesthesie,
- und als Konvergenzreaktion bei Naheinstellung des Auges.

Die paradoxe Lichtreaktion (Mydriasis bei Licht, Miosis bei Beschattung) ist selten, jedoch bei schwerer Erschöpfung und als Zeichen starker psychosensibler Reaktionsweise gelegentlich zu beobachten.

Stärkere, oft rasche Schwankungen der Pupillenweite sind auch bei erhöhter Sympathikuserregung zu beobachten, bei Vagotonie dagegen und im Alter stellt sich die Pupille fast starr dar. Eine geringfügige Pupillenunruhe ist physiologisch. Bei lebhaften, leicht erregbaren und vegetativ labilen Menschen sind die Größenschwankungen stärker als bei geistig und seelisch trägen (torpide Pupillenstarre). Augenerkrankungen sind bei dieser Betrachtung ausgelassen; die Kenntnis des Pupillenverhaltens bei solchen muss vorausgesetzt werden, ebenso wie bei der Anisokorie neurologischer Krankheiten.

„In der Unterscheidung einer mehr sympathikusbetonten oder parasympathikusbetonten allgemeinen Tonuslage wird die Beurteilung der Pupillen mit zu berücksichtigen sein. Im ersteren Falle ist Neigung zu größerer, im zweiten zu geringerer Pupillenweite zu erwarten. Die Einteilung der Menschen in Vagotoniker und Sympathikotoniker im Sinne von *Eppinger* und *Hess* hat als orientierendes Prinzip sicher ihre Berechtigung, doch muss vor schlagwortartigem Missbrauch dieses Begriffes gewarnt werden" (*Kyrieleis* 1934).

Die Iriskrause

Von einigen Autoren wurde die Krausenzone kurz „Krause" genannt, was gelegentlich zu Missverständnissen geführt hat. Der Terminus „Krause" bezeichnet ausschließlich die oft schnurartige, meist unregelmäßige erhabene Grenzlinie. Sie ist individuell sehr unterschiedlich gestaltet und kann gelegentlich sogar so schwach ausgeprägt sein, dass sie ganz zu fehlen scheint. Anatomisch bildet sie die pupillenwärtige innere Begrenzung des oberflächlichen mesodermalen Blattes der Ziliarzone. Innerhalb der Krausenzone fehlt diese oberflächliche Gewebsschicht, das mittlere mesodermale Blatt wird dort unmittelbar sichtbar. Darum gibt es in der Krausenzone keine Lakunen, sonder nur Krypten (unter Lakunen versteht man bekanntlich das Auseinanderweichen des Stromas des oberflächlichen mesodermalen Blattes, wobei das mittlere Blatt den Grund der Lakune bildet. Bei Lücken in dieser letzteren Gewebsschicht wird dann die Pigmentschicht sichtbar, die das Licht nicht mehr reflektiert und daher schwarz erscheint). Das oberflächliche mesodermale Irisblatt bildet, da höher gelegen, mit dem mittleren der Krausenzone einen oft wulstartigen Winkel, **die Krause**. Diese kann bei maximaler Pupillenerweiterung den Pupillenrand sogar überdecken. Auch die fetale Pupillarmembran hat hier ihren Ursprung. Die Varianten der Krausenform, die sicher im Zusammenhang mit Ausformung und Abbau der Pupillenmembran gesehen werden müssen, blieben wissenschaftlich bisher unbeachtet, sie sind allein Bestandteil der iridologischen Phänomenologie. Eingehender hat sich erst *Schnabel* mit ihnen und ihrer pathognostischen Deutung beschäftigt; wohl deshalb, weil er für die Augendiagnose grundsätzlich das Hornhautmikroskop benutzte. Dabei beschrieb er überwiegend vegetativ-nervöse und intestinal-enzymatische Normabweichungen. *Angerer* gebührt das Verdienst, Licht in die Fülle der zahlreichen Phänomene gebracht zu haben; er weist auf die engen Beziehungen der charakteristischen Krausenzeichen zur Biosynthese von Vitaminen und Enzymen hin. Auf die Darlegung der Details wird an dieser Stelle verzichtet, es muss bei den genannten Autoren nachgelesen werden.

2. Die Ziliarzone

schließt sich, begrenzt durch die Iriskrause, an die Krausenzone an; in ihr sind die nachfolgend aufgeführten **Regionen** zu unterscheiden, die nach den in ihnen gelegenen Organen und ihren Funktionen zu benennen sind, zunächst

die humorale Aktions- und Transitregion.

Es ist die „Blut-Säfte-Zone" der alten Augendiagnostiker, ein Ausdruck, der von späteren, mit dem medizinisch-traditionellen Denken nicht mehr vertrauten Iridologen oftmals allzu wörtlich genommen wurde. Das Denkmodell von den Kardinalsäften (sprich: humoral-metabolische Funktionszyklen) war in der Frühzeit der Augendiagnose bei ihren Vertretern noch lebendig; Sanguis, Phlegma, „Blutschärfen" usw. waren ihnen noch sehr vertraute Begriffe. Sicher gaben sie nicht irgendeiner obsoleten Vorstellung Raum, als sie den Humores, den Säften, diesen Platz in der Iris zuwiesen; gerade die Stoffwechselerkrankungen, die Para- und Dysproteinämien, sowie andere Veränderungen der Blutzusammensetzung (Kakochymie genannt) sind es, die hier ihre Zeichen setzen. Zahlreiche Pigmente haben ebenfalls hier ihren Sitz, z. B. einige leber-, nieren und milzbezügliche. Auch die Farbnuancen bei Störungen im Lymphsystem nehmen ihren Ausgang von dieser

Region. Häufig sieht man das „Schnupftabakpigment", eine dichte feine braune Punktierung, von *Schnabel* beschrieben, bei nicht näher bezeichneten Stoffwechselstörungen der Leber und bei einigen Varianten neuritischer und arthritischer Leiden. Der Verfasser möchte es weitgehend als Zeichen des übermäßigen Katabolismus bei hyperkinetischen Syndromen ansehen, besonders der Leber; findet es sich doch regelmäßig bei der harnsauren Diathese, die mit einem solchen Leber-Gallesyndrom häufig verknüpft ist, ja in kausalem Zusammenhang steht. Wie die meisten Pigmente, ist das „Schnupftabakpigment" nie angeboren; es wird frühestens nach der Pubertät erworben und entspricht in etwa der Depositionsphase von Metaboliten im Sinne des Homotoxinlehre. Bei der lymphatisch-hypoplastischen Konstitution sieht man es oft in Form von radialen Straßen, die dann ein Hinweis sind auf abdominelle Zirkulationsstörungen infolge Erschlaffung der Splanchnikusgefäße. *Alexander Haig* (1902) widmete diesem abnormen Geschehen umfangreiche Untersuchungen und nannte es Kollämie. Er wies nach, dass es durch einen erhöhten Harnsäurespiegel im Blut zustande kommt. Venöse Stasen im Bauchraum haben zahlreiche Beschwerden im Gefolge: Darmträgheit, Meteorismus, Hämorrhoidalbeschwerden und gelegentlich Hypertonie vom abdominellen Typ.

Bei den verschiedenen Formen der Anämie zeigt die „Blutzone" ein charakteristisches Verhalten. Sie kann entweder deutlich heller oder dunkler als die sonstige Färbung der Iris sein. Demgemäß wurde Blutarmut früher in Relation von Sanguis und Phlegma gesehen. Aufhellung deutete man als Überwiegen des Phlegmas über das Blut (dünnes Blut), und eine absolute Blutarmut wurde nur bei Abdunklung angenommen. Man mag über solche Definitionen denken wie man will, die anämischen Patienten beider Arten von Blutarmut gibt es immer noch, und die therapeutischen Empfehlungen sind so hilfreich wie früher.

Über Verfärbungen in dieser Region bei Arzneimittelschäden wurde bisweilen berichtet, doch ist das vorliegende Material noch unzureichend. Es sei noch der Hinweis gestattet, dass der hormonelle Anteil der endokrinen Drüsen in dieser Region liegt.

Die Region der Stoffverwertung und Dynamik

ist die breiteste Region der Iris. Früher wurde sie, allerdings selten, das „Feuerfeld" genannt, vermutlich, weil hier die katabolen Stoffwechselvorgänge ihren Niederschlag finden. Demgemäß haben die parenchymatösen Organe in den verschiedenen Sektoren ihre topographische Lage. Die Zeigen der humoralen Aktions- und Transitregionen strahlen oft in diese Sektoren ein, was Rückschlüsse auf die humorale Situation der Organe erlaubt. Konstitutionsdiagnostisch gelten bezüglich Aufhellung oder Abdunklung, Aufwölbung beziehungsweise Einsenkung die gleichen Aspekte wie in der inneren Krausenzone, auch Größe und Ausdehnung sind vergleichbar. Hier wie dort spricht Aufwölbung für erhöhten, schüsselförmige Einsenkungen für erniedrigten Tonus. Hinsichtlich der vielen hier auftretenden Phänomene sei auf die spezielle Literatur verwiesen. Partialkonstitutionen, meist auch „Belastungen" genannt, sind besonders durch helle oder dunkle Wolken gekennzeichnet; sie gehören jedoch nicht mehr zum Thema dieser Schrift.

Konstitutionell von Bedeutung aber ist das periphere Irisrandgebiet.

Die Region der aktiven Schleimhaut

Die Bewertung der dortigen Phänomene zeigt in typischer, auch überraschender Weise die Auffassungen der traditionellen Heilkunde über Physiologie und Pathologie. Die Literatur dazu ist so umfangreich, dass es unmöglich ist, Autoren zu zitieren, zumal es meist nicht selbst entwickelte Gedanken sind, sondern Wiedergaben uralten Heilwissens. Darum zunächst eine begriffliche Definition. Die vom Verfasser getroffene Wahl der Termini hat den Zweck, die vielen bestehenden Benennungen ihrer Missverständlichkeit zu entkleiden.

Die Schleimhäute besitzen außer ihren speziellen Funktionen (z. B. der Magen- und Darmsaftproduktion) noch solche der körpereigenen Ab-

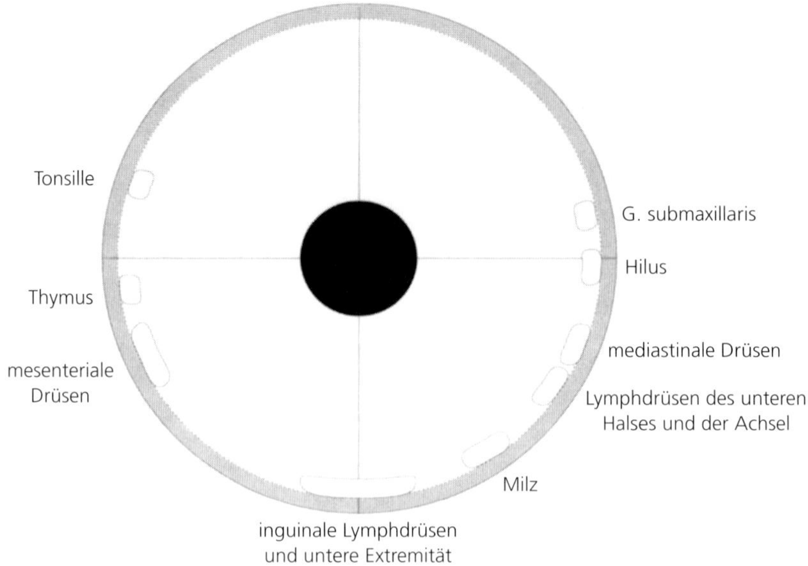

Abb. 21: Die Region der aktiven Schleimhaut

wehr. Es sind daher allen parenchymatösen Organen Schleimhautfelder (oder seröse Häute) vorgelagert, auf denen sich – glücklicherweise – die meisten mit Entzündungen einhergehenden Krankheiten abspielen (katarrhalische Entzündungen). Ein Befall des parenchymatösen Gewebes selbst ist immer lebensbedrohend. Darum liegt es entweder unfangreichen retikulären Bindegewebslagern auf, die das Lymphsystem enthalten, oder es wird, wie die serösen Häute, von solchem Gewebe gebildet. Die Augendiagnose besteht auf einer strengen Trennung der beiden fundamentalen Funktionen; so ist kurioserweise die sezernierende und resorbierende Schleimhaut des Magendarmtrakts in der Krausenzone lokalisiert, während die Peyer-Plaques in der Ziliarzone liegen. Das macht auch verständlich, warum z. B. die iridologischen Zeichen einer chronischen Appendizitis nicht innerhalb der Krausenzone, sonder im Ziliarteil der Iris zu finden sind.

Über die Schleimhautfunktionen in ihrer Be - ziehung zum Gesamtorganismus schreibt *P. Vogler* (1964):

1. „Die Schleimhautfunktion ist eine Grundfunktion, die mit anderen vegetativen Leistungen eng verknüpft ist, z. B. Atmung und Kreislauf, sie hat Einfluss auf vegetative Schaltstellen im Halsmark und im Zwischenhirn.
2. Die Schleimhäute sind Auffangorgane in direktem Kontakt mit der Umwelt und damit Ausgangspunkt pathogenetischer Reihen (Störfelder).
3. Sie sind als Ausscheidungsorgane zur Anlage von „Ausgleichsfeldern“ prädisponiert.
4. Der mesenchymale Anteil bezieht die Schleimhäute in die Reaktionen des gesamten Bindegewebes mit ein, also auch in die Abwehrvorgänge des reticulo-endothelialen Systems (RES). Entzündungsnester in der bindegewebigen Matrix als perivasculäre Infiltrate oder thrombophlebitische Prozesse (*Meyer*) haben die Bedeutung von Herden. Rheumatische Lokalisationen können im submucösen Mensenchym in allen Stadien gefunden werden (*Klinger*, *Letterer*). Schon aus diesen wenigen Tatsachen wird klar, dass die Erkrankungen dieses Berei-

ches enge Beziehungen zu allgemeinen Reaktionen, auch zu anderen Grundfunktionen haben und ... weit über das Schleimhautorgan ... hinausreichen."

Dem ist bei der Bedeutung eines klinisch so hoch erfahrenen Mannes nur wenig hinzuzufügen, wenn man den Sinn des Ausdrucks „aktive Schleimhaut" und „mesenchymales Ausgleichsfeld" herausstellen will. Nach *Vogler* stellt die Konzentration lymphatischen Gewebes in den Schleimhautarealen für diese ein „Ausgleichsfeld" dar, welches erst dann eine stärkere Mitreaktion erkennen lässt, wenn die Schleimhaut selbst zur Bewältigung einer Krankheit allein außerstande ist. Eine verminderte Sekretion bzw. die Bildung eines hochviskösen Sekretes ist dabei zu beobachten. Doch ist dieses Wissen im Grunde uralt; recht konkrete Vorstellungen finden sich bereits in den hippokratischen Schriften: „Die Drüsen haben teils den Zweck, das von oben in die Buchten Zufließende aufzunehmen und zu sich heranzuziehen, teils den, das infolge der Krankheiten entstehende krankhafte Erzeugnis wiederum auf sich zu nehmen, wobei sie die überflüssige Menge, die die Glieder an sie entsenden, wieder ausdrücken" (zitiert nach *Kapferer* 1933). Auch beiden älteren Augendiagnostikern war die Vorstellung noch lebendig (*Thiel, Madaus, Schulte, Zähres* und andere):

Madaus 1924: „...Drüsen bestehen ... aus zusammengelegten Häuten, welche die giftigen und überschüssigen Ausschwitzungen aufnehmen, um die Haut und Schleimhäute der Organe zu entlasten. Eine Drüsenvergiftung und Belastung ist darum gefährlicher als eine Hautvergiftung, weil durch die Drüsen, besonders durch die Haut- und Lymphdrüsen ..., die Verbindung zwischen Haut und Organen aufgehoben wird..."

„Die Ausdünstung überträgt sich dann nach innen auf die Schleimhaut der Organe..., und es entsteht eine ganze Reihe akuter, eventuell chronischer Erkrankungen."

Thiel: „Leidet ein Körperteil, muss seine Drüse immer mehr arbeiten."

Zähres, ein Felkeschüler, schreibt: „Bei Hautinsuffizienz müssen die Schleimhäute die ausgefallene Tätigkeit übernehmen."

Auf dieser Vorstellung beruhen die klassischen humoralen Verfahren der Ableitung und Ausleitung. Die schleimhautführenden Organe trugen dementsprechend die Bezeichnung „Außenorgane", ihre topographische Lage in der Iris war die Ziliarzone (in der Abb. 20 die Schleimhaut und Mesenchymregion), nach *Thiel* der Sitz der Außenpole aller Innenorgane. Dass sich bei diesen Aussagen Parallelen zur segmentalen Reflexzonenlehre, zur Neuraltherapie und zur Akupunktur andeuten, versteht sich von selbst.

Für entzündliche Infiltrate in Schleimhaut und Bindegewebe steht nach alter Tradition der Termins „Rheuma" (von griech. „das Fließende"). Die Erklärung, der Ausdruck rühre daher, dass diese Krankheit häufig ihren Ort wechsle, widerspricht den tatsächlichen Beobachtungen und ist darum unverständlich. Daher trugen die in der Schleimhautregion oft vorkommenden flockenartigen Bildungen die Bezeichnung „Rheuma - flocken". Helle oder weißliche Färbung deutet auf akute, gelbliche, bräunliche oder gar pigmentierte auf subakute bis chronische Prozesse. „Helle Wische", so genannt, weil die Irisfaser wie verwischt, milchig, getrübt erscheint, weisen auf akute oder subakute Katarrhe mit erhöhter Schleimhautsekretion hin. Die gleiche Trübung, dichter und größer, „Wolken" genannt, zeigt rheumatische Anschwellungen an, besonders wenn sie weiß oder grau sind. Den alten Vorstellungen entsprechend wurde angenommen, dass solche Leiden nur entstehen können, wenn die natürliche „Hautatmung" unterdrückt wurde. Man darf darunter nicht etwa einen hypothetischen Gasaustausch verstehen; auch der statt dessen manchmal gebrauchte Ausdruck „Hautstoffwechsel" deutet darauf hin, dass der Ursprung dieser Meinungen in der antiken Pneumalehre der Humoralpathologie zu suchen ist. Dort wird ja unter „Pneuma" der belebende, das „Feuer entfachende" Faktor verstanden, welcher z. B. auch als Verursacher des Fiebers gilt („aufsteigendes Pneuma" bei *Hippokrates*). Als wichtigste therapeutische Maßnahmen bei derartigen Leiden wurden darum Schwitz- und Badekuren sowie Ableitung auf die Haut vorgenommen. Wer in der täglichen Praxis die Augen offen hält, kann

sich solcher Einsicht in pathologische Zusammenhänge nicht entziehen und wird Zweifel hegen, ob diese schlichte Arbeitshypothese wirklich obsolet ist.
Die Schleimhautphänomene der Iris halten bei den entsprechenden Erkrankungen konsequent ihre Lage in der angegebenen Region ein. Die Erklärung dafür liegt vielleicht in den histologischen Bedingungen, denn an dieser Stelle etwa ist die Grenze zwischen den mehr oder weniger dichten Lagen des lockeren retikulären Bindegewebes, des äußersten sichtbaren Irisrandes (und Kammerwinkels) und der Endothelschicht der Iris. Von der vorbesprochenen Schleimhautregion hebt sich meistens deutlich die äußerst am Rande befindliche ab. Wie erwähnt, besteht sie aus lockerem retikulären Bindegewebe, weshalb der Verfasser vorschlägt, sie

die Mesenchymregion

zu nennen. Sie hatte in der Vergangenheit viele Namen: Schorfring, Blutarmutsring, Hautring u.a.; Bezeichnungen, die nur im Zusammenhang mit den historischen Denkmodellen verständlich sind und später oft missverstanden wurden. So glaubten einige Autoren schließen zu dürfen, dass sich dort Hautkrankheiten zeigen müssten, was jedoch den praktischen Erfahrungen leider widerspricht. „Haut" hingegen stand hier für „Therapie", damit in erster Linie für Wiederherstellung der Hautfunktion. Ebenfalls irrig ist die Annahme, die Verdunklung dieser Region deute auf die Notwendigkeit, über die Haut abzuleiten, denn das kann man nicht über ein funktionsuntüchtiges Organ (übrigens eine alte Regel!). Der Ausdruck „Hautring" fand auch nur dann Anwendung, wenn er deutlich dunkler von der übrigen Iris abgesetzt war. Diese Veränderung kann entweder erworben oder – wie *Zähres* ausdrücklich angibt – angeboren, das heißt ererbt sein. Oftmals erscheint die ganze Region sehr schmal, da sie noch ein Stück in den Kammerwinkel reicht und so von der undurchsichtigen Sklera verdeckt wird. Da dem Augendiagnostiker spezielle Geräte zur Einsicht in diesen Iristeil (Spiegelkontaktgläser usw.) in der Regel fehlen, bleibt nur die Möglichkeit, durch seitlich schräge Einstellung der Optik einen Blick in diesen Raum zu werfen. Dabei sind u. U. die Oberfläche des Ziliarkörpers als schmales, graubraunes Band und die Fasern des Ligamentum pectinatum zu sehen.

Der bindegewebige Limbusraum weist eine Reihe interessanter Phänomene auf, von denen die konstitutionsdiagnostisch wichtigsten aufgeführt werden sollen:

1. helle, flockenartige Gebilde unmittelbar am Irisrand, in den Kammerwinkel hineinreichend; früher gelegentlich „Ekzemwölkchen" genannt, aber nicht mit den üblichen Tophi zu verwechseln.
   Das bedeutet Reizungen und Entzündungen der Epidermis (meist mit Pruritus) und der serösen Häute (früher sog. „innere Ausschläge"), besonders der Synovialmembranen, im vorigen Jahrhundert als „Gelenkskrofulose" bezeichnet. Entstehung aus partiellem proliferativem Umbau des retikulären Bindegewebes durch einen entzündlichen Reiz. Als ektodermale Ersatzreaktion finden sich häufig Pruritus, Schweiße und, bei intakter Haut, Hautausschläge. Später wird die Haut trocken.
2. Die Keulenfasern (nach *Schnabel*), radiär verlaufende, keulenförmig verdickte Fasern auf dunklem Irisrand. Sie entstammen zweifellos dem bereits genannten Ligamentum pectinatum. Das bedeutet zur Sklerosierung neigendes Bindegewebe (meist ererbt). Die Keulenfasern zeigen sich häufig bei der asthenischen Konstitution. Arteriosklerose und frühzeitiges Senium sind meist festzustellen.
3. Die „Käsespitzen" (nach *Schnabel*) sind ähnlich zu werten. Weißlich-gelbe plastische, mit der Basis immer im Kammerwinkel befindliche dreieckige Gebilde.
   Das deutet auf sklerotische Diathese mit Neigung zur senilen Demenz. Anscheinend wird bei dieser Sklerosierung nicht so sehr das Gefäßsystem betroffen, als vielmehr die biologisch aktiven Grenzmembranen des Nervensystems, die für das elektrische Potential verantwortlich sind.

4. Das insulare Schnupftabakpigment am äußersten Irisrand und im Kammerwinkel.
   Bedeutung: Toxische Imprägnation des retikulären Lymphsystems. Häufig bei der lymphatisch-hypoplastischen Konstitution. Beschwerden treten meist in der Klimax auf, dabei häufig Psychosen. *Schnabel* sah dieses Pigment oft im Zusammenhang mit chronischen Pankreasleiden. Sind große Teile des äußersten Ziliarrandes davon bedeckt, ist allerdings an eine Alterspigmentation zu denken *(Salzmann)*. Aber auch an Glaucoma simplex; hierbei ist es eine der frühesten, noch vor dem peripheren Iriswulst mit Kammerwinkeleinengung auftretenden Veränderungen.
5. Gelbfärbung des Ziliarrandes, meist fleckenförmig.
   Bedeutet Cholestase (träger Gallefluss). Eine eingehende Untersuchung ist anzuraten, da die Gefahr einer cholestatischen Hepatitis besteht, die bekanntlich unmittelbar in eine biliäre Leberzirrhose übergehen kann.
6. Aufhellungen der Mesenchymregion.
   Bedeutet reaktive Reizzustände des Bindegewebes im Sinne der chronischen Entzündung. Die frühen Augendiagnostiker sahen das als Folge eines verstärkten Säftezuflusses in dieses Gewebe an. Wie man aus der allgemeinen Pathologie weiß, hatten sie damit nicht so unrecht. Dieses Phänomen erlaubt den Schluss auf eine erhöhte Sensibilität des mesenchymalen Gewebes; es tritt meist nur partiell auf. Gleichzeitig damit ist manchmal eine
7. Aufwölbung der peripheren Iris zu beobachten, ohne dass eine signifikante Kammerwinkeleinengung vorhanden ist. Früher war dies das wichtigste Zeichen der „Hautwassersucht" durch Blasenschwäche. Fast immer Störungen im Elektrolythaushalt mit Na-Retention und entsprechend zu behandeln.
8. Die Verdunkelung des Irisrandes. Sie kann temporär oder generalisiert sein, auch ererbt, wie schon erwähnt. Die vielen früheren Namen (Hautatmungsring, Atmungsring, Schorfring, Blutarmutsring usw.) und die sehr unterschiedlichen Erkrankungen, bei denen sie auftritt, berechtigen zu dem Schluss, dass es sich um ein Zeichen einer konstitutionellen Anomalie, nicht einer bestimmten Krankheit handelt. Für den Augendiagnostiker der wichtigste Parameter für das Bestehen einer dyskratischen Diathese. Unter „Blutarmut ist in diesem Zusammenhange eine Störung der Zusammensetzung des Blutes mit Insuffizienz der das Blut bewegenden Organe sowie eine mangelhafte Arterialisation zu verstehen. Sicher ist der kybernetische Antagonismus (mit negativem Feedback) zwischen Blutsystem und Bindegewebe dafür verantwortlich, dass das retikuläre Bindegewebe des Irisrandes das Gefäßnetz der Iris nach zentral verdrängt. Die nun durchscheinende mesodermale Pigmentierung verleiht dem Ring dann seine dunkle Farbe.
   Ist die Verdunklung scharf begrenzt, gilt sie als Zeichen einer gehemmten Hautatmung, des „Perspirabile retentum", früher als mögliche Ursache einer Dyskrasie angesehen. Das Leben ist unvereinbar mit der Präsenz metabolischer Schlackenstoffe im Blut; sind die Ausscheidungsorgane (Haut, Nieren, Lebergallenwege usw.) insuffizient, bleibt nur die Deponierung in den Bindegeweben. Die Folge sind unter anderem Störungen der Gewebsatmung, die „erhöhte Venosität" *Pucheltʼs.* Die Naturheilkundigen nannten diesen Zustand „unreines Blut"; man sollte besser „mesenchymale Verschlackung" sagen.
   Bei Vorhandensein des dunklen Hautrings sind nach gewisser Zeit auffallende Veränderungen im Verhalten des Patienten zu beobachten, die diesem Phänomen auch einmal den Namen „Melancholikerring" eingetragen haben. Charakteristisch dafür sind soziale Anpassungs- und Kontaktschwierigkeiten wegen eines erschwerten geistig-seelischen Konnexes zur Umwelt. Dadurch kann es selbst innerhalb des Familien- oder Freundeskreises zu Symptomen der Vereinsamung und Melancholie kommen. Gleich welche Therapie in solchen Fällen zur Wahl steht, sie wird erst bei Umstellung auf eine naturgemäße Ernährung und Lebensweise wirklich erfolgreich sein. Oftmals ist die

Ziliarrandverdunklung nur partiell, meist als Halbkreis oder Dreieck. Das gilt als Hinweis auf Schädigung des mesenchymalen Gewebes eines Organs sowie auf Sauerstoffmangel.

9. Die Ziliarrand-Lakune bedarf einer besonderen Besprechung. Ihr Sitz ist der Kammerwinkel, sie ist relativ klein und scharf umrandet. Bei Kindern und Jugendlichen findet man sie fast nie und im Gegensatz zu den üblichen Lakunen ist sie immer erworben. In der Regel sind im gleichen Sektor der Region „Stoffverwertung und Dynamik" helle Reizzeichen zu sehen. Das weist auf Umbau oder Atrophie des retikulären Organgewebes, wohl als Folge des Untergangs trophischer Bindegewebsnerven, hin und hat als bedenklich zu gelten. Wir finden die Ziliarrandlakune öfters als Begleitzeichen bei Hepatosen, Pulmonosen, Nephrosen usw. Die betroffenen mesenchymalen Gewebe sind ohne ihren Bindegewebsschutz. Bei genauer Betrachtung des Ziliarrandes entdeckt man gelegentlich zahlreiche punktförmige Löcher,
10. „Gallelöcher" genannt. Sie haben nur bedingt etwas mit Erkrankungen der Gallenwege zu tun, wenn man davon absieht, dass sie häufig beim hyperkinetischen Lebergallesyndrom in Erscheinung treten. Vielmehr bezieht sich der Name wiederum auf das „gelb-gallige Wirkprinzip" der Humoralpathologie. Überstürzte Stoffwechselabläufe mit unvollständiger Oxydation, bei denen der Anabolismus des Gewebes nicht mehr Schritt halten kann, dienen der Erklärung dieses Phänomens. Für Erkrankungen dieses Formenkreises wird außer einer speziellen Therapie von alters her eine phlegmafördernde Ernährung empfohlen. Rohkost, Milchprodukte, Mehlspeisen, Breikost, Reis sowie Fisch anstelle anderer tierischer Nahrungsmittel sind wichtigste diätetische Hinweise.

Mit dieser Beschreibung der für eine konstitutionelle Beurteilung erforderlichen iridologischen Phänomene mag es sein Bewenden haben; was darin nicht gesagt wurde, sollen die Abbildungen erläutern.

Allgemeine Hinweise zur Konstitutionstherapie

Ein altes, oft gehörtes Schlagwort lautet:

„Die Einbeziehung der Konstitution in das Behandlungskonzept öffnet erst die Tür zur Therapie."

Von seiner Aktualität hat dieser Ausspruch dennoch nichts eingebüßt. Die Nichtbeachtung konstitutioneller Gegebenheiten kann auch eine gutgemeinte Therapie zum Scheitern verurteilen.

Dazu zwei Beispiele:

Ein Patient leidet unter häufig auftretenden „Erkältungsinfekten", die offensichtlich von einer übernormal großen Empfindlichkeit herrühren. Bei jedem nasskalten Witterungsumschlag „holt er sich einen Schnupfen" – nicht selten mit Husten u. ä.

Aus der Symptomatik muss geschlossen werden, dass eine verminderte Abwehrfähigkeit besteht. Doch der spezifischen Behandlung – obwohl richtig durchgeführt – bleibt der Erfolg versagt. Wenn dieser Patient von hydrogenoider Konstitution ist, demonstriert er eigentlich nur das übliche Verhalten. Eine gezielte Konstitutionstherapie vermag in solchen Fällen sehr wirksam zu sein. Je jünger der Mensch ist, umso sicherer und rascher eintretend ist der Erfolg; bei Kindern oft schon nach wenigen Wochen.

In einem anderen Falle besteht ein Status varicosus mit erheblichen Beschwerden und ständig rezidivierenden Venenentzündungen. Die angewandte Therapie bringt zwar immer wieder Erleichterung, kann aber die Rezidive nicht verhindern. Bei Insuffizienz der tiefen Venen verspricht nicht einmal eine Operation Abhilfe.

Dieser Beschwerdenkomplex ist bei der carbonitrogenoiden Konstitution nicht ungewöhnlich. Eine gezielte medikamentöse Konstitutionstherapie, verbunden mit entschlackender Kräutertherapie, Luft- und Bewegungskuren kann selbst in fortgeschrittenen Fällen noch Hilfe bringen. Dass darüber hinaus eine Lebens- und Ernährungsumstellung notwendig ist, wird man verstehen.

In anderen Fällen – beispielsweise bei der anämischen, der biliösen oder der gastrischen Konstitution – wird die Konstitutionstherapie vorzugsweise auch im beschwerdefreien Intervall stattfinden.

Es gibt nämlich noch ein weiteres Schlagwort, das ebensolche Gültigkeit besitzt: „Die Konstitutionstherapie ist nicht alles, aber ohne diese ist alles nichts."

Konstitutionen und Diathesen – Diagnostik und Therapie

Die folgenden Irisbilder sind vom Verfasser nach zahlreichen Fotos selbst gefertigte Zeichnungen. Eine Wiedergabe von Originalaufnahmen erschien unzweckmäßig, wenn nicht gar irreführend, denn sie weisen auch solche Phänomene auf, die nur für das Individuum chrakteristisch sind. Um aber eine konstitutionelle Therapie betreiben zu können, bedarf es einer Erfassung des Gesamtbildes aus humoralmedizinischer Sicht unter Außerachtlassung individueller und damit untypischer Iris-Strukturvarianten. Es wurde eine Auswahl von 30 Konstitutionen bzw. Diathesen iridologisch dargestellt und in ihren hauptsächlichen physiologisch-pathologischen Erscheinungsformen, ihren äußeren Merkmalen und ihren Krankheitsneigungen erläutert.

Diese reichen aus um auch ohne Kenntnis der Augendiagnose die Konstitutionen bestimmen zu können.

Bei der Wahl der Arzneimittel sind folgende Gesichtspunkte zu beachten:

1. die Erfassung der konstitutionellen Persönlichkeitsstruktur in arzneilich-therapeutischer Hinsicht;
2. die Einflussnahme auf die dispositionellen Faktoren nach Maßgabe der metabolischen und humoralpathologischen Gegebenheiten;
3. die Beachtung der aktuellen Notwendigkeiten therapeutischen Handelns.

Eine solcherart konstitutionsbezogene Therapie, bei welcher die Rolle des „pathologischen Zufalls" wesentlich verkleinert wird, kann in schwierigen Fällen die Tür zur Heilung öffnen.

Grundsätzlich kann die vorgeschlagene Therapie auch durch andere, individuell erforderliche Arzneien oder physiotherapeutische Maßnahmen ergänzt werden. Insbesondere ist eine Kombination mit den Funktionsmitteln der Schüßler'schen Biochemie oder den Einzelmitteln der Homöopathie (vor allem in höheren Potenzen) von

Vorteil. Auch eine Verbindung mit der Heilkräutertherapie (Teeverordnung) hat sich bewährt. Entsprechende Empfehlungen finden sich bei den einzelnen Konstitutionsbesprechungen.

Die Konstitutionslehre Grauvogls

Im beginnenden 19. Jahrhundert entwickelte sich eine biochemische Elementarstofflehre, deren Konzept die Nachfolgeschaft der Vier-Säfte-Lehre nicht verleugnen konnte. Als die vier Hauptelemente der organischen Substanz wurden genannt:

1. Sauerstoff
2. Wasserstoff
3. Stickstoff
4. Kohlenstoff

Diese vier Grundstoffe wurden wiederum den klassischen Elementen zugeordnet, sind die biochemische Basis jeglicher organischen Substanz und zeichnen sich durch ein Höchstmaß möglicher Bindungsvariationen aus. Jeder dieser Stoffe steht im periodischen System an erster Stelle einer Gruppe.

Wasserstoff (H)	ist einwertig-positiv
Sauerstoff (O)	ist zweiwertig-negativ
Kohlenstoff (C)	ist vierwertig-amphoter.

Diese drei Elemente bilden die Kohlenhydrate und Fette.

Stickstoff (N)	ist fünfwertig-positiv

und bildet die Grundlage aller Eiweißverbindungen.

Der damals berühmte Arzt *Dr. v. Grauvogl* versuchte nun mit Hilfe der biochemischen Kenntnisse seiner Zeit, der vorgenannten Elementarstofflehre und dem konstitutionellen System *Rademachers* die Synthese einer neuen Konstitutionslehre auf der Basis von drei Stoffwechseltypen.
Diese nannte er:

1. oxygenoide
2. hydrogenoide
3. carbo-nitrogenoide Konstitution.

Die Zusammenfassung der carbogenoiden Konstitution mit der nitrogenoiden geschah augenscheinlich nicht aus sachlichen Gründen, sondern war eine Reminiszenz an die Drei-Typen-Lehre *Rademachers*. Tatsächlich tritt diese Kombination häufig auf, aber ebensooft erscheinen beide getrennt voneinander. Die Irisbeschaffenheit ist in dieser Hinsicht ein untrügliches Merkmal.

Die Konstitutionen werden nach *Grauvogl* durch diejenigen Elementarstoffe bestimmt, deren funktionelle Aufgaben im Stoffwechsel, in der Säftebilanz und dem nervalen Auftrag dominieren.

Bei der oxygenoiden Konstitution werden beispielsweise die verstärkt ablaufenden Oxidationsvorgänge durch einen verminderten Widerstand der Gewebe gegen Sauerstoff hervorgerufen. Diese Version ist nicht uninteressant, da tatsächlich in der frühen Evolution das Problem zu lösen war, mit dem an sich lebensbedrohenden Sauerstoff zu existieren und ihn für die organische Entwicklung nutzbar zu machen. Erst die oxidativen Stoffwechselabläufe waren in der Lage, die notwendige Energie für höheres, komplexeres Leben zu liefern. Wenn auch die differenzierteren Organismen auf diese Art der Energiegewinnung angewiesen sind, ja ohne sie dem Untergange verfallen sind, bleibt das Problem der überaus großen Reaktionsbereitschaft des Sauerstoffs weiter bestehen. Es ist für das Leben noch immer nicht einfach, ihn unter Kontrolle zu halten.

Die Folgen eines Versagens der Regelung oder Aktivitätsbegrenzung sind sehr weitreichend: etwa erhöhte Erregbarkeit der betroffenen Organsysteme, vermehrter arterieller Blutzudrang und bezüglich der Erfordernisse inadäquate Überfunktion. Es nimmt nicht wunder, dass derartige Zustände schon den Ärzten in der Vergangenheit aufgefallen waren und richtig gedeutet wurden.

Das war besonders im 18. und 19. Jahrhundert der Fall und wurde als „sthenischer" bzw. „hypersthenischer Zustand" beschrieben. Besonders genannt seien *Stahl, Hoffmann, Brown* und *v. Haller*. Von den speziellen Erkrankungen sei nur die erethische Form der Skrofulose genannt, deren konstitutioneller Aspekt dem Homöopathen als „Phosphor-" oder „Calc. phos.-Typ" wohlbekannt ist.

Als Gegenstück zur oxygenoiden Konstitution wäre die carbogenoide zu nennen. Verminderter Sauerstoffumsatz wirkt sich hier prädominierend aus. *Grauvogl* musste diesbezüglich eine Überrepräsentation des Kohlenstoffs annehmen, der sich hemmend auf den Stoffumsatz auswirkt.

In analoger Weise verhält sich der Stickstoff. Dabei wurden zweifellos Anleihen bei der klassischen Humoralpathologie genommen. Fast identische Beschreibungen finden sich nämlich dort bei den Darstellungen der „galligen" und „schwarzgalligen" Prinzipien und „Schärfen". Letzterer Ausdruck war bei den frühen Augendiagnostikern noch gebräuchlich. Auch die dazugehörige Pathologie einschließlich der Depression (bzw. Melancholie) weist zahlreiche charakteristische Übereinstimmungen auf.

Als Ursache der hydrogenoiden Konstitution wurde wiederum ein Überwiegen des Wasserstoffs angenommen, als dessen Folge vermehrt Wasser in den Geweben zurückgehalten wird. Betroffen davon sind besonders das Blut und die Lymphe; teilweise aber auch die interstitielle Flüssigkeit. Dieser Zustand ist jedoch mehr allgemeiner Natur und sollte mit einer Ödembildung nicht verwechselt werden. Er ist auch durch die Anwendung diuretischer Mittel nicht zu beseitigen.

Die hydrogenoide Konstitution wurde der Gruppe der lymphatischen Konstitutionen zugezählt, gewissermaßen als pathogenetisches Endstadium der lymphatisch-hyperplastischen Konstitution. *Schulte* und andere verlangten die Trennung in eine katarrhalische und eine rheumatische Form; *Wilhelm* zusätzlich noch eine hydropische.

Diese Differenzierungen haben sich nicht durchgesetzt, obwohl sie tatsächlich bestehen und jederzeit zu beobachten sind.

Da eine ausreichend differenzierte Therapie nur ausnahmsweise vorgeschlagen wurde, gerieten diese konstitutionellen Erweiterungen in Vergessenheit.

Die Ausbildung eines hydrogenoiden Zustandes kann zweifellos auch bei der lymphatisch-hypoplastischen Konstitution beobachtet werden. Immerhin ist doch das lymphatische System mitverantwortlich bei der humoralen Entsorgung des Gewebes.

Diese Sachlage lässt gelegentlich den Eindruck entstehen, dass diese beiden Iriskonstitutionen miteinander identisch wären. Wie die praktischen Erfahrungen erweisen, ist das aber nur ausnahmsweise der Fall.

Die *Grauvogl'schen* Konstitutionen sind im strengen Sinne keine pathologischen Zustände und ihre Träger in Permanenz kranke Menschen; vielmehr stellen sie Fehlanpassungen dar, die anderenorts an die Umweltbedingungen besser angeglichen wären; wie der Oxygenoide an kalte und feuchte Gebiete und der Hydrogenoide an ein trocken-heißes Klima. Unter erschwerten Lebensbedingungen, in karger Umwelt, könnten carbogenoide und nitrogenoide Typen gewisse Vorteile gegenüber anderen aufweisen. So wirkt sich beispielsweise der Eiweiß-Schwefel besonders belastend auf die Sauerstoffbilanz aus. Unter den genannten nahrungsarmen Bedingungen würden diese Stoffwechseldefekte nur eine geringfügige Lebensbehinderung darstellen. In der Zusammenfassung sind die Analogien zu der *Rademacher'schen* Typenlehre deutlich erkennbar.

1. oxygenoide Konstitution:
   - verringerter Widerstand gegenüber Sauerstoff,
   - gesteigerter, unökonomischer Stoffwechsel,
   - rascher Energieverbrauch mit frühzeitiger Erschöpfung,
   - *Ferrum-Typ* nach *Rademacher*.

2. hydrogenoide Konstitution:
   - Regelungsdefizit der Flüssigkeitsbilanz,
   - vermehrte Wasserspeicherung im Gewebe,
   - verminderte Energiebildung,
   - *Nitrum-Typ* nach Rademacher.

3. carbo-nitrogenoide Konstitution:
   - negative Sauerstoffbilanz,
   - vermehrte Bildung von Stoffwechsel-Reststoffen,
   - Energiemangel-Syndrom,
   - *Cuprum-Typ* nach Rademacher.

Letztlich benutzt die *Grauvogl'sche* Elementarstofflehre wie ihre Vorgänger Metaphern zur Determinierung komplexer Stoffwechsel-Zyklen. Man kann Denkmodelle nicht so ohne Weiteres nach Details abfragen. Dieser Grundsatz gilt gleichermaßen auch für wissenschaftliche. Über die Qualität eines Denkmodells kann allein durch die praktische Anwendung geurteilt werden.

Charakteristik der Konstitutionen und Diathesen

- Iridologische, morphologische und habituelle Merkmale
- Krankheitsneigungen
- pathologische Besonderheiten
- Basistherapie

Die oxygenoide Konstitution

Iridologische Merkmale

Iris meist blau, seltener grau oder hellbraun.

Die Pupille ist weit. Teils ist dies als Zeichen einer Sympathikusübererregung, mehr jedoch als Symptom vorzeitiger Erschöpfung zu werten („Erschöpfungspupille").

Das wichtigste Kriterium ist die enge Krausenzone (auch wenn die Pupille durch Lichteinfall annähernd normale Größe aufweist). Die Weite der Krausenzone gilt als Maßstab des anabolen Leistungsvermögens!

Krause deutlich und hell.

Humorale Region im späteren Alter grau bis braun verfärbt, verwischter Ziliarrand: zarte, diffuse Flocken (Tophi).

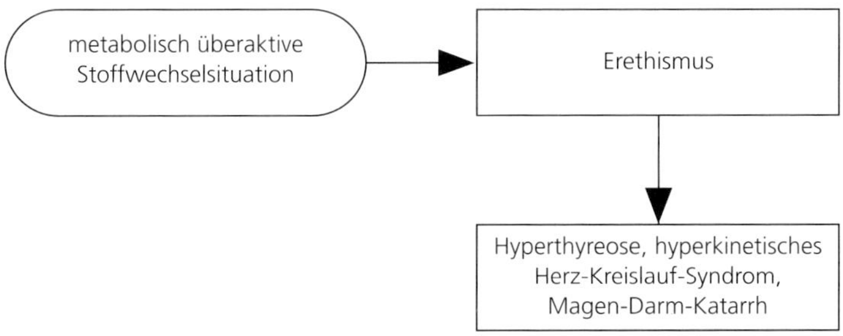

Tafel 1 a

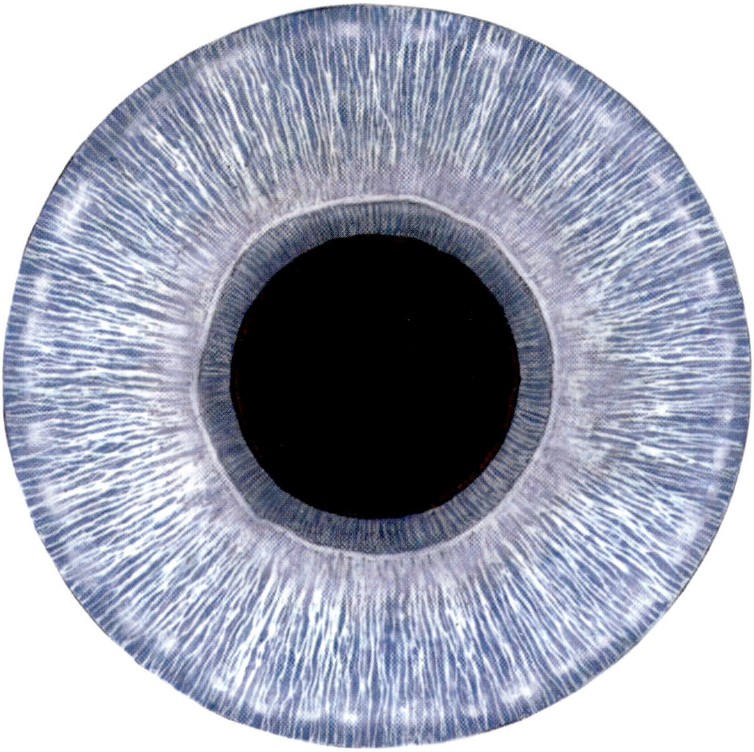

Tafel 1 b

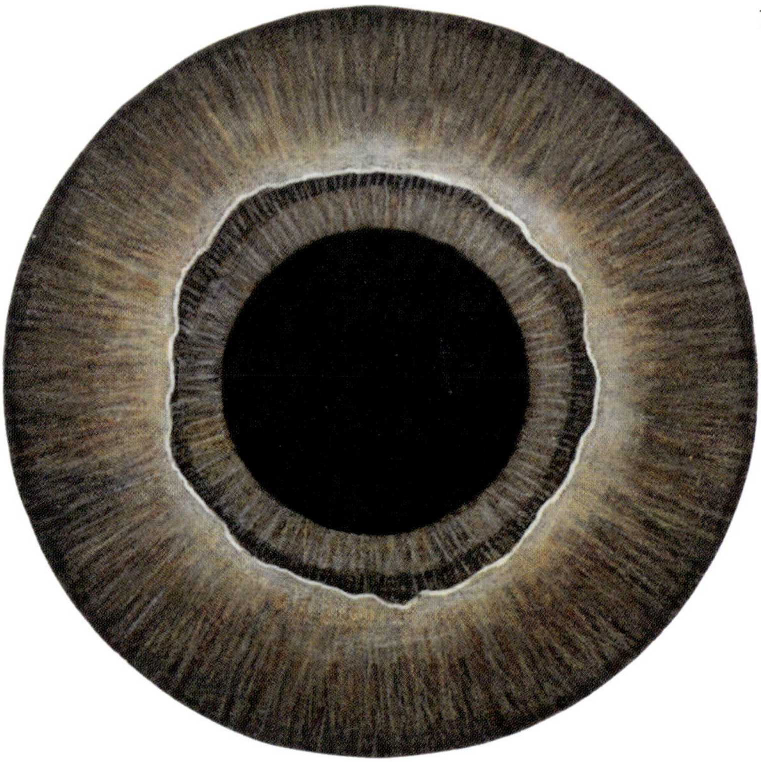

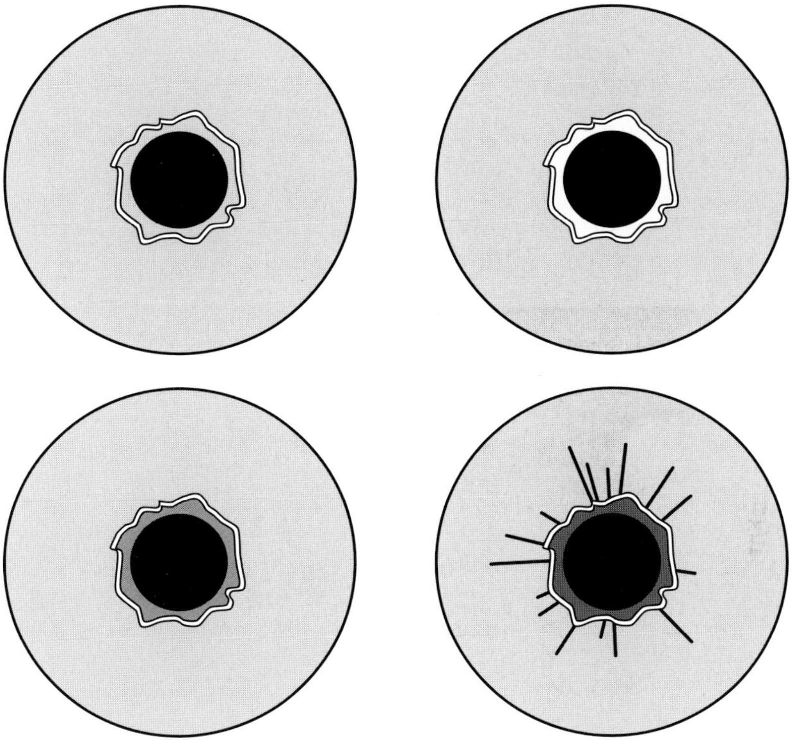

Abb. 22: Phasen in der Pathogenese der oxygenoiden Konstitution

Morphologische und habituelle Merkmale

Meist schlanke, auch bei reichlicher Nahrungsaufnahme an mangelndem Stoffansatz kenntliche Menschen. Glänzende Augen, weite Lidspalte, ovales Gesicht, trotz schmächtigem Knochenbau kräftige Muskeln, straffe Haltung, Haut rosig, feucht, leicht schwitzend. Sensibel, reizbar, ruhelos, launisch, zu hypertonen Regulationsstörungen neigend (vergrößerte Blutdruckamplitude bei erhöhtem systolischen und erniedrigtem diastolischen Druck). Im Stadium der Erschöpfung sinkt der Blutdruck oft unter die Norm. Steigerung dieser Eigenschaften sowie Verschlechterung aller Leiden bei Anstieg der atmosphärischen Elektrizität (vor Gewitter, Sturm, Regen, bei langdauernden, übermäßigen Hochdrucklagen, Föhnlagen), deutliche Erleichterung respektive Besserung nach Gewitter, Regen, Schneefall und bei Nebel. Auffallend ist trotz Nervosität der stets gute Schlaf. Krankheiten werden gut überwunden.

Allgemeine Beschwerden: leichtes Auftreten von Fieber, Hyperästhesien verschiedener Art, basedowoide und nervöse Krankheitsbilder (Tremor, Zucken), leicht erschöpfbar, Lymphozytose, Haarausfall.

Krankheitsneigungen

Magendarmkatarrh, Herzneurose, Tachykardie, Menstruationsstörungen, Hämorrhagien.

Wegen der auffallenden Neigung dieser Konstitution zu Reizungen und Entzündungen der Schleim- und serösen Häute wurde sie früher gelegentlich auch als „katarrhalische" Konstitution bezeichnet. In den späteren Lebensabschnitten besteht Neigung zu Schleimhautatrophie und rheumatisch-sklerosierenden Erkrankungen.

Pathologie

Die oxygenoide Konstitution, so genannt wegen des hohen Sauerstoffverbrauchs, steht im Gegensatz zur carbo-nitrogenoiden Konstitution und entspricht dem klassischen sanguinischen Temperament in seiner übersteigerten Form.

Sie hat große Ähnlichkeit mit der Hyperthyreose (basedowoide Form), ist jedoch mit ihr nicht identisch. Diese ist als Partialkonstitution der oxygenoiden Konstitution anzusehen.

Das konstitutionelle Merkmal des Oxygenoidismus findet sich ebenfalls bei der Skrofulose vom erethischen Typus. Es ist nicht ausgeschlossen, dass es sich dabei um eine Variante der oxygenoiden Konstitution handelt. Bei allen skrofulösen Konstitutionen sind allerdings die Mineralhaushaltstörungen, besonders des Calciums, wesentlich ausgeprägter.

Grauvogl definierte seine oxygenoide Konstitution dahingehend, dass die Gewebe dem Sauerstoff gegenüber einen verringerten Widerstand leisten würden. Tatsächlich war die Erhöhung des atmosphärischen Sauerstoffs in der frühen Erdgeschichte für zahlreiche Lebewesen ein schwer zu lösendes Problem. Für die Natur bestand es darin, Technologien zu erfinden, um mit diesem aggressiven Gas fertigzuwerden und es sogar für das Leben zu nutzen. Es ist vorstellbar, dass in dieser Hinsicht Störmöglichkeiten existieren, die bei Konstitutionen gehäuft in Erscheinung treten.

Biologische Oxydationsvorgänge werden durch Enzyme (Desmolasen) unter schrittweisem Abbau katalysiert. Der molekulare Sauerstoff wird durch diese Aktivierung qualifiziert, das Substrat zu oxydieren. Diese Enzyme (ebenso das Thyroxin, das Adrenalin und andere) entkoppeln die oxydative Phosphorylierung.

Die bei dem überstürzt ablaufendem Katabolismus dieser Konstitution entstehende Energie wird jedoch weniger in Form energiereicher Phosphate gespeichert, sondern vermehrt als Wärme freigesetzt. Als Ursache ist ein funktioneller Defekt in der Verwertungsblockierung der oxydativen Enzyme anzunehmen, wofür *Grauvogl* in Anlehnung an *Rademacher* den Eisen- und Kupferstoffwechsel verantwortlich machte.

In den meisten der metabolisch überaktiven Gewebe ist die Stickstoffausscheidung gesteigert. Sie muss durch erhöhte Nahrungsaufnahme ausgeglichen werden, anderenfalls kommt es zum Proteinabbau und Gewichtsverlust. Auch der Glukoidverbrauch ist vermehrt, die Glykogenreserve entsprechend vermindert. Da bei dem gesteigerten Stoffwechsel der Vitaminbedarf über die Norm erhöht ist, sind häufig Vitaminmangelzustände zu verzeichnen.

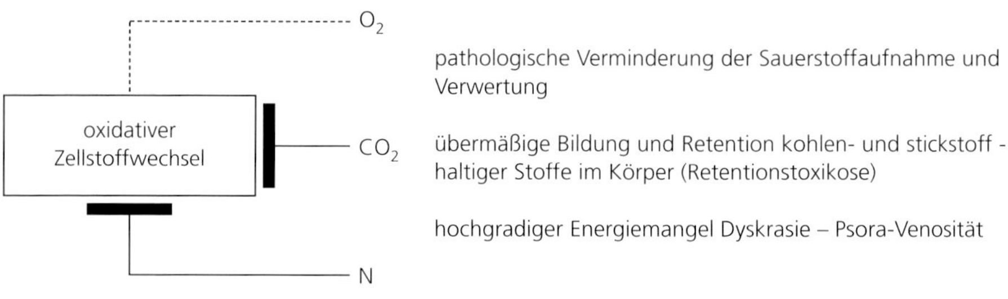

Abb. 23: Die Pathogenese der oxygenoiden Konstitution

Therapie

Homöopathische Mittel

Die Hauptmittel für die oxygenoide Konstitution sind:
Kalium jodatum D4–D6
Reizbare, ruhelose Personen. Erethismus, Gehirnhyperämie mit Wallungen, Herzklopfen, Katarrhneigung.

Chinin. arsen. D4
Allgemeines Tonikum zur Dämpfung des dissimilatorischen Stoffwechsels, bei Hyperthyreose mit beginnender Myokarddegeneration.

Ferrum aceticum D3
Anämie mit Magerkeit und Schwäche. Besonders für Kinder, die schnell gewachsen sind.

Calcium hypophosphorosum D3
Das „Calc. phos. mit gutem Appetit". Erethische Skrofulose, Abmagerung. Nachtschweiße, Schwellung der Halslymphknoten.

Weitere homöopathische Mittel:
Acid. phos. D4–D6: Nervöse Erschöpfung, reizbare Schwäche.

Arsen. jodat. D6: Oxygenoidismus mit basedowoiden Zügen.

Calcium jodat. D3–D6: Sogenanntes „Herbst - mittel".

Spagyrische Arzneimittel:

Lycopus spag. Ø
Tonisiert und beruhigt die tachycarde Herztätigkeit; bei unregelmäßigem Puls.
3 x täglich 10 Tropfen

Aconit spag. D2
Bei Herzangst, nächtlicher Herzunruhe, Schlaflosigkeit.
3 x täglich 10 Tropfen

Mittel der Schüßler'schen Biochemie:

Calcium phos. D6
Zur Dämpfung der übersteigerten Oxidationsvorgänge.
Morgens und mittags je 4–6 Tabletten

Die hydrogenoide Konstitution

Iridologische Merkmale

Iris blau

Lockeres Stroma, hell.
Schärfer begrenzte helle Flocken und Wolken in Ziliarrandnähe, die meist Verbindung zur ebenfalls verwischt aufgehellten humoralen Region haben.

Iris braun

Große, mehr verwischt wirkende Flocken (Tophi) am Ziliarrand, heller als die Irisgrundfarbe, helle verwischte Streifung von der Krause zum Irisrand ziehend.

Morphologische und habituelle Merkmale

Apoplektischer Habitus mit relativ großem Abdomen (pyknisch erst nach der Lebensmitte!), aufgeschwemmt wirkend. Blasse, schlecht bräunende Haut, die schwer schwitzt. Gesicht gedunsen, besonders in den Vormittagsstunden; Lidödeme, Haut unrein, oft gelblich. Finger oft spitz zulaufend; Puls gespannt, voll wegen des vergrößerten Plasmavolumens. Paroxysmale Blutdrucksteigerungen. Charakterliche Merkmale: Ärgerlich, launisch, ungeduldig, geringe Ausdauer.

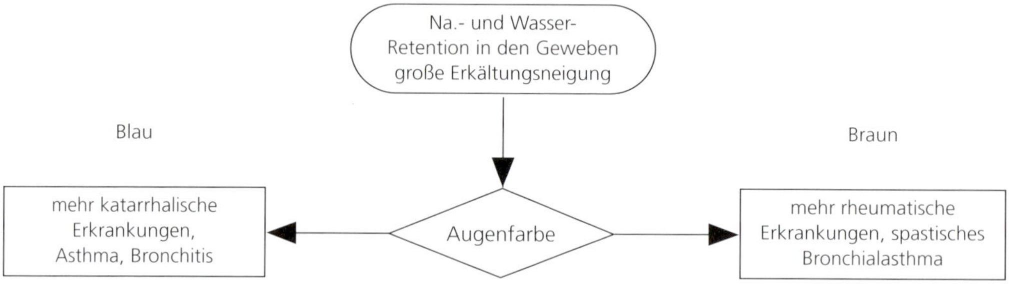

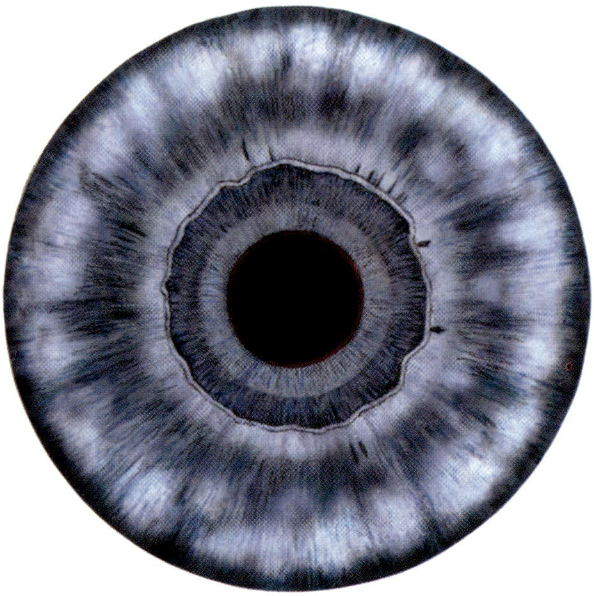

Tafel 2 a

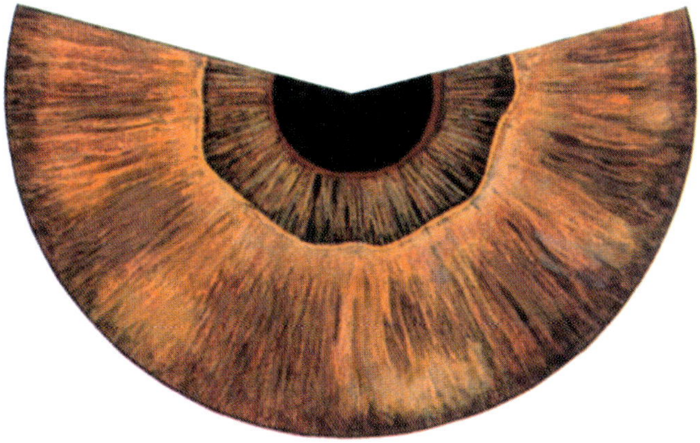

Tafel 2 b

Krankheitsneigungen

Anfällig für Erkältungskrankheiten, rheumatische Krisen besonders bei nasskaltem Wetter, Nebel und in der Nähe von Gewässern. Selbst Badekuren werden oft nicht vertragen. Die resorbierende Tätigkeit des Lymphsystems ist wie bei der lymphatisch-hyperplastischen Konstitution signifikant vermindert.

Es besteht Schleimhautinsuffizienz mit Neigung zur Hypertrophie (fibrotisch-sklerotische Gewebsentartung). Im fortgeschrittenen Alter Tendenz zu Erkrankungen der ableitenden Harnwege und der Venen (die konstitutionell häufige Herzinsuffizienz führt meist zu einer Phlebohypertonie). Dyspepsie ist meist vorhanden. Eigenartig sind die Unterschiede in der Krankheitsneigung bei blau- und braunäugigen Menschen:

blauäugig:

mehr katarrhalische Erkrankungen, Bronchitis, Asthmabronchitis, mäßige Leistungsschwäche des Herzens mit geringen Beschwerden, Blutdruckerhöhung mäßig (roter Hochdruck).

braunäugig:

mehr rheumatische Erkrankungen, spastisches Bronchialasthma mit stärkerem Opressionsgefühl, Stenokardie, Neigung zu essentieller Hypertonie mit höheren Werten (blasser Hochdruck).

Pathologie

Die hydrogenoide Konstitution ist eine pathologische Fortentwicklung des lymphatisch-hyperplastischen Status, ihr Auftreten ist daher unabhängig von der Augenfarbe. Sie kennzeichnet sich durch Volumenüberschuss des interstitiellen Raumes und stärkere Betonung der reduktiven Stoffwechselprozesse. Diesem Ausfall der homöostatischen Kontrolle liegt ursächlich eine Störung im Bereich der neuro-hormonellen Regelung auf dem hypophysär-hypothalamischen Niveau mit Überfunktion des Nebennierenrindensystems zugrunde (Mineralcorticoid-Wirkung). Die dadurch bedingten Natrium- und Wasserretentionen prägen zusammen mit der Zunahme des Körperfettes diesen Konstitutionstyp, wobei das Absinken des kolloidosmotischen Druckes zwangsläufig zur Verlangsamung der Resorption in den Lymphkapillaren führt. Gleichzeitig kommt es zur Kaliumverarmung des Körpers, welche besonders für die häufige Müdigkeit und Neigung zu depressiver Stimmungslage verantwortlich ist.

Die mangelhafte Entsorgung der Gewebe von den Restsubstanzen des Stoffwechsels betreffen besonders Harnstoff und Harnsäure, allerdings bei den einzelnen Personen in sehr unterschiedlichem Maße.

Die hydrogenoide Konstitution ist nie ganz beschwerdefrei; als Charakteristikum hat sie ihre permanente Hydrolabilität, erkennbar an dem ständigen Auf und Ab der Gewichtskurve, einer

Erscheinung, die regelmäßig vorhanden ist und daher differentialdiagnostischen Wert besitzt, namentlich in unklaren Fällen. Die konstitutionelle Leidensskala ist bezüglich ihrer Symptomatik im höchsten Grade multiplex, da grundsätzlich jeder Funktionsausfall an jedem Ort möglich ist, denn „das Strömungspotential ist als biologisch wirksame Kraft zur Erhaltung der elektrokinetischen Energievorgänge im Plasma anzusehen" (*Leiri* – zitiert nach *Bahnemann*).

Therapie

Homöopathische Mittel

Die Hauptmittel für die hydrogenoide Konstitution sind:
Aranea diadema D4
Harnsaure Diathese, Rheumatische Beschwerden mit Kältegefühl, Neuralgien, Parästhesien. Depressive Verstimmung, allgemeine Mattigkeit. Alle Beschwerden verschlimmern sich bei nasskalter Witterung. Auffällige Periodizität der Beschwerden.

Ammonium carbonicum D3
Lymphatische Hyperplasie, schlaffes Gewebe, mangelhafter oxidativer Stoffwechsel, cardiorespiratorische Störungen mit Dyspnoe, Anämie, Entzündungen der Schleim- und serösen Häute.

Thuja D3
Neigung zu Haut- und Schleimhautaffektionen mit scharfen Sekreten und hypertrophischen Gewebsveränderungen. Depressive Grundstimmung.

Dulcamara D4
Erkrankungen infolge Durchnässung. Erkältungsneigung. Betroffen werden besonders die oberen Luftwege und der Gastro-Intestinaltrakt. Rheumatoide Beschwerden.

Kalium nitricum D3
Asthma, Herz- und Kreislaufschwäche. Kongestionen zu Kopf und Herz. Spastisch-asthmatoide Beschwerden.

Weitere homöopathische Mittel:
Acid. nitricum D4
Scharfe, übelriechende Sekrete, stinkende Schweiße.

Calcium silicicum D3
Tief wirkendes Konstitutionsmittel, besonders für sehr kälteempfindliche Personen mit Schwäche und Abmagerung.

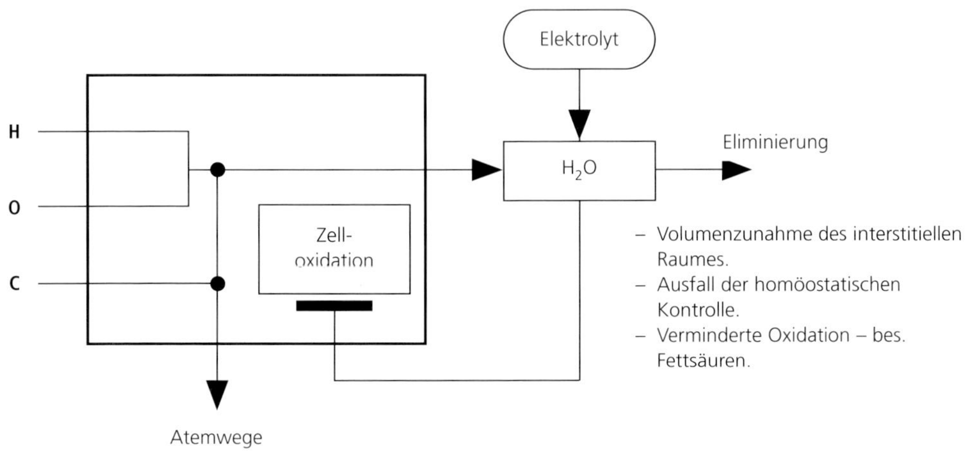

Abb. 24: Die Pathogenese der hydrogenoiden Konstitution

Spagyrische Arzneimittel:

Pulsatilla spag. Ø
Venosität, allgemeine Zirkulationsschwäche, Neigung zu katarrhalischen Erkrankungen verschiedenster Art. Vorwiegend weibliche Personen.
3 x täglich 10 Tropfen

Rhododendron spag. Ø
Harnsaure Diathese, Rheuma der Muskeln und Gelenke, durch Kälte und Nässe verschlimmert.
3 x täglich 10 Tropfen, bei akuten Beschwerden auch häufiger.

Mittel der Schüßler'schen Biochemie:

Natr. sulf. D3
Biochemisches Hauptmittel bei Hydrogenoidismus. Morgens und abends 4–6 Tabletten in Wasser gelöst.

Phytotherapie:

Equisetum (Herb.): Regelt den Wasseraustausch zwischen Blut und Gewebe, bewirkt Remineralisation.
Taraxacum (Herb. c. Rad.) auch Saft, Juniperus (Fruct. cont.).

Die carbo-nitrogenoide Konstitution

Iridologische Merkmale

Pupille oben oft abgeplattet. Krausenzone in der Peripherie abgedunkelt, häufig mit Krypten. Humorale Region dunkel, braun-grau getönt. Mittlere Ziliarzone zumindest im Anfang aufgehellt, später häufig beige verfärbt („Milzfarbe"). Sehr dunkler Ziliarrand, eventuell mit dunklem „Milzdreieck" bei 23'. Astheniefurchen in der oberen Ziliarzone. Transversalen („Milztransversale"!).
(Darstellung auf S. 92: linke Iris.)

Morphologische und habituelle Merkmale

Haut ungesund wirkend, trocken, grau-zyanotisch, schlechte Gewebsernährung (Bradytrophie).

Psychische Merkmale: deprimierter, alienierter Zustand, Melancholie (diese Konstitution besitzt große Übereinstimmung mit dem melancholischen Temperament der klassischen Humoralpathologie).
Funktionelle Merkmale: Atemfrequenz zuerst vermehrt bei geringer Lungenkapazität, dann verlangsamt (allgemeiner Sauerstoffmangel). Puls anfangs frequent und dünn, später langsamer und voll. Harn blass, niedriges spezifisches Gewicht, Chloride und Phosphate vermindert (Retentionsprozesse).

Verschlimmerung aller Beschwerden bei Nebel, Besserung in frischer Luft.

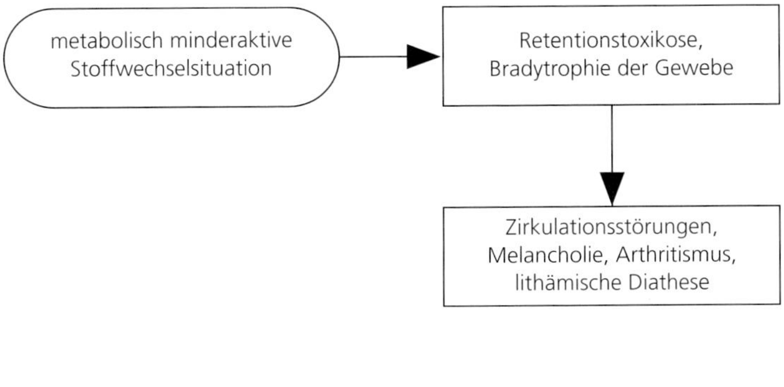

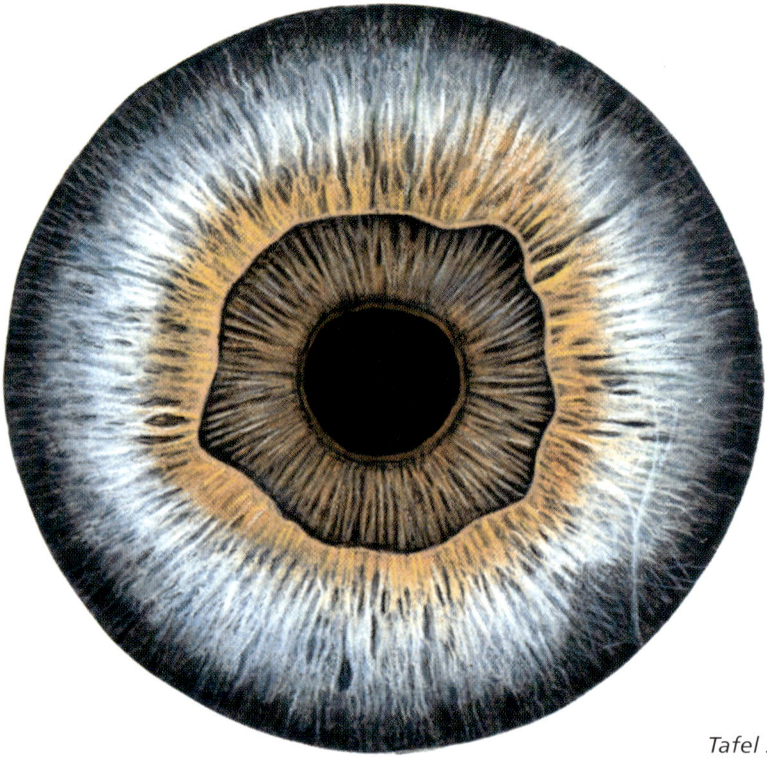

Tafel 3 a

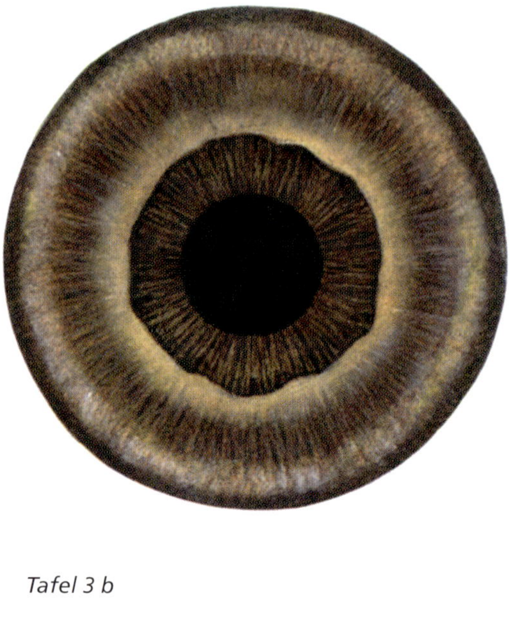

Tafel 3 b

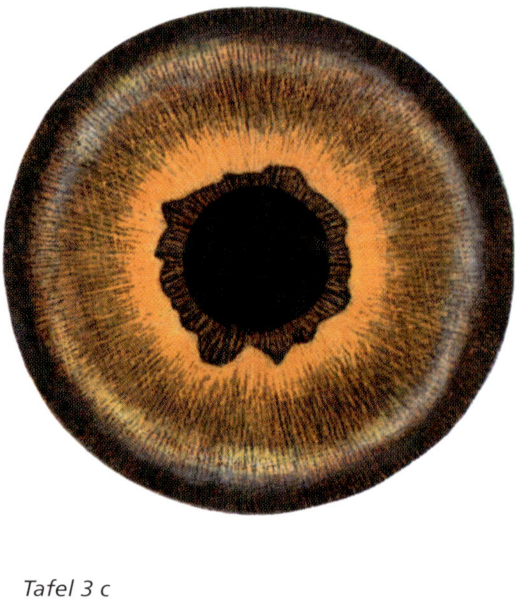

Tafel 3 c

Krankheitsneigungen

Gewebsverhärtung und -schrumpfung, Ossifikation; lithämische Diathese; Arthritismus; Kreislaufstörungen. Disposition zu bösartigen Erkrankungen.

Pathologie

Diese Konstitution müsste eigentlich bei den dyskrasischen Diathesen besprochen werden. Um aber den Zusammenhang der *Grauvogl'schen* Reihe nicht zu zerstören, wurde sie an dieser Stelle belassen.

Der Begriff der carbo-nitrogenoiden Konstitution, bereits in der 1. Hälfte des 19. Jahrhunderts als carbogenoide Konstitution beschrieben, entstammt einer Weiterentwicklung der humoralpathologischen Temperamentslehre. Der Kohlenstoff war in Beziehung zur Leber, der Stickstoff zu den Nieren gestellt worden. Diese Körperverfassung ist häufig mit dem nach *Puchelt* als „Venosität" bezeichneten Blutzustand vergesellschaftet.

Die traditionelle Medizin machte für einen derartigen Zustand eine Schwäche der Milz verantwortlich. Sie war außerstande, das „trübe, erdige, schwarze Blut" anzuziehen und das funktionstüchtige von ihm zu befreien. Diese schlechte Blutmischung war unfähig, „die Glieder zu ernähren" und stimmte den Menschen traurig und depressiv. Die Reinigung des Blutes von diesen „unnatürlichen Bestandteilen" war darum die Methode der Wahl.

Dryander (1557): „Durch Reinigung wird der Mensch fröhlich und leichtsinnig."

Die Kohlenhydrate sind die wichtigsten und vermutlich die in der Evolution auch ursprünglichsten biologischen Energieträger. Die vielleicht wesentlichste Eigenschaft der Glykolyse ist, dass gewisse energieliefernde Teilstücke der ATP-Synthese anaerob ablaufen. Im Gegensatz zur oxidativen Phosphorylierung ist der Kohlenhydrat-Stoffwechsel bei Sauerstoffmangel daher weniger betroffen. Ob bei der carbo-nitrogenoiden Konstitution auch andere Reaktionssequenzen auftreten können, die dann zu andersartigen Endprodukten führen, ist nicht bekannt. Die vermehrte Produktion sogenannter „Stoffwechselschlacken" ist bei dieser Konstitution jedenfalls auffällig. Da diese zu ungewöhnlichen Reizerscheinungen an verschiedenen Geweben Anlass geben (Haut, Schleimhaut, Gefäßintima und andere), wurden sie seit jeher als „Schärfen" bezeichnet.

Grauvogl, der die carbogenoide mit der nitrogenoiden Konstitution zusammenlegte, charakterisierte sie als Produktionserhöhung und vermehrte Zurückhaltung von Stoffwechselschlacken, das sind Kohlenstoff- und Stickstoffverbindungen (Retentionstoxikose). Er machte dafür den mangelhaften Ablauf der oxydativen Stoffwechselprozesse verantwortlich. In stoffwechselaktiven Geweben kommt es normalerweise zur Anhäufung vasodilatorisch wirksamer Substanzen (Metaboliten), durch welche die Autoregulation des lokalen Gefäßtonus eingeleitet wird. Bei verminderter Arterialisation des Blutes erfolgt eine Erweiterung der venösen Plexus; hierdurch Abnahme der Strömung und der Anhäufung des Blutes in der venösen Hälfte des Adersystems. Das hypervenöse Blut ist zähflüssiger und fibrinogenärmer als normal; durch den übermäßigen Kohlendioxydpartialdruck wird es zunehmend funktionsuntüchtig. Der venöse Turgor der Organe gibt Veranlassung zu Anomalien der natürlichen Reproduktion.

Die Konstitution entwickelt sich nur langsam, sie tritt gewöhnlich nicht vor dem 30. Lebensjahr in Erscheinung. Maßgeblich für ihre Entstehung sind: Erbfaktoren, lymphatische Hypoplasie, falsche Lebensweise wie Ernährungsfehler, zu geringe Muskeltätigkeit beziehungsweise zuviel Ruhe und zu langer Schlaf, Verminderung der natürlichen, zur Erhaltung der normalen Krasis notwendigen Ausscheidungen, vor allem der Haut und des Darmes.

Der venöse Zustand ist anfangs mit Erethismus, später mit Torpor und Atonie verbunden; daher sind eine erethische und eine torpide carbonitrogenoide Konstitution zu unterscheiden.

Die Wissenschaft kann uns bezüglich vorstehender Physio-Pathologie sicher eines Besseren belehren, doch bin ich nicht sicher, ob sie auch

Antworten zu einer erfolgversprechenden Therapie kennt; denn diese Patienten sind doch noch immer unter uns.

Die carbo-nitrogenoide Konstitution besitzt eine ausgesprochene Sonnen- und Hitzeunverträglichkeit. Dabei treten Hitzegefühle und Schmerzen im Abdomen, Inappetenz und Dyspepsie auf. Die alten Ärzte meinten, dass die Sonnenhitze eine erhöhte Gallebewegung bewirken würde, die schädlich für die Milz wäre.

Therapie

Homöopathische Mittel

Die Hauptmittel für die carbo-nitrogenoide Konstitution sind:

Carbo vegetabilis D4
Hypercarbonisation des Blutes. Infektionsneigung, Reaktionsmangel, Schwäche, Venosität. Abdominalplethora, Varicen.

Carbo animalis D4
Kachexie, Schwellung und Induration der Lymphknoten. Häufige Schleimhautentzündungen, nervöse Unruhe, Angstzustände.

Sulfur D4
Zur Anregung der Reaktionsbereitschaft und des Stoffwechsels. Haut- und Schleimhauterkrankungen mit Brennen. Blutwallungen.

Graphites D4
Mangelhafter Energiestoffwechsel mit Ernährungsstörungen der Gewebe. Wirkt besonders günstig auf übergewichtige, plethorisch-phlegmatische Personen mit unreiner Hautfarbe.

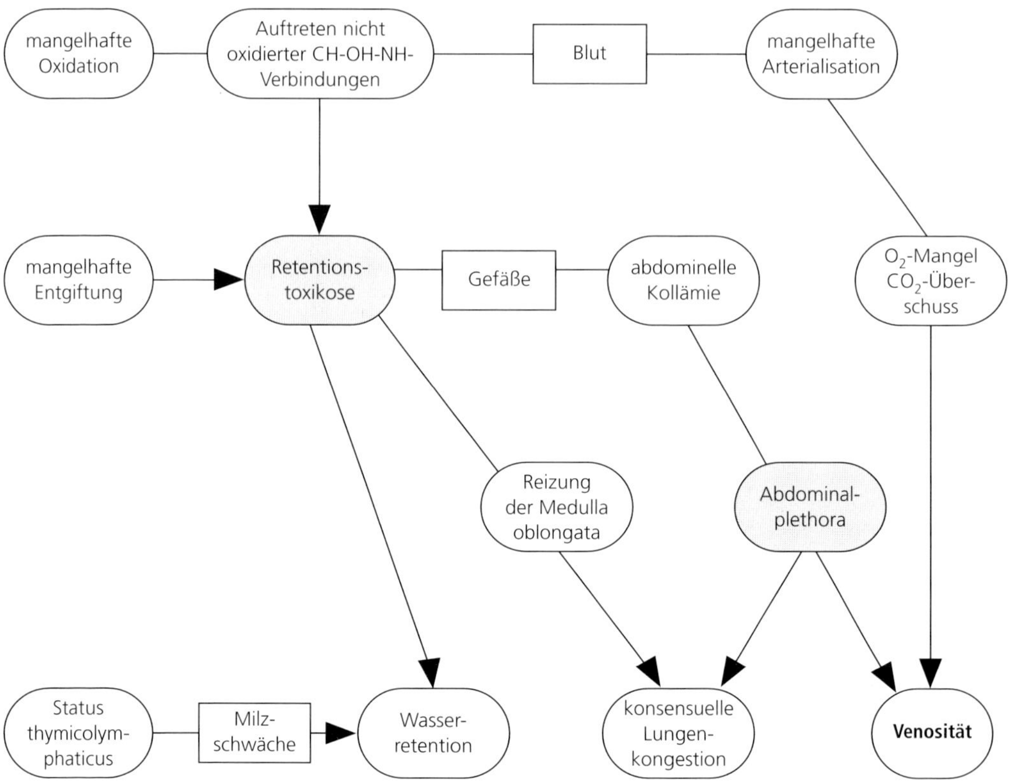

Abb. 25a: Die Pathogenese der carbo-nitrogenoiden Konstitution (1)

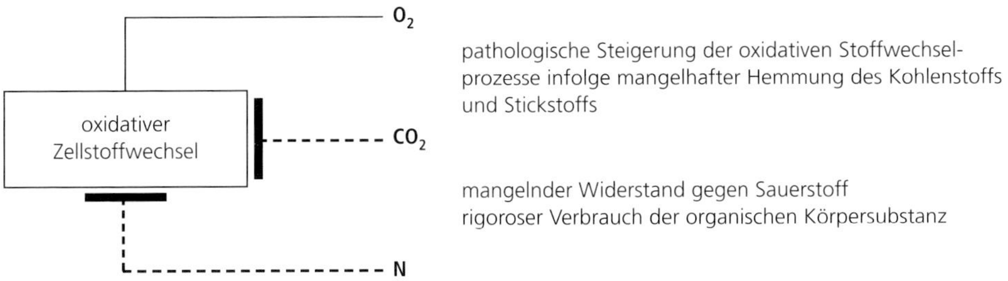

Abb. 25b: Die Pathogenese der carbo-nitrogenen Konstitution (2)

Cerium oxalicum D4
Fördert die Sauerstoffutilisation in den Geweben und verbessert somit die Gewebsatmung.

Weitere homöopathische Mittel:
Ammonium vanadinicum D3–D4
Vanadium ist Co-Faktor bei der Sauerstoffaktivierung, belebt einen trägen Stoffwechsel. Vanadiumverbindungen hemmen die Cholesterin-Biosynthese. Bei fettiger Degeneration von Leber und Nieren.

Antimonium crudum D3–D4–D6
Altes antidyskrasisches Mittel. Gestörte Zell-Oxidation, reduzierter Stoffwechsel.

Ceanothus american. D1–D2–D3
Eines der besten Funktionsmittel für die Milz. Angezeigt bei Schmerzen in der Milzgegend, depressiver Stimmungslage oder Vorliegen eines dunklen Milzdreieckes in der Iris.

Mittel der Schüßler'schen Biochemie:

Kalium sulfuricum D3–D6
Verbessert die Sauerstoffverwertung der Gewebe; steigert die oxidativen Stoffwechselprozesse.
3 x täglich 4 Tabletten

Silicea D3
Zur Verbesserung der humoralen Bindegewebsfunktion.
Morgens und abends 2 Tabletten

Ergänzungsmittel:
Cuprum arsenicosum D6 (D4)
Fehlerhafte kalorische Grundfunktion mit großer Kälte, kalten, klebrigen Schweißen, Dyspnoe, Cyanose.

Heilpflanzentherapie:

Cichorium intibus (Wegwarte)
Taraxacum (Löwenzahn): Nur im Hochsommer bei Hitzebeschwerden.

Diätetische Empfehlungen:

Zu vermeiden sind Gebackenes, Torten, Pasteten, geräuchertes und gesalzenes Fleisch – insbesondere Schweinefleisch.

Empfohlen wird das Fleisch junger Tiere, Fische, Gemüse, Salate, besonders Spargel, Petersilie, Kerbel und Dill.

Auf Ernährungsumstellung mit Bevorzugung frischer Vegetabilien wird bei der Tragweite dieser Konstitution nicht verzichtet werden können; desgleichen ist reichliche Bewegung in frischer Luft anzuraten. An sogenannte Blutreinigungskuren mittels Kräutertees denken, besonders im Frühjahr und Herbst.

Die lymphatische Konstitution

Iridologische Merkmale

Iris blau bis blaugrau, gelegentlich schwach oder teilweise pigmentiert, feine Stromaführung. Radiäre, verwischte Streifung, Bildung transparenter, diffuser Wolken in der Ziliarzone deuten zunehmende Reizbarkeit des Lymphsystems an. Kleine Krausenzone oder (und) große Pupille sind Zeichen nervöser Erschöpfung, erhöhter Sensibilität mit Neigung zu Neurosen.

Morphologische und habituelle Merkmale

Zarte Haut, meist helles Haar. Im männlichen Geschlecht gekennzeichnet durch Feminisierung. Hypoplasie des Kreislaufsystems, Labilität des vegetativen Systems und der Psyche. Gehemmte Charaktere. Unter entsprechenden Umwelt- und Lebensbedingungen entwickelt sich diese Konstitution leicht zum lymphatisch-hyperplastischen respektive zum lymphatisch-hypoplastischen Typ. Letzterer meist erst nach der Pubertät.

Das Verhalten des endokrinen Systems ist bei dieser Konstitution bemerkenswert. Offensichtlich ist eine Wechselwirkung des Thymus mit dem Nebennierensystem – besonders des chromaffinen Gewebes (Nebennierenmark, Paraganglien des Sympathikus, Ort der Adrenalin- und Noradrenalinsynthese). Möglicherweise ist dieser Tatbestand die Ursache für die Ausbildung der erethischen beziehungsweise torpiden Skrofulosetypen. Bei der torpiden (hyperplastischen) lymphatischen Konstitution fällt auch die allgemeine Pigmentarmut auf.

Im Kindesalter unterliegt das lymphatische System einer erhöhten Beanspruchung; daher werden in diesem Lebensabschnitt oft die Wei-

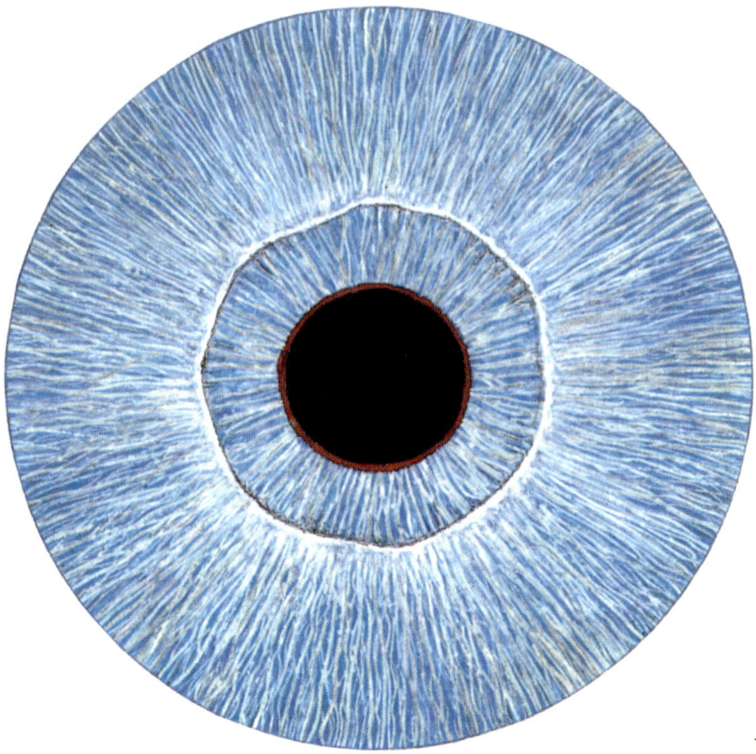

Tafel 4

chen für das ganze Leben gestellt. Lymphatische Fehlentwicklungen werden meist als Kinderkrankheiten hingestellt. Das hat seinen Grund in dem Umstand, dass man über das Verhalten des Lymphsystems in den ersten zwei Lebensjahrzehnten gut unterrichtet ist. Für die späteren Lebensjahrzehnte trifft das nicht in dem Umfange zu. Dass die typischen Krankheitserscheinungen des Lymphatismus im Alter nicht mehr zu beobachten sind, kann keineswegs als Beweis dafür herangezogen werden. Die traditionelle Naturheilkunde beschrieb immerhin eine Reihe von Erkrankungen des Erwachsenenalters als Spätskrofulose; beispielsweise: Schilddrüsenerkrankungen, Skeletterkrankungen (Osteoporose, verschiedene Arthrosen), „Blutverschleimung" (Hypercholesterinämie).

Krankheitsneigungen

Die lymphatische Konstitution ist zunächst keine Krankheit, sondern die genotypische Wesensart einer Menschengruppe, sich der Umwelt anzupassen und ihr Überleben gegen alle Bedrohungen mit den ihr eigentümlichen Methoden zu sichern. Der phylogenetischen Entwicklung des Lymphsystems entsprechend, besteht daher die Abwehr gesundheitsbeeinträchtigender Noxen mehr in der defensiven Bewältigung als in der aggressiven Bekämpfung. Während eine hämatogene Systemkonstitution die biologisch vorteilhaftere Frühbekämpfung mit Hilfe der Entzündung vorzieht, obliegt dem Lymphsystem „als Träger der plasmatischen Energie" (Baltes) die Antikörperbildung, was leider nicht nur eine qualitative Variante der Abwehr ist, sondern auch erhebliche Nachteile hat – jedenfalls in der modernen Massengesellschaft.

Die lymphatische Konstitution erkrankt zahlenmäßig am häufigsten, sie besitzt eine höhere Neigung zu chronischen Entzündungen, sie ist besonders disponiert zur Herdbildung mit allen Konsequenzen fokusbedingter Erkrankungen, sie ist in hohem Grade empfindlich gegen Schmerzen, Temperaturschwankungen sowie thermische, mechanische und chemische Reize (z.B. Sonnenbestrahlung, Arzneimittel). Bei fast jedem Individuum treten von Zeit zu Zeit neurohumorale Regulationsstörungen auf. Der Flüssigkeitsdruck im Gewebe liegt normalerweise etwas über dem Druck innerhalb der Lymphkapillaren; daher besteht ein kleines Strömungspotential. Aus geringfügigen Anlässen (z.B. Hypothermie) kommt es gelegentlich zum Verlust der gerichteten Strömung in den Lymphgefäßen, zu Stauungen und infolge der großen Dehnbarkeit der Lymphkapillaren zu Gewebsaufschwemmungen.

Lymphatische Konstitutionen sind von dünner, wässriger Säftebeschaffenheit und leiden häufig an Anämie. Sie erkälten sich leicht und sind darum besonders disponiert zu Erkrankungen der Atmungsorgane, bei zunehmendem Alter zu Rheumatismus.

Eine Therapie für die lymphatische Konstitution ist selbstverständlich zunächst überflüssig; erst bei Gesundheitsstörungen werden Medikamente erforderlich. Behandlung und Betreuung solcher Menschen wird im wesentlichen eine biologische Lebensweise zum Ziel haben. Anzuraten ist Vollwertkost bei Erhaltung der Vitalstoffe (Vollkornprodukte), eiweißreiche Nahrung, wobei Feinmehlerzeugnisse ganz wegzulassen sind; Kohlenhydrate einschränken, vor allem Zucker (auch zuckerhaltige Speisen) meiden. Ein Drittel der Nahrung soll in roher Form (Obst, Salate, Gemüse) verzehrt werden.

Reichliche körperliche Betätigung und Abhärtung sind jedoch ebenso wichtig wie die diätetischen Maßnahmen.

Obwohl im medizinischen Sinne nicht unbedingt krank, zeigen sich doch schon im Kindesalter gewisse dispositionelle Tendenzen, teils zur torpiden, teils zur erethischen Form des Lymphatismus. Zu einer spezifischen konstitutionellen Behandlung besteht in der Regel noch keine Veranlassung. Dennoch sollte die konstitutionelle Entwicklung durch eine gewisse Ernährungsregelung beeinflusst werden.

Für den torpiden Typ heller Komplexion (heller Teint, helle, blonde Haare) ist ausreichende Fleischernährung angezeigt und auch bekömmlicher. Nach Auffassung der älteren traditionellen Ärzte enthält Fleisch den meisten „Wärmestoff"

(Energieträger), wirkt anregend auf den Blutumlauf sowie alle Körperfunktionen und wird leicht in Blut verwandelt.

„Erwärmend“ (energiegebend) sind auch folgende Nahrungsmittel: Ei (vor allem -dotter), Reis, Mais, Vollkornweizen und -roggen, Feigen, Datteln (die beiden letzteren „warm und feucht“).

Für den zum Erethismus neigenden Lymphatiker sollte tierische Nahrung etwas knapper bemessen sein. Gebratenes und geräuchertes Fleisch besitzen stärker reizende Eigenschaften und erzeugen mehr und schärfere Galle. Die „kühlenden und befeuchtenden“ Nahrungsmittel, wie etwa Salate, Porree, grüne Gurken, Möhren, aber auch Tomaten, Sauerkraut, Spinat, Erbsen, Kartoffeln und Haferflocken sind gut geeignet. Das gilt besonders für die warme Jahreszeit.

So merkwürdig uns heute solche personenbezogenen Ernährungsregeln auch erscheinen mögen – die praktische Erfahrung gibt der traditionellen Heilkunde jedenfalls recht.

Für beide Unterarten der lymphatischen Konstitution gleichermaßen gilt die ausreichende Versorgung mit dem Spurenelement Jod. Es ist von besonderer Wichtigkeit für die körperliche Ausreifung. Außer der Brunnenkresse sind Seefische die einzigen Lebensmittel, die nennenswerte Mengen von Jod enthalten. Schon 200 g sichern den Jodbedarf einer ganzen Woche. Besonders notwendig ist die Seefischnahrung in der Jugendzeit; die Hälfte aller Jodmangelstrumen entwickeln sich bis zum 20. Lebensjahr.

Zwischen dem Jodspiegel und der Schilddrüsenhormonproduktion besteht kein linearkausaler Zusammenhang. Bei Jodmangel wird die Schilddrüse autonom, das heißt verliert die hypophysäre Kontrolle und produziert Hormone, ungeachtet des aktuellen Bedarfs. Das ist offensichtlich ein Rückfall in die frühkindliche Lebensphase.

Aus dieser Situation können sich darum beide lymphatische Typen, sowohl der torpide, hypothyreote als auch der erethische, hyperthyreote, entwickeln. Man vergleiche dazu die homöopathischen Mittelbilder von Calcium carbonatum und Calcium phosphoricum.

Calcium phosphoricum-Typen gehen später häufig in die oxygenoide Konstitution über.

Ungeachtet dieser Differenzierung ist bei beiden gleichermaßen die Calciumbilanz von der Norm abgewichen, vermutlich ein Calcitonineffekt.

Diätetische Empfehlungen:

Die Nahrung sollte stets reichlich Calcium, Eisen und Fluor enthalten.

Calciumreiche Nahrungsmittel: Milch, Joghurt, Quark, Weichkäse, Ölsardinen, Sojabohnen und -mehl, Grünkohl, Weißkohl, Petersilie, Brunnenkresse, Haselnüsse, Mandeln, Feigen.

Eisenreiche Nahrungsmittel: Eigelb, Muscheln, Rinds- und Kalbsleber, Kalbsnieren, Hammelleber und -herz, Blutwurst, Steinpilze, Pfifferlinge, Sojabohnen und -mehl, weiße Bohnen, Linsen, Dinkel-Vollkorn, Hirse, Roggen, Weizenkeime, Haferflocken, Sonnenblumenkerne, Möhren, Spinat, Petersilie.

Fluorreiche Nahrungsmittel (Fluor verbessert die Fe-Aufnahme): Hering, Bückling, Lachs, Makrele, Flunder, Rinder- und Kalbsniere, Sojabohnen, Gerste (Graupen), Walnuss.

Die lymphatisch-hyperplastische Konstitution

Früher Habitus scrofulosus, skrofulöse Anlage, die torpide Form der Skrofulose.

Iridologische Merkmale

Die Iris hat eine blaue bis graue Grundtönung. Irisstroma wirkt verschleiert, in der krausennahen, humoralen Region auch milchig.

Krause hell.

In der Schleimhautregion weiße, unscharf begrenzte Flocken (Tophi), später oft gelblich verfärbt.

Im fortgeschrittenen Alter wird die Krausenzone gegenüber der Ziliarzone deutlich dunkler, besonders bei ungeeigneter oder falscher Ernährung.

Morphologische und habituelle Merkmale

Wohlgenährt bis pyknisch, Kopf größer als normal, Hals kurz und dick, Bauchansatz. Schlaffes

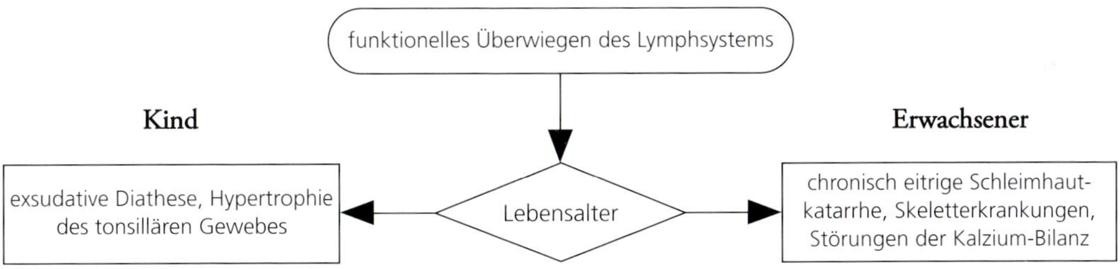

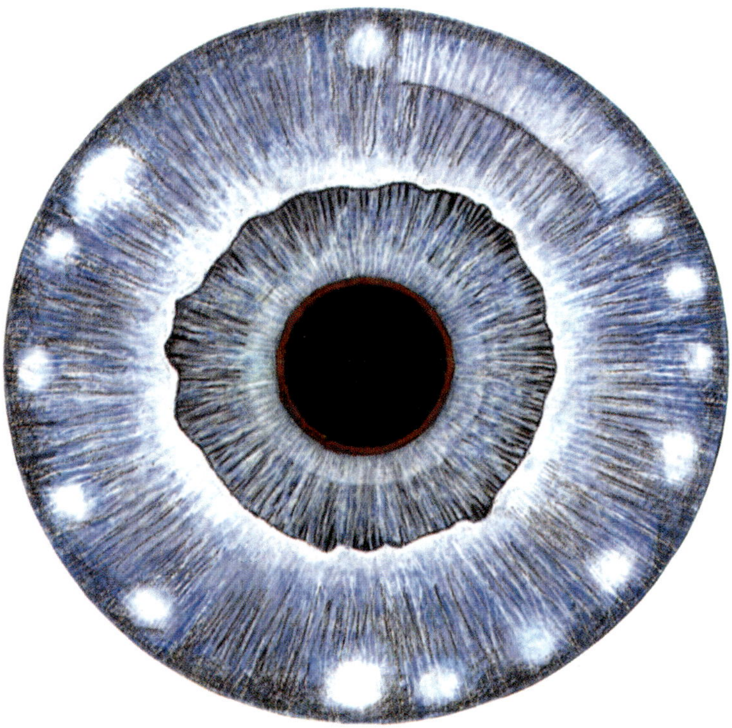

Tafel 5

Gewebe, Haare meist hell, Haut blass, kühl, pastös, Neigung zu prätibialen Ödemen. Immer vergrößerte, tastbare, meist schmerzlose Lymphknoten. Schwaches Stützgewebe, im Blut Lymphozytose. Erhöhte Empfindlichkeit von Haut und Schleimhaut gegen Reize und Kälteeinwirkung (exsudativ-inflammatorisch-lymphatische Diathese).

Krankheitsneigungen

im Kindesalter:

Feuchte, auch schuppende Hautausschläge, Ekzeme, Milchschorf, Urtikaria, Dermatitis seborrhoides, vermutlich auch Neurodermitis. Entzündungen und Katarrhe der Schleimhäute, aus geringfügigen Anlässen entstehend.

Betroffen sind: Augen (Konjunktivitis, Blepharitis), Hals-Nasen-Ohren-Gebiet (chronische Rhinitis lymphatica), Bronchien, Darm, Blase, Hypertrophie des tonsillären Gewebes und der Schleimhäute, adenoide Wucherungen.

im Erwachsenenalter:

Chronisch eitrige Schleimhautkatarrhe und -entzündungen, vornehmlich der Nasen-Nebenhöhlen und Atemwege. Rheumatoide Leiden, Arthritismus, Skeletterkrankungen wie Osteochondrose und Osteoporose. Frühzeitige Arteriosklerose, Anämie und Kreislaufschwäche, ferner endokrine Insuffizienz (Keimdrüsen, Epithelkörper, Schilddrüse). Überdurchschnittlich oft treten hyperergische Krankheitsbilder auf.

Alle Beschwerden bessern sich bei Wärme.

Hufeland nennt diese Konstitution die „lymphatisch, schleimichte" (Constitutio laxa humida) und beschreibt sie wie folgt:

„Schlaffe Faser, weiches schwammichtes Fleisch, Aufgedunsenheit, blasse Farbe, Mangel an Wärme, Frostigkeit, gewöhnlich blonder Habitus, Geneigtheit zu Katarrhen, Schleimanhäufungen in allen schleimabsondernden Organen, des Kopfes, der Brust, des Unterleibes, zu serösen und lymphatischen Anhäufungen und Extravasaten, Profluvien (Flüssen, Katarrhen), Stockungen, unvollkommenen Krisen (Kupieren des Krankheitsverlaufes), chronischer Charakter der Krankheiten."

Pathologie

Kennzeichen der lymphatisch-hyperplastischen Konstitution sind Hyperplasie und humoralfunktionelles Überwiegen des Lymphsystems, verlangsamte katabole Stoffwechselprozesse mit Energiedefizit – Thymushyperplasie!

Verwertungsstörungen von Eisen und Magnesium, besonders aber des Kalziums mit den entsprechenden Mangelsyndromen, auch im Bereich der Vitamine. Wahrscheinlich ist ein mutiertes Gen dafür verantwortlich. Das Ektoplasma der Zellgrenzmembranen, deren Gel-Zustand hauptsächlich durch Kalzium stabilisiert wird, verändert sich dadurch in Richtung des Sol-Zustandes *(Horneck),* ein Strukturdefekt, welcher auch der Anstoß zu der bei dieser Konstitution häufigen exsudativen Diathese sein dürfte. Kropfbildung und Rachitis wurden früher der skrofulösen Konstitution zugerechnet („Knochenskrofulose").

Therapie

Homöopathische Mittel

Die Hauptmittel für die lymphatisch-hyperplastische Konstitution sind:

Calcium carbonicum D4
Das wichtigste Mittel bei allen Haut-, Drüsen- und Knochenleiden. Pastös torpide Kinder und Jugendliche von langsamer Entwicklung.

Conchae D1
Altes Arzneimittel gegen die skrofulöse und rachitische Dyskrasie. Wirkt erregend auf die Funktionen des Lymphdrüsensystems, regelnd und antispasmodisch auf die Magendarmtätigkeit (Peyer-Plaques!).

Fucus D3
Struma, Schleimhautaffektionen, Adipositas.

Barium jodatum D4
Fördert die Ausreifungsvorgänge. Wachstumshemmung.

Agraphis nutans D2
Adenoide Vegetation, chronische Katarrhe der oberen Luftwege.

Weitere homöopathische Mittel:
Calcium chloratum (mur.) D3
Resolvens, Alterans. Verbessert den Nutritionsprozess und die Blutkrasis. Skrofulöse Dyskrasie.

Ammonium carbonicum D2–D6
Lymphatische Hyperplasie, schlaffes Gewebe, Indolenz, Reaktionsmangel. Kardio-respiratorische Störungen, Schleimhautentzündungen.

Spagyrische Arzneimittel:

Juglans regia spag. Ø
Akne vulg. und andere Hautausschläge, chronische Konjunktivitis und Blepharitis.
3 x täglich 5–15 Tropfen

Abrotanum spag. Ø
Geschwollene Gelenke, Knochenschmerzen, Anämie.

Viola tricolor spag. Ø
Nässende und trockene Hautausschläge, Milchschorf. Blasenleiden, schleimige Diarrhoe.

Mittel der Schüßler'schen Biochemie:

Silicea D3–D6
Morgens und abends 2–4 Tabletten

Kalium chloratum D3
Verstopfte Nase, Disposition zur Polypenbildung.
2–4 x täglich 2–4 Tabletten

Heilkräuterverordnung:

Rhiz. Calami, Rad. Liquiritiae, Fol. Salviae, Herb. Serphylli.

Diätetische Empfehlungen:
Rote Beete: Wirkt funktionssteigernd auf das Blut- und Lymphsystem, steigert die Abwehrkräfte.

Petersilie: Fördert die Funktionen von Lymph- und endokrinem System, verdauungsanregend, leicht harntreibend. Zu empfehlen bei Blasenleiden.

Brunnenkresse: Harntreibend, blutreinigend, zu Frühjahrskuren (Dekokt und Frischsaft).

Stachelbeeren: Besonders für lymphatische Kinder geeignet; wirkt schleimlösend und nervenstärkend.

Reichlich Obst, besonders frische Äpfel.

Die nephrogen-lymphatische (renale) Konstitution

Iridologische Merkmale

Iris (linke Iris dargestellt) – Farbe meist blau bis schmutzig grau, jedoch gelegentlich auch braun, helle Radiären, besonders im braunen Auge (bei Retention harnpflichtiger Stoffe).

Wichtigstes konstitutionelles Merkmal sind die strohgelben Verfärbungen:
- strohgelbe Krause,
- strohgelbe Flocken in Ziliarrandnähe,
- strohgelbe Verfärbung der humoralen Region.

Oftmals offene Lakune oder Riesenlakune im Nierensektor, bei verminderter Harnausscheidung krausenständige Rhomboidlakune.

HNO-Gebiet meist mit entsprechenden Lakunen.

Bei älteren Personen Augenhintergrund untersuchen (Retinopathia angiospastica)!

Morphologische und habituelle Merkmale

Wachsgesicht. „Nierensäckchen“ unter den Augen, gelegentlich Schwellungen bis Nasengegend und über den Augenbrauen, rötlich-violette Verfär-

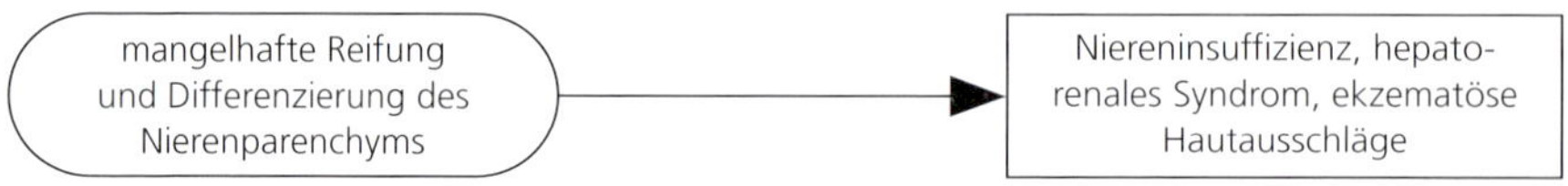

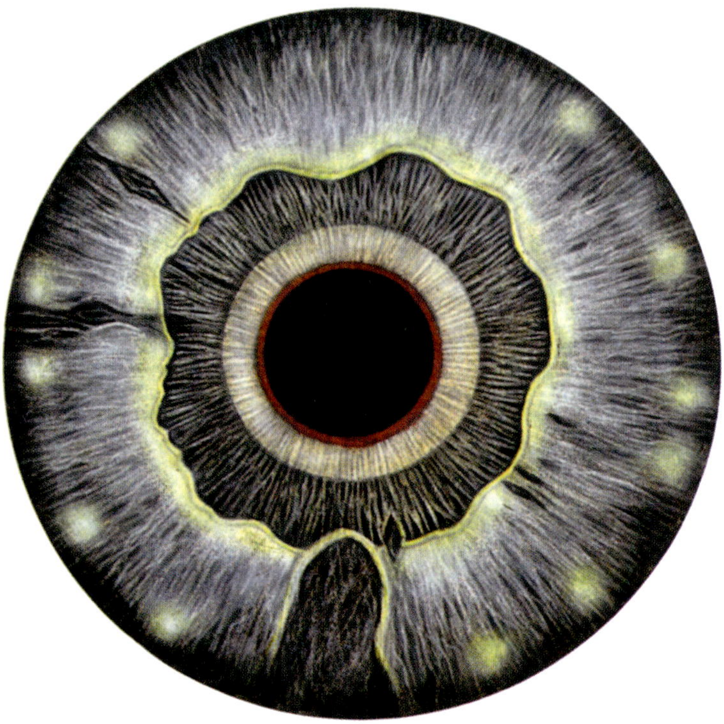

Tafel 6

bung der Augenumgebung („Augenringe"). Bei fettigem Glanz Leberbeteiligung.

Krankheitsneigungen

Beim Lymphatiker wird die lokale Gewebsabwehr häfuiger als bei anderen Konstitutionen durch Fremdeiweiße, Toxine usw. bezwungen; dadurch wird der uropoetische Apparat auf die Dauer überlastet. Niereninsuffizienz, häufige Entzündungen der Schleimhäute und lymphatischen Organe, besonders im HNO-Bereich, chronische Lebererkrankungen ohne Ikterus mit funktionellen Nierenstörungen (hepatorenales Syndrom) sind die Folge.

Im Alter Herz- und Gefäßerkrankungen (Aorta). Rest-N-Steigerung. Disposition zu Ekzemen und urtikaria-ähnlichen Hautausschlägen, besonders am Stamm, Trockenheit der Haut mit Pruritus. Kopfschmerzen. Die Herdsanierung ist bei dieser Konstitution besonders vordringlich.

Pathologie

Entwicklungsgeschichtlich sind die Nieren älter als das Blutgefäß-System; bei den Turbellarien treten sie erstmals als mesodermale Protonephridien mit Ausleitung zur Körperoberfläche, bei den Rotatorien in einer Kloake in Erscheinung. An der gemeinsamen Wurzel des uropoetischen- und des Lymphsystems ist daher nicht zu zweifeln. Die Nieren produzieren ebensoviel Lymphe wie Harn. Erstaunlich ist die Histaminase-Konzentration der Nierenlymphe, die nach *Carsten*

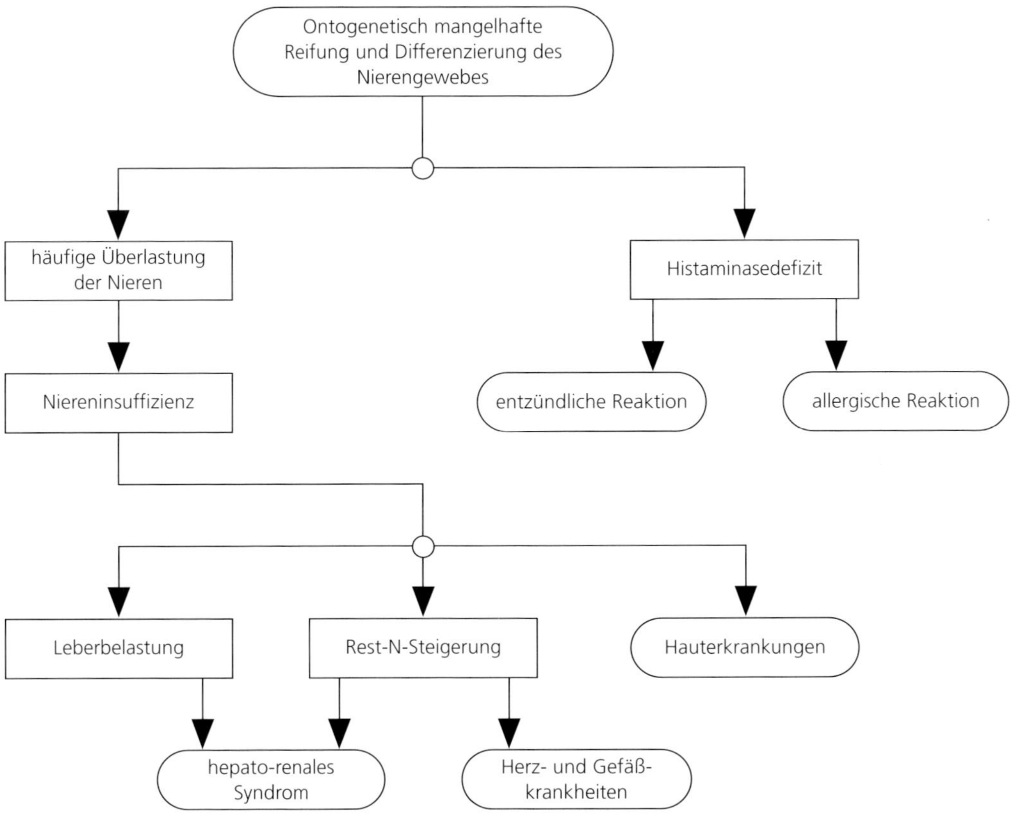

Abb. 26: Die Pathogenese der nephrogen-lymphatischen (renalen) Konstitution

die höchste aller Organe überhaupt ist. Histaminase (Diaminoxydase) dient bekanntlich der Inaktivierung des freien Histamins:

„Es ist sehr wahrscheinlich, dass die tubuläre Resorption infolge des Durchströmens verschiedener Stoffe durch das Interstitium ständig zum Freiwerden von Histamin führt und die renale Histaminasesekretion die Niere gegen die Wirkung der toxischen Stoffe schützt“ (*Rusznyak-Földi-Szabo* 1957).

Es muss davon ausgegangen werden, dass der nephrogen-lymphatischen Konstitution eine verzögerte beziehungsweise mangelhafte Reifung und Differenzierung des Nierenparenchyms zugrunde liegt; daher kann angenommen werden, dass die Neigung zu allergischen und entzündlichen Reaktionen auf dieses Histaminase-Defizit zurückzuführen ist.

Es ist durchaus berechtigt, von einer „Organminderwertigkeit“ des Nierenorgans zu sprechen, die in diesem Falle nicht durch eine Krankheit erworben wurde. Es wäre allerdings verfehlt, die daraus entstehende Insuffizienz auf alle Leistungen des Organes zu beziehen. Gerade bei Störungen der Ausreifung können diese sehr unterschiedlich ausfallen.

Das erklärt auch, warum die resultierenden Ausfallerscheinungen im Körper keine Einheitlichkeit aufweisen. Je nach den Anteilen der verzögert ausgeschiedenen Stoffwechsel-Reststoffe gestaltet sich das Beschwerdebild von Mensch zu Mensch verschieden. Nicht zuletzt, weil der Ort des geringsten Widerstandes am ehesten betroffen ist.

Mangelhafte Funktion des Lymphsystems, speziell des tonsillären Gewebes, stellt eine erhebliche Belastung der Nieren dar, denn die Lymphgefäße besitzen normalerweise eine höhere Permeabilität für Kolloide und Elektrolyte als die Blutkapillaren.

Therapie

Homöopathische Mittel

Die Hauptmittel für die nephrogen-lymphatische Konstitution sind:

Berberis vulg. Ø (= D1)
Nierentonikum, Hepato-renales Syndrom, rheumatische Affektionen, bei trübem, schleimigem Harn, Harngries.

Solidago D1
Organspezifisches Mittel; erhöht das Konzentrationsvermögen der Nieren, im Sinne einer echten Leistungssteigerung.

Abrotanum D1
Störung des Energiestoffwechsels bei skrofulöser Dyskrasie. Abmagerung, Anämie, Erschöpfung.

Coccus cacti D3
Nach Rademacher eines der wichtigsten Organmittel für Nierenleiden aller Art. Polyurie, Lithämie, harnsaure Diathese.
Weitere homöopathische Mittel:
Lespedeza Sieboldii und L. capitata D2
Chronische Niereninsuffizienz; erhöht signifikant die Harnstoff-, Chlor-Ionen- sowie die PAH-Clearance (p-Aminohippursäure).

Sarsaparilla D2
Verlangsamte Assimilations- und Dissimilationsprozesse, renale Ausscheidungsschwäche, Retentionstoxikose.

Spagyrische Arzneimittel:

Apocynum cannabinum spag. Ø
Bei mangelhafter Nierenenergie, Diuretikum bei cardialen, renalen und hepatogenen Ödemen.
3–4 x täglich 15–20 Tropfen

Genista tinct. spag. Ø
Funktionelle und organische Nierenschwäche.
3–4 x täglich 10–20 Tropfen

Mittel der Schüßler'schen Biochemie:

Natrium sulfuricum D3–D6
morgens 4–6 Tabletten

Silicea D3–D6
vor dem Schlafengehen 2–4 Tabletten

Phytotherapie:

Levisticum (Rad.)
Dyshämie, Heterochymeusis (viszide Form), zur mesenchymalen Entschlackung.

Alchemilla (Herb.)
Anabol wirkendes Tonikum (serös-hydrogene Form), zur mesenchymalen Entschlackung.

Herb. Taraxaci, Fruct. Cynosbati cum Semine.

Diätetische Empfehlungen:

Rettich: erhöht die Nierentätigkeit.

Sellerie: diuretisch, verhindert zu starke Säurebildung.
Kürbis: wirkt anregend auf das harnbereitende System, entwässert.

Holunderbeeren: wirken anregend auf die Nierenfunktion, altes »Nierenreinigungsmittel«.

(Alle auch als Frischsaftkonserve erhältlich).

Die neuropathisch-neurolymphatische Konstitution

Iridologische Merkmale

Iris meist blau. Stroma locker mit gewellten Fasern (erethische Kringel nach *Schnabel).*

Sogenannte „Neuronennetze“ in der Krausen- und der Ziliarzone (vermutlich ausnahmsweise deutlich sichtbare Irisnerven).

In der Krausenzone schwach weiß leuchtende Radiären, radspeichenartig oder in Form sogenannter „V-Linien“, oder auffällig hellere Radiären, die vom Ziliarrand bis zur Pupille reichen.

Krause und humorale Region oft aufgehellt.

Zirkulärfurchen in Schießscheibenform.

In der Erschöpfungsphase: Dunkle Radiärfurchen in den oberen Irisabschnitten.

Pupille häufig entrundet (deformiert), gelegentlich hyperplastische Randbildungen („Neurolappen“).

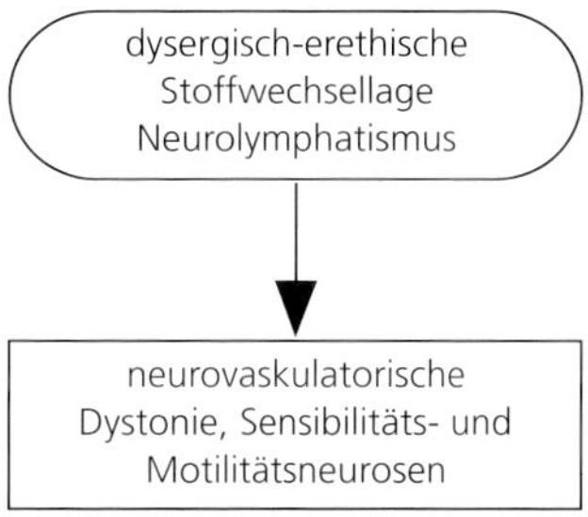

Morphologische, habituelle und psychische Merkmale, Fehlfunktionen

Graziler Körperbau (Typus asthenicus), zarte Gesichtsbildung, schöne Augen mit bläulichen Skleren und langen Wimpern, helle Haare, feine, durchsichtig wirkende helle Haut, schwache Muskulatur. Der Allgemeinzustand ist trotz guter Ernährung und ausgewogener Lebensweise im allgemeinen schlecht. Ab dem 5. Lebensjahrzehnt nicht selten Fettsucht und Diabetes. Auffallend ist die Häufigkeit von Eisen- und Vitaminmangel (besonders der B-Gruppe) bei dieser Konstitution. Angstzustände sowie Phasen anfallsweiser unmo-

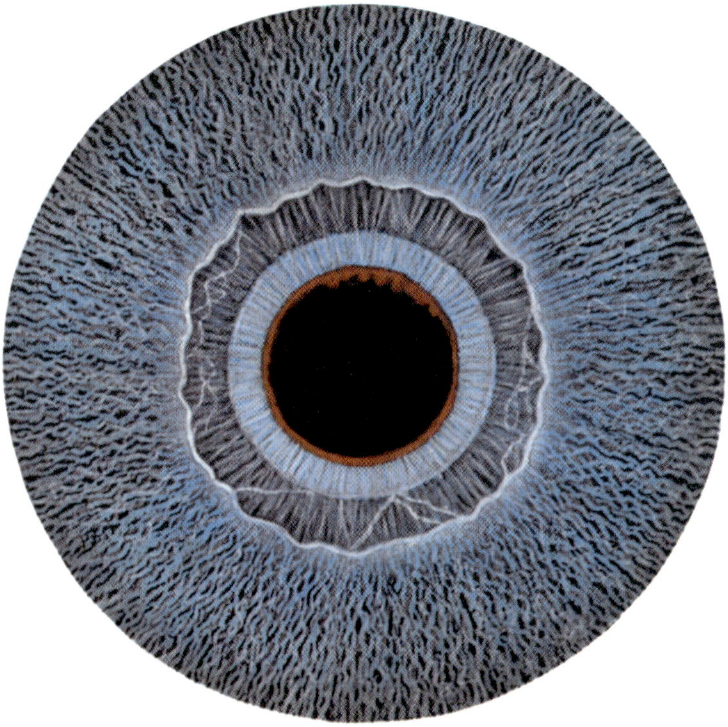

Tafel 7a

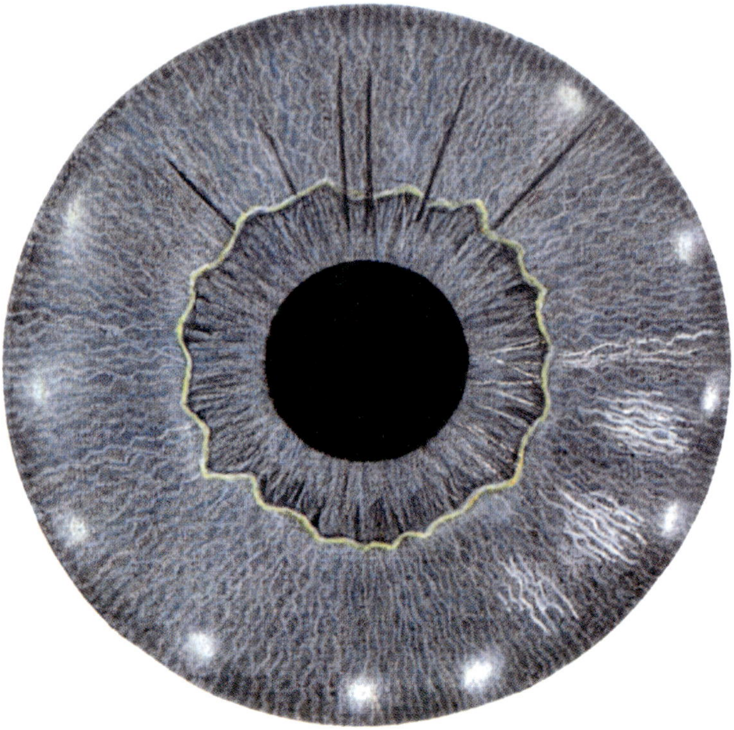

Tafel 7b

tivierter Übererregung mit nachfolgenden Erschöpfungserscheinungen („reizbare Schwäche"), erschwerte Überwindung schicksalsbedingter psychischer Traumen. Es besteht ausgesprochene Neigung zur Ausbildung von Neurosen (Neuropathie ist ein konstitutionelles Merkmal), entweder zum Zwecke des Lustgewinnes oder als Flucht vor peinlicher respektive nicht zu bewältigender Wirklichkeit.

Pathologie

Früher wurde diese Konstitution in mehrere Formen unterteilt. Aus pragmatischen Gründen wurden sie hier zusammengefasst. Die fließenden Übergänge, etwa zur neurotischen Form, würden eine Differenzierung fragwürdig erscheinen lassen. Für die Praxis wäre damit jedenfalls wenig gewonnen.

Die neuropathisch-neurolymphatische Konstitution ist der dysergisch-erethische Typ der lymphatischen Konstitution mit oft ausgesprochen neuropathischen Zügen. Es handelt sich um leicht irritierbare, mimosenhafte Reaktionstypen mit konstitutionell verankerter Überempfindlichkeit gegen physische und psychische Reize, bei meist thyreolabiler und hypoparathyreotischer Diathese (latente Tetanie).

Die überschießenden Vasomotorenreaktionen (neuro-vaskuläre Dystonie) bewirken Schwindel bis zu Ohnmachtsanfällen, Anfälle von Hyperthermie und im Erwachsenenalter Migräne.

Schon beim Kleinkind: hastiges Trinken und Schlucken, dadurch Aerophagie, starkes Aufstoßen und „nervöses Erbrechen". Ferner übermäßige Schreckhaftigkeit und infantiler Arthritismus. Meist gleichzeitig exsudative Diathese, im Erwachsenenalter oft vergesellschaftet mit neurasthenischer, uratischer, allergischer oder spasmophiler Diathese.

Typisch ist der flache Schlaf mit Aufwachen schon bei geringsten Geräuschen, ferner verschiedene Sensibilitäts- und Motilitätsneurosen (Neurodermitis, Asthma nervosum, tachykardes Herzsyndrom, nervöser Reizmagen usw.).

Die erhöhte Sensibilität des Neurolymphatikers disponiert zur „Feinnervigkeit". Er ist in erheblichem Maße ein „familiäres Züchtungsprodukt", teils aber auch genetisch prädeterminiert, wobei der Vorgang der Realisierung – beeinflusst durch besondere soziale Lebensumstände – nicht außer Acht gelassen werden darf. Iridologische Zeichen für substanzielle Veränderungen sind nur ausnahmsweise vorhanden, wenn man nicht die zirkulären Furchenbildungen dazu zählen will.

Setzt sich die genetische Vorbestimmtheit prägend durch, besteht ein auffälliger Unterschied der betroffenen Person zu den anderen Mitgliedern ihrer Familie. Ungünstige Einflüsse aus der sozialen Umwelt sind dann unvermeidlich. Die gesteigerte Sensibilität macht unter diesen Umständen den Menschen erstaunlicherweise leidensfähiger, aber auch erfinderischer. Diese Eigenart wirkt sich weckend und steigernd auf Begabungen aus. Es ist prognostisch und therapeutisch von Wichtigkeit, dass diese Zusammenhänge sowohl dem Behandler als auch dem Patienten bewusst werden.

Obwohl bei dieser Konstitution Reifestörungen sicher die Hauptrolle spielen, kann man nicht von einer angeborenen Organminderwertigkeit sprechen. Erstens erfolgt die Ausreifung des Nervensystems erst in der Zeit der Kindheit und später, zweitens liegt keine organische Minderwertigkeit der Nervensubstanz vor. Sogenannte „Nervenstärkungsmittel" können daher keine Hilfe bringen, ebensowenig wie Tranquilizer. Die Quelle der verursachenden Faktoren liegt vielmehr in der Außenwelt. Reizüberflutung, Mangel an Geborgenheit, versagen oder Nichtanwesenheit von Bezugspersonen, Belastung durch Stress usw. hemmen in dieser sensiblen Entwicklungsphase die geordnete Ausreifung des Nervensystems. Fehlreaktionen – nervlich wie psychisch – führen zu einer mehr oder weniger erheblichen Verstimmung des Nervensystems (grundsätzlich in allen seinen Anteilen, wenn auch schwerpunktmäßig unterschiedlich). Die unmittelbare Ursache dürfte im hormonellen System zu suchen sein: besonders der Schilddrüse und der Nebennieren. Der jugendliche Organismus ist gegenüber dem Thyroxin (beziehungsweise seinen Faktoren) ungleich sensibler als der des Erwachsenen. Reizsituationen, die von Erwachsenen durchaus toleriert werden, treffen Jugendliche weitaus schwerer und tiefer. Es ist anzunehmen, dass dadurch eine überstürzte und unvollkommene Reifung zustande kommt. Das Verhalten der Betroffenen macht jedenfalls diesen Eindruck der Unfertigkeit in der Persönlichkeitsstruktur. Selbst bei älteren Personen lassen sich noch gelegentlich Anzeichen infantilen Verhaltens erkennen. Zur Ausbildung von Neurosen besteht eine überdurchschnittliche Disposition; der Intellekt ist absolut normal – oft sogar über dem Durchschnitt liegend.

Hufeland schreibt zu dieser Konstitution: „Vorherrschendes Nervensystem, große Reizbarkeit und Empfindlichkeit des Leibes und der Seele, Ungleichheit und Veränderlichkeit des Zustandes, Geneigtheit zu Krämpfen und anderen Anomalien."

Therapie

Homöopathische Mittel

Die Hauptmittel für die neuropathisch-neurolymphatische Konstitution sind:
Hyoscyamus D4
Setzt die überhöhte Sensiblität herab, wirkt antispasmodisch und sedativ. Manische Zustände, Unruhe, Globusgefühl, nervöser Pruritus, Mydriasis.

Agaricus D4
Koordinationsstörungen der Extremitäten, Spasmophilie, Zittern, Zucken, Parästhesien mit eiskalter Haut. Nystagmus.

Zincum valerianicum D4
Nervöse Schwäche, Unruhe und Zucken der Beine, Gesichts- und Ovarialneuralgien.

Camphora monobromata D2
Erhöhte nervöse Reizbarkeit und Erregung. Psychogene und nervöse Kopfschmerzen (rasch wirkendes Mittel).

Magnesium carbonicum D3
Demineralisation, Abmagerung, erhöhte Reizbarkeit und Sensibilität (Lichtscheu). Dyspeptische Beschwerden.

Weitere homöopathische Mittel:
Phosphorus D6–D12
Wichtigstes Polychrest bei dieser Konstitution; sollte in Abständen längere Zeit verabreicht werden. Besonders für schlanke bis magere Personen heller Komplexion.

Gelsemium D4
Polychrest. Störungen der motorischen Nerven und Vasomotoren. Zittrigkeit, leichte Erschöpfbarkeit, zeitweiliges Panikverhalten.

Arsenicum album D4
Anabol wirkendes Mittel. Angst, Unsicherheit, nachlassendes Konzentrationsvermögen, große Kälteempfindlichkeit.

Aurum met. D4–D6
Zustände von Schwermut und Lebensüberdruss, später echte endogene Depressionen. Anfälle von Beklemmungsgefühlen und Angst.

Spagyrische Arzneimittel:

China spag. Ø
Bei Schwäche und Hinfälligkeit, Anämie, Appetitverlust, Meteorismus schon bei geringer Speisenaufnahme, schwächende Schweiße.
3 x täglich 10 Tropfen

Arnica spag. Ø
Bei Müdigkeit und Erschöpfung. Folgen seelischer Traumen. Überempfindlichkeit gegen Berührung.
25–40 Tropfen auf ein kleines Glas Wasser – tagsüber schluckweise. Mehrere Wochen lang.

Mittel der Schüßler'schen Biochemie:

Kalium phosphoricum D6 (D3)
Nervös, ruhelos, reizbar, schnell erschöpft. (Nicht zusammen mit Magnesium carbonicum anwenden)
3–5 x täglich 2–4 Tabletten

Ergänzungsmittel:
Zinkum chloratum D4–D6
3 x täglich 2 Tabletten

Phytotherapie:

Tees von Fol. Melissae, Herb. Hyperici, Herb. Majoranae, Fruct. Anethi. Tinct. Valerianae – Bei Bedarf 20–50 Tropfen; oder Baldriansaft. Hafersaft.

Die lymphatisch-hypoplastische Konstitution

Iridologische Merkmale

Iris (linke Iris dargestellt) blau bis grau-braun. In der Krausenzone teils helle radiäre Reizfasern, teils pigmentiert.

In der Ziliarzone dichte, meist gelbliche Tophi am Ziliarrand mit radspeichenähnlichen Ausläufern zur humoralen Region und feiner, punktförmiger Pigmentierung. Dunkle Defekte in Krausennähe, von verschmolzenen Irisfasern umrahmt („Trabekel"). Verschiedene Pigmentflecke.

In den Sektoren des HNO-Gebietes meist größere, offene Lakunen mit dunklen Defekten.

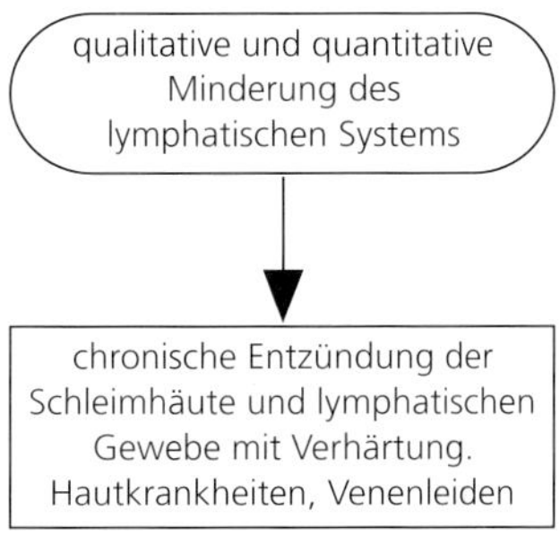

Morphologische und habituelle Merkmale

Kinder sind weinerlich und blass, besitzen eine schlaffe Haut, und ihr Gesicht wirkt älter als den Jahren entsprechend. Mit zunehmendem Alter verwischt sich die lymphatische Prägung und wird abgelöst von der Insuffizienz des venösen Zirkulationssystems und den stärker in den Vordergrund tretenden Beschwerden der hypoplastischen leistungsschwachen Organe (Herz, Nieren, Leber, Inkretsystem). Der Habitus ist phtisisch, mehr leptosom, seltener pyknisch; es zeigen sich Verhärtungen der regionären Lymphknoten und übelriechende Schweiße.

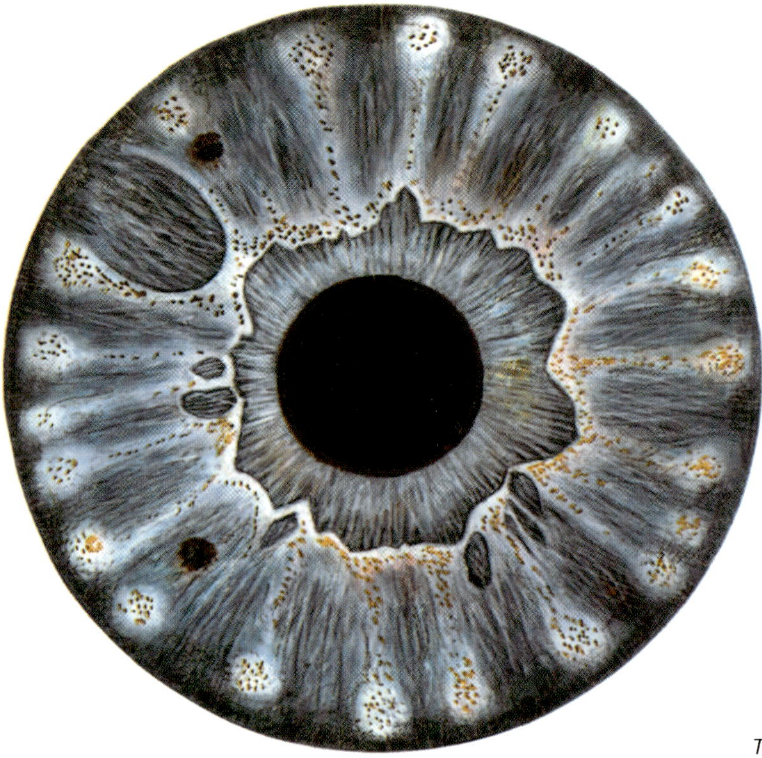

Tafel 8a

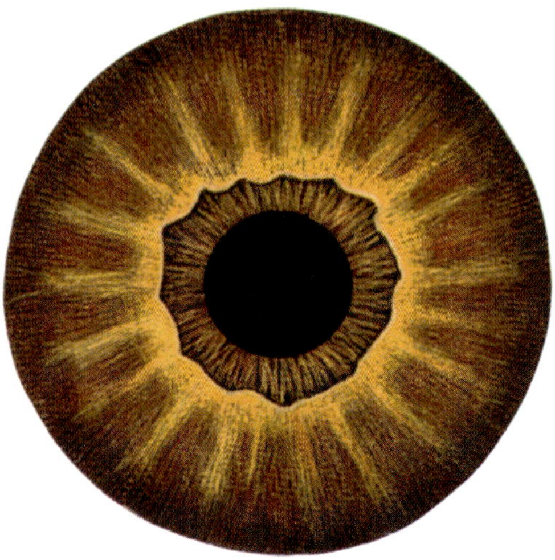

Tafel 8b

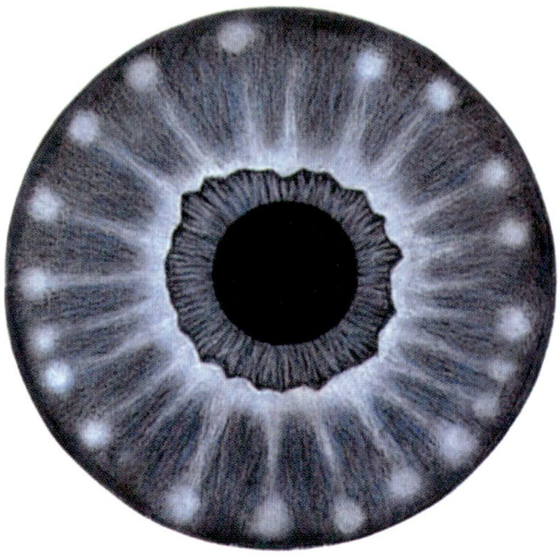

Tafel 8c

Krankheitsneigungen

Hauterkrankungen als Reaktion zur Eliminierung nicht homogener Eiweiße: Ekzeme, Epidermophytien, Follikulitis, Furunkulose, Psoriasis und so weiter. Ferner chronische Entzündungen der Schleimhäute und des lymphatischen Gewebes (Tonsillitis, Rhinitis, Ozaena scrofulosa, Otoblennorrhoe, Polyposis und Skeletterkrankungen, Osteochondrose, Spondylose). Depressiv-melancholische Stimmungslage ist nicht selten.

Pathologie

Bei der lymphatischen Konstitution sind nach *Bober* drei Entwicklungslinien zu verzeichnen:

1. vom hyperplastischen Lymphatismus des Kindesalters zum infektanfälligen, kälteempfindlichen, rheumatischen Erwachsenen;
2. vom jugendlichen erethischen Typ der Skrofulose zum erwachsenen Neurolymphatiker mit vegetativer Dystonie und vasoneurotischen Funktionsstörungen;
3. vom lymphatisch-hypoplastischen Kind zum fokusbelasteten Polyarthritiker.

Als Kausa der lymphatisch-hypoplastischen Entwicklung darf ein relativer Gel-Zustand des Ektoplasmas der Zellgrenzmembranen vermutet werden, wodurch die Aufnahme von Aminosäuren aus dem interstitiellen Gewebe in die Zelle vermindert wird. Die Folgen sind Störungen der RNS-induzierten Eiweiß-Synthese im Zellstoffwechsel, Unter- und Fehlfunktion des lymphatischen Systems mit degenerativem Umbau und Atrophie des retikulären, lymphatischen Gewebes, Hemmung der anabolen Stoffwechselvorgänge, verzögerte Regeneration und lange Rekonvaleszenz bei Erkrankungen.

Bei kritischer Betrachtung dieser Konstitution stellt sich die Frage, wie wohl die Entsorgung des interstitiellen Raumes von den Plasmasubstanzen und den Reststoffen des oxidativen Stoffwechsels der Zellen erfolgen kann. Wegen der Leistungsschwäche des Lymphsystems ist doch das venöse System gezwungen, einen Teil dieser Tätigkeit zu übernehmen. Allerdings ist das Gefäß- und Blutsystem längst nicht so tolerant den anfallenden Metaboliten gegenüber wie das lymphatische System. Im mittleren Alter stellt sich als Nachfolge-Konstitution dann häufig genug die venöse Konstitution oder die atrabilär-dyskrasische Diathese ein. Letztere entspricht in etwa der carbogenoiden Konstitution.

„Mit der Pubertät verliert sich die lymphatische Konstitution; war sie aber in hohem Grade vorhanden, so folgt sehr bald die venöse Konstitution" (*Hufeland* 1839).

Das weibliche Geschlecht ist von dieser Entwicklung häufiger betroffen als das männliche; desgleichen das phlegmatische und melancholische Temperament.

Sie kündigt sich an durch das Auftreten von Erkrankungen des Venensystems. Später folgen Reizbarkeit des Herz-Kreislaufsystems, Schwankungen der Körpertemperatur und letztlich – leider nicht selten – Depressionen (siehe auch: Venosität, atrabiläre Dyskrasie).

Die lymphatisch-hypoplastische Konstitution ist eine Spätform respektive das Endstadium des Lymphatismus.

Therapie

Homöopathische Mittel

Die Hauptmittel der lymphatisch-hypoplastischen Konstitution sind:
Barium carb. D4
Für alle Altersklassen geeignet. Insuffizienz von Hypophyse und Keimdrüsen – das „junge Mannweib". Induration der Lymphknoten. Neigung zu Sklerosierungen, die sich mit zunehmendem Alter verstärkt.

Ferrum jodat. D4
Tonikum, chronische, indurative Lymphknotenentzündungen anämischer Personen. Harte Struma, Neigung zu verschiedenen Ptosen.

Badiaga D2
Schleimhautentzündungen – besonders der oberen Atemwege. Trockene Haut, trockene Hautausschläge, verhärtete Lymphknoten.

Conium D4
Frühzeitige Alterungserscheinungen mit Neigung zur Sklerosierung, harte Struma, Gewebstrockenheit, Neuropathien. Altersdepression.

Antimon. sulfur. aurant. D3
Chronischer Schnupfen mit dickem Schleim, Asthma-Emphysem, passive Lungenkongestion.

Weitere homöopathische Mittel:
Carbo animalis D3–D6
Torpide Schleimhautentzündungen, Dyskrasie durch Insuffizienz des Lymphsystems mit Indurationen. Magere Personen. Hypoxämische Zustände, Venenschwäche.

Spongia D1–D3
Erethismus. Hypertrophierte und indurierte Lymphknoten, Tachycardie.

Jodum D4–D6–D12
Nervöse Unruhe, verschiedene Hitze-Sensationen, zeitweise auftretende Gewebsanschwellungen.

Calcium aceticum D2–D3
Schleimhautentzündungen mit membranöser Exsudation. Chronische Bronchitis mit schleimig-eitrigem Auswurf. Versuchsweise bei Schmerzen Krebskranker.

Spagyrische Arzneimittel:

Teucrium scordium spag. Ø
Chronischer Stockschnupfen, Ozaena, chronisch-foetide Bronchitis.
3–5 x täglich 15–20 Tropfen

Juglans regia spag. Ø
Wichtigstes Mittel für die Pubertät. Magenschwäche, Hauterkrankungen (Pubertätsakne), Lymphknotenschwellungen.

Mittel der Schüßler'schen Biochemie:

Calcium fluoratum D3
Bei verhärteten Lymphknoten.
3 x täglich 2 Tabletten mehrere Wochen lang

Silicea D3
Bei trockener Haut.
Morgens und abends 2 Tabletten

Phytotherapie:

Urtica (Herb.) Tee oder Saft – Viola tricolor.

Diätetische Empfehlungen:

Fleischarme, lacto-vegetabile Ernährung mit reichlich Rohkost. Hefepräparate.

Die katarrhalisch-rheumatische Konstitution

Iridologische Merkmale

Häufig graue Augen.

Krausenzone mit zunehmendem Alter dunkler, teils bräunlich verfärbt.

Humorale Region aufgehellt.

Schleimhautsektoren (besonders bei 15' und 45') streifige Faseraufhellung.

Am Ziliarrand weißgraue bis beigefarbige Flocken (Tophi).

Im Laufe der Jahre dunkler werdender Ziliar - rand.

Morphologische und habituelle Merkmale

Überwiegend gut anpassungsfähige, ausdauernde Denk- und Empfindungsmenschen; die kurzfristige Kraftproduktion ist geringer.

Kinder: zart besaitet, blass, wenig ausgebildete Muskulatur, erhöhter Wassergehalt der Haut („Posaunenengel-Gesicht“), unmotiviertes Schwitzen, Dermographismus, Landkartenzunge, Milchschorf, Faulecken an den Mundwinkeln und intertriginöse Hautschäden.

Bei Säuglingen Unruhe, Schreckhaftigkeit, zeitweiliger Durchfall, nicht selten Spasmophilie. Wundsein. Bei heranwachsenden Kindern häufige Katarrhe der oberen Luftwege, der Blase und

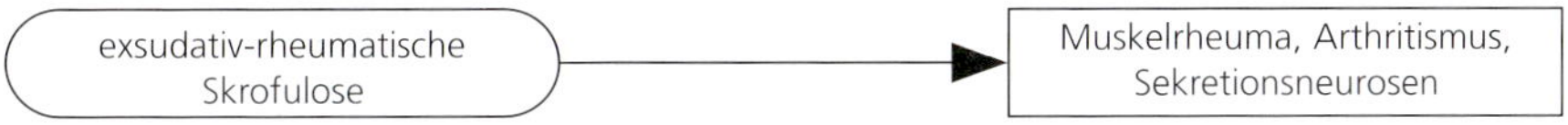

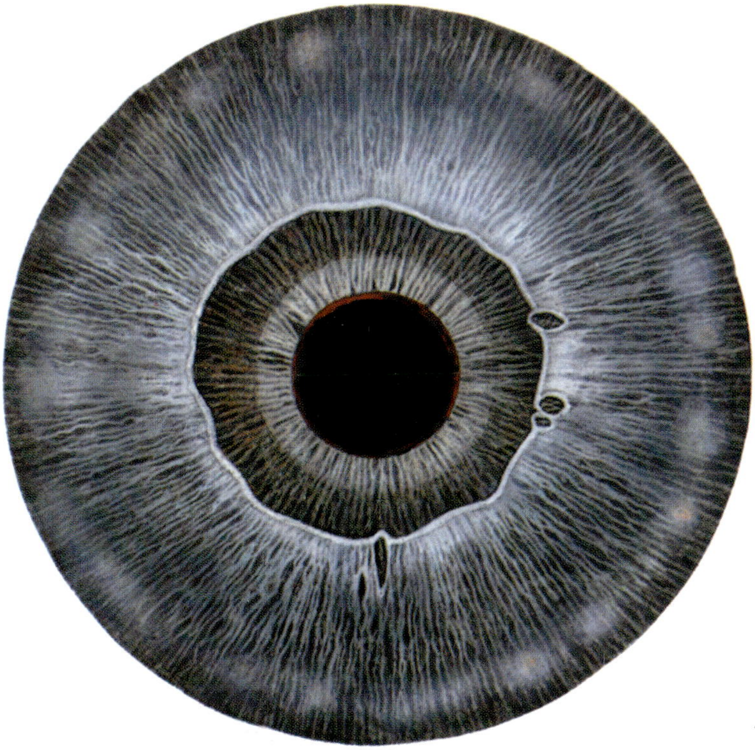

Tafel 9a

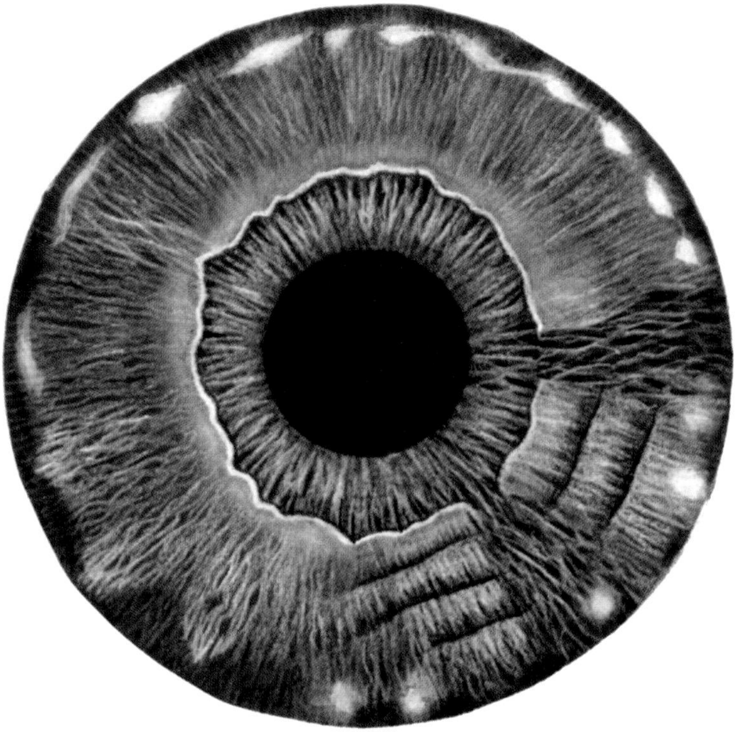

Tafel 9b

des Darmes; undefinierbare Fieberschübe, erhöhte Senkungsreaktion, speziell wenn Schmerzen in den großen Gelenken, häufig mit Herzbeteiligung (Myokarditis, Perikarditis) auftreten, lassen an jugendliches Rheuma denken.

Erwachsene: trockene Haut, im Laufe der Zeit zunehmende Bradytrophie und Bradykinesie der Gewebe. Nierenfunktion oft eingeschränkt. Mangelkrankheiten und Ernährungsfehler.

Krankheitsneigungen

Sekretionsneurosen der Nase, „Asthma nervosum", rasch entstehende und verschwindende Katarrhe des Magendarmtraktes, Colitis mucosa, multiple angioneurotische Oedeme der Haut.

Rheumatische Polyserositis (Iritis rheumatica), anfallsweises Muskelrheuma (Hexenschuss, rheumatisches Schulter-Arm-Syndrom, Zervikalmigräne), intermittierendes Gelenkrheuma mit periartikulären, periostalen Anschwellungen (Finger!), Arthritismus.

Fettsucht, Arteriosklerose, Steinleiden.

Die Beschwerden bessern sich bei Wärme und mäßiger Bewegung, verschlechtern sich bei Ruhigstellung, nach Schlaf, in der Kälte und bei Überanstrengung.

„Schwache, krankhaft empfindliche Haut, daher fehlerhafte, leicht unterdrückte Hautausdünstung, große Geneigtheit zu Flüssen und Katarrhen" *(Hufeland).*

Pathologie

Die katarrhalisch-rheumatische Konstitution ist die exsudative Form der Skrofulose des Kindesalters und des Arthritismus der Erwachsenen. Bereits vor über einem halben Jahrhundert wurden beide Erscheinungsformen in einer Konstitution zusammengefasst. Als Ursache vermutete man

Vererbung sowie familiäre Belastung (Nervosität der Eltern, Fettsucht, Diabetes, harnsaure Diathese), ferner Milch- und Kohlenhydratüberfütterung. Jeder Nahrungsüberschuss wird zur Krankheitsbedingung, da die Verarbeitung im Verdauungskanal und im intermediären Stoffwechsel ungenügend ist, wodurch vermehrt die Bildung unzureichend verarbeiteter Stoffwechselprodukte und anderer Schlackenstoffe begünstigt wird.

Der Körper versucht, diese Substanzen, die teils die biokybernetische Regelung stören, teils eine unmittelbare Reizwirkung ausüben, über Haut, Schleimhäute und die serösen Häute (in dieser Reihenfolge) zur Ausscheidung zu bringen.

Therapeutisch bietet sich daher die Hautoberfläche an. Ableitende Maßnahmen verschiedenster Art sind bei diesen Leiden seit Jahrhunderten erfolgreich. Die traditionelle Naturheilkunde vertrat seit jeher den Standpunkt, dass rheumatische Leiden mit Reizzuständen der Muskelhüllen nur bei ungenügender Hauttätigkeit entstehen könnten.

Ergänzend ist zu bemerken, dass Störungen des Magnesium-Calcium- und Natriumhaushaltes mehr oder weniger vorhanden sind.

Kennzeichnend sind:

1. erhöhte Reaktionsbereitschaft des mukös-serösen Gewebes, welches schon schwache Reize rasch und nachhaltig mit verstärkter Sekretion beantwortet (Katarrhe, seröser Erguss);
2. der nervöse Charakter der Erkrankungen, gepaart mit erhöhter Empfindlichkeit gegen meteorologische Einflüsse (Kälte, Föhn, Gewitter).

So kann der Eindruck eines allergischen Geschehens entstehen; dieser Kategorie ist das Konstitutionsbild indessen nicht zuzuordnen.

Therapie

Zur Therapie ist eine Ernährungsumstellung nicht zu umgehen. Sie sollte aus reichlich Gemüse und Salaten bestehen. Das gilt für die katarrhalischen wie die rheumatischen Zustände, für Kinder und Erwachsene.

Sogenannte Blutreinigungs- und Ausleitungskuren mittels Teezubereitungen sollten regelmäßig – zumindest im Frühjahr und Herbst – durchgeführt werden. Allerdings nur dann, wenn sich der Patient in einigermaßen gutem Zustand befindet, da sie doch etwas anstrengend sind.

Die wichtigsten geeigneten Kräuter dafür sind: Herb. Violae tricolor. – Herb. Ericae vulg. (Calluna vulg.) – Herb. Urticae – Fruct. Juniperi – Rhiz. Graminis. Für Kinder: Rad. Calami – Fol. Salviae – Fol. Juglandis.

Als Heilkräuter, die wechselweise als prophylaktische Tagestees zweckmäßig sind, eignen sich: Königskerze (Flor. Verbasci), Johanniskraut (Herb. Hyperici), Schlüsselblume (Flor. Primulae cum Calycibus), Weinraute (Fol. Rutae), Gänseblümchen (Flor. Bellidis).

Vermehrter Verzehr von Selleriewurzel ist zu empfehlen.

Homöopathische Mittel

Die Hauptmittel für die katarrhalisch-rheumatische Konstitution sind:

Phytolacca D3
Umstimmungsmittel bei ererbter rheumatischer Anlage. Akute, subakute und chronische Entzündungen der Mundschleimhaut, des Rachens und der Tonsillen. Rheumatoide Muskel- und Gelenkschmerzen. Fokaltoxikosen. Neuralgien.

Clematis D3
Entzündliche Reizungen der Schleimhäute des Urogenitaltrakts; Lymphadenitis; nässende, vesikulöse Ekzeme mit Pruritus. Große Kälteempfindlichkeit.

Kreosotum D4
Schleimhautaffektionen verschiedenster Art und Orte mit scharfen Sekreten. Hautreizungen. Rücken-, Hüft- und Knieschmerzen. Schmerzhaftigkeit der Halswirbelsäule.

Rhododendron D2
Schmerzen der Muskeln und Gelenke, Neuralgien, mit großer Empfindlichkeit gegen erhöhte atmosphärische Elektrizität (vor Gewitter, extremer Hochdrucklage, Föhn).

Rhus tox. D4
Katarrhalische Reizungen im Bereich des Kopfes und der Atemwege, Hautentzündungen, rheumatische Affektionen an Sehnen, Bändern, Muskeln und Gelenken. Verschlimmerung durch Ruhe, Besserung nach leichter Bewegung.

Weitere homöopathische Mittel:
Bryonia D3–D4
Polychrest bei katarrhalischen und rheumatischen Beschwerden. Dyspnoe bei körperlicher Bewegung, schmerzhafter Reizhusten. Entzündungen der serösen Häute, Muskelrheumatismus.

Barium chlor. D3–D4–D6
Altersmittel. Gichtisch-rheumatische Schmerzen, trockene, chronische Schleimhauterkrankungen.

Spagyrische Arzneimittel:

Senega spag. Ø
Chronische Katarrhe der Atemwege.
In akuten Zuständen: 1–2 stündlich 5–10 Tropfen.
Bei chronischen Zuständen: 3 x täglich 10 Tropfen

Arum maculat. spag. Ø
Schleimhautkatarrhe mit Brennempfindungen.
3 x täglich 10 Tropfen

Juniperus comm. spag. Ø
Bei Ausscheidungsschwäche, Gicht, Rheuma.
Zur Blutreinigung.

Mittel der Schüßler'schen Biochemie:

Ferrum phosphoricum D6
Anfangsmittel bei akuten rheumatischen oder katarrhalischen Attacken.

Calcium fluoratum D3–D6
Zur Verbesserung der elastischen Bindegewebs - funktion.

Ergänzungsmittel:
Kalium alumin. sulf. (Alumen) D3–D6
Schleimhautkatarrhe mit schleimig-eitrigen Absonderungen, bei alten Menschen auch zäh (Gewebstrockenheit). Muskelparesen der Skelettmuskulatur.

Kalium jodatum D6
Schleimhäute sehr anfällig gegen Erkältungen. Rheumatische Gelenkschwellungen.

Cuprum arsenicosum D4–D6
Chronische Katarrhe der Atemwege und des Magendarmtrakts. Neuralgien, chronischer Rheumatismus mit Neigung zu Muskelkrämpfen.

Phytotherapie:

Herb. Thymi (Infus – Extrakt – Saft)
Sekretolytisches Expektorans, Magendarmkatarrhe.

Fol. Farfarae (Infus – Saft)
Schleimlösend bei Katarrhen

Selleriesaft: Adjuvans bei rheumatischen Beschwerden.

Cort. Salicis Dekokt (Fertigpräparate erhältlich).

Herb. Ericae Kaltauszug/Infus: Katarrhe der Harnwege, Rheuma, Arthrose.

Bewährte Teemischung bei rheumatischen Beschwerden:

Flor. Primulae cum Calycibus
Flor. Spiraeae
Flor. Sambuci $\overline{aa}$ part.

Die anämische Konstitution

Iridologische Merkmale

Iris vorwiegend blau und grau.

Krausenzone dunkler (gestörter Anabolismus).

Ziliarrand dunkel – „Anämie-Ring“ (schwache Vergrößerung benutzen). Merkwürdigerweise ist oft die untere Irishälfte ebenfalls dunkler.

Morphologische und habituelle Merkmale

Blasse, trockene Haut, blasse Schleimhäute, mangelnde Durchblutung der Peripherie mit kalten Händen und Füßen. Die Allgemeinbeschwerden haben viel Ähnlichkeit mit denen der atonisch-asthenischen Konstitution, beide Konstitutionen sind auch nicht selten miteinander vergesellschaftet.

Krankheitsneigungen

Leistungs- und Konzentrationsschwäche, Infektanfälligkeit, vermehrtes Schlafbedürfnis, Schlafstörungen, Herzklopfen und Atemnot bei geringen Anstrengungen (ohne objektivierbaren Lungen- und Herzbefund), Schwindel, Taubheitsgefühl, Kopfschmerzen, Ohrensausen, Depressionen. Nervöse Erschöpfung beziehungsweise Überreizung. Allgemeine Ernährungsstörungen.

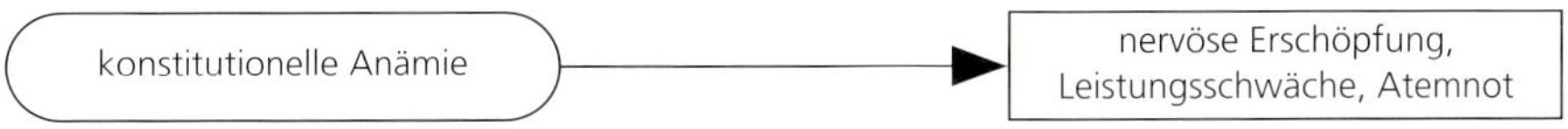

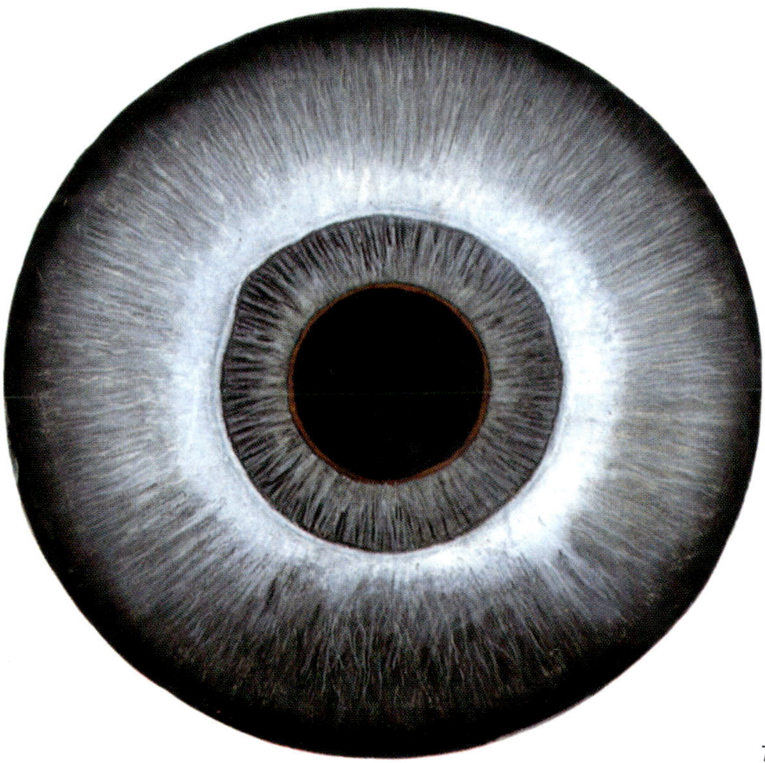

Tafel 10

Pathologie

Die einfache, immer wieder rezidivierende Blutarmut ist sicher konstitutionell bedingt; strittig ist, ob sie hervorgerufen wird durch Insuffizienz des roten Knochenmarks oder Überfunktion der Milz.

Der Begriff der anämischen Konstitution ist nicht einheitlich. Er muss weiter gefasst werden als die klinischen Anämieformen, nämlich als Insuffizienz des blutbereitenden und blutbewegenden Systems. Die manifeste Anämie stellt das Ergebnis unterschiedlicher Leiden und Krankheitsprozesse dar und ist somit ein Syndrom, dessen subjektive Symptome sich generell wenig voneinander unterscheiden. Die Einteilung in normo-, hypo- und hyperchrome Formen ist unbefriedigend.

Die Medizin des vorigen Jahrhunderts sah die Anämieformen grundsätzlich ganzheitlich-konstitutionell. Sie zählte sie zur großen Gruppe der Sanguifikations-Phytosen, zu denen beispielsweise auch die Erkrankungen des Verdauungstraktes gehörten.

„Die Blutbildung (Sanguificatio) besteht in der Aufnahme homologer Stoffe aus der Außenwelt und Umwandlung derselben in die allgemeine Ernährungsflüssigkeit. Die in das Blut zu überführenden Stoffe erhalten die nötige vorläufige Veränderung durch den Akt der Verdauung, wodurch die äußeren Materien zuerst ihres ursprünglichen Charakters entäußert und in eine gleichmäßige Flüssigkeit, den Chylus, umgewandelt werden. Alle tiefergehenden und andauernden Abweichungen dieses vegetativen Prozesses von seiner Gesetzmäßigkeit setzen demnach eine für das Gesamtleben wichtige Erkrankung.“ (*A. M. Hornung* 1846).

Jedes Organ entnimmt dem Blut Stoffe und gibt andererseits Stoffwechselprodukte an das Blut ab. Letzten Endes ist somit jede einzelne Körperzelle an der Zusammensetzung und dem Verbrauch des Blutes beteiligt.

Einerseits kann eine unzureichende Blutzusammensetzung als Symptom gestörter Organfunktionen aufgefasst werden, andererseits ist der anämische Zustand Verursacher mangelhafter Organleistung. Bei der Genese der Fettleber wird die Wechselbeziehung von Ursache und Wirkung besonders deutlich.

Die elementaren Grundfunktionen Produktion und Reproduktion befinden sich zwangsläufig in Korrelation zueinander, was nicht nur ein funktionelles, sondern vielmehr ein energetisches Problem darstellt.

Der konstitutionelle Charakter der Anämie ist damit offensichtlich – um so mehr, wenn der prälatente und latente Eisenmangel mit einbezogen wird (Blutwerte dabei im Normbereich!). Die Aktivierung des Knochenmarks und die Regelmechanismen der Eisenresorption an den Mukosazellen des Dünndarms haben dabei maßgeblichen Anteil. Zu weiteren Faktoren der Eisenverwertung sind auch die Metalle Mangan und Kupfer miteinzubeziehen, die an ihr zum Teil katalytisch mitbeteiligt sind.

Letztlich ist es ein umfangreicher, im Einzelfall nicht leicht zu überschauender Bedingungskomplex, der für das Bestehen einer Anämie verantwortlich ist. Dieser Tatbestand ist auch der Grund, dass bei der konstitutionellen Anämie ein Leben lang die Insuffizienz des Blutsystems immer wieder in Abständen in Erscheinung tritt.

Therapie

Homöopathische Mittel

Die Hauptmittel für die anämische Konstitution sind:

Chinin. arsen. D4
Tonikum und Anabolikum. Inappetenz, Anacidität, Kreislaufschwäche, Kachexie, Frostigkeit.

Chinin. ferro-citric. D3
Altes Anämiemittel und Tonikum. Vereinigt die pharmakodynamischen Eigenschaften eines milden Eisenpräparates mit denen des Chinins. Bei Kachexie und geschwächter Digestionskraft. Rekonvaleszenz.

Ferrum gluconic. D1
Mild wirkendes, gut resorbierbares Mittel zur Fe-Substitution.

Hydrastis D4
Wichtiges Mittel für die Dyshämie mit reduziertem Allgemeinzustand. Magenschwäche, chronische Schleimhauterkrankungen. Hypotoner Symptomenkomplex.

Weitere homöopathische Mittel:
Ferrum sulfur. D2–D3
Verbessert Fe-Aufnahme und -verwertung.

Ferrum chlorat. D2–D3
Verbessert Fe-Aufnahme und -verwertung.
Die angegebenen Fe-Salze sollten in heißem Wasser gelöst eingenommen werden.

Spagyrische Arzneimittel:

Cyclamen spag. Ø
Frauenmittel. Anämie mit Schleimhautkatarrhen, neurovegetative Störungen, Migräne, Schwindel.
20 Tropfen in einem Glas Wasser, tagsüber schluckweise trinken

Ceanothus americanus spag. Ø
Reguliert die Milzfunktion, verbessert dadurch den Wirkungsgrad des Blutsystems.
3 x täglich 10–20 Tropfen

Hamamelis spag. Ø
Venöse Hyperämie. Vitalisiert das Blutsystem.

Ergänzungsmittel der Schüßler'schen Biochemie:

Mangan. sulf. D4–D6
Zur Blutbildung notwendiges Spurenelement, fördert die Oxidationsprozesse. Besonders wirksam bei neurozirkulatorischen Störungen.

Cuprum arsen. D6
Fördert Fe-Resorption und –verwertung, anabol und antispasmodisch wirkend.

Unterstützende Phytotherapie:

Urtica dioica (Herb. – Sem.) auch als Brennnesselsaft.
Das unbestrittene Hauptmittel bei allen Anämieformen. Der Brennnessel ist selbst ein gewisser Einfluss auf die konstitutionelle Konzeption nicht abzusprechen.

Gentiana (Rad.)
Tonikum, stärkt Nerven und Blut

Herb. Card. benedict., Herb. Centaurii, Lich. island, Herb. Galeopsidis ochrol, Herb. Verbenae

Diätetische Empfehlungen:

Da Eisen nicht nur zur Hämoglobinbildung nützlich ist, sondern auch das Knochenmark zur Blutbildung anregt, sind Nahrungsmittel mit hohem natürlichem Eisengehalt zu berücksichtigen.

Eigelb, Blutwurst, Haferflocken, Weizen- und Roggenkeime, Hülsenfrüchte, Sojabohnen und -mehl, Bierhefe, Torulahefe.

Die hämatogene Konstitution

Iridologische Merkmale

Je reinfarbig-gleichmäßiger die Iris, umso gesünder. Der oft dichte Chromatophorenteppich lässt Stroma-Strukturen schlecht erkennen, daher kommt den farblichen Veränderungen eine erhöhte Bedeutung zu (schwache Vergrößerung benutzen, möglichst tageslichtähnliche Lichtquelle).

Diffuse, dunkle wolkenartige Verfärbungen deuten auf kapillare Blutstockungen.

Kräftiger Pupillarsaum.

Ringförmige Kontraktionsfurchen, dunkel oder hell-leuchtend, sind immer vorhanden.

Morphologische und habituelle Merkmale

Lebhafte, emotional bestimmte, leicht erregbare Menschen mit gut durchbluteter, warmer Körperoberfläche und raschem Blutumlauf. Haut und Haare stärker pigmentiert, mehr maskuline Prägung der Körperformen, markantes Gesicht, impulsive Ausdrucksphänomene und Verhaltens - weisen. Von einer Krankheitsneigung kann zunächst noch nicht gesprochen werden; dessen ungeachtet bestehen gewisse Dispositionen zu funktionellen Fehlabläufen, die bei entsprechendem Lebensstil und provozierenden Umweltbedingungen manifest werden können. Stets Abhängigkeit des Befindens von Klima und Witterung.

Anklänge und Parallelen zur antiken und mittelalterlichen Komplexionslehre sind unübersehbar. Die Komplexion bezieht sich speziell auf den Pigmentreichtum von Haut, Haaren und Augenfarbe. So wurde sie als Symbol gewertet, in dem sich das Individuum selbst darstellt. Die Färbung war nach humoralphysiologischer Anschauung das Ergebnis einer bestimmten Tendenz der Säftezusammensetzung – der Krasis. Darum war es auch erlaubt, Schlüsse zu ziehen auf Psyche und Physis des Individuums.

So verkündigt die Salernitanische Ärzteschule: „Qualis color in cute efflorescit, talis humor sub cute delitescit." („Die Farbe, welche auf der Haut erblüht, lässt auf die Beschaffenheit der Säfte unter der Haut schließen.")

So wurde die Komplexion (Farbe) des Menschen schon in ältesten Zeiten zum konstitutionellen Merkmal.

Die Komplexion kann ein Temperament nicht nur bezeichnen, sondern auch modifizieren. Der Grad der Pigmentierung – auch der Iris selbstverständlich – ist ein dispositioneller Faktor, ist eine Qualität.

Die hämatogene Konstitution disponiert zu hyperkinetischen Syndromen, besonders der Hohlorgane (erhöhte Reizbarkeit des intramuralen Nervensystems), zu Steigerung der neuromuskulären Erregbarkeit, zu spastischen Zuständen und fieberhaften Erkrankungen mit jeweils deutlich psychosomatischer Komponente (larviert tetanischer Typ nach Deck). Blut viskös, Hypercholesterinämie, Leukopenie, Stauungen. Die erhöhte Stoffwechselaktivität hat nicht selten eine metabolische Dyskrasie zur Folge, die verantwortlich ist für chronische Erkrankungen der lymphatischen Organe (lymphatische Hypoplasie), Gewebsverhärtungen und lithämische Diathese.

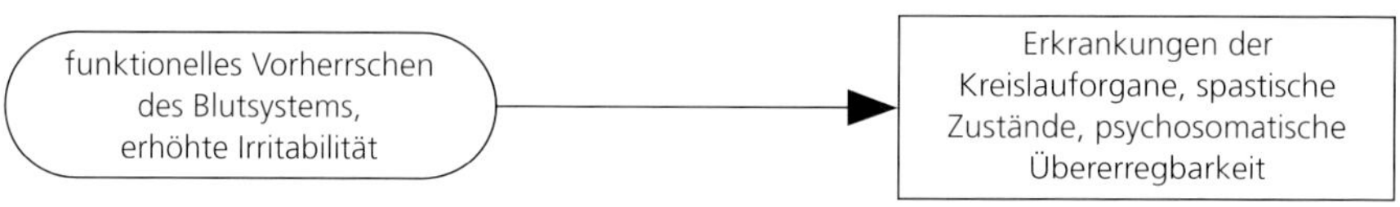

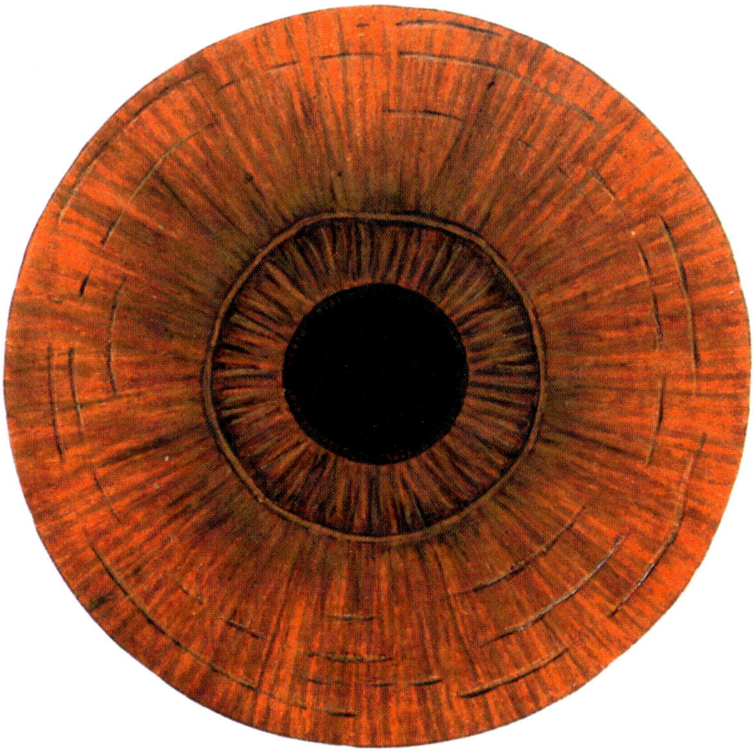

Tafel 11

Krankheitsneigungen

Erkrankungen des Stoffwechsels, der Kreislauforgane, im Alter Herz- und Galleleiden, Dyspepsie, Stauungskatarrhe, Krampfadern, Asthma, pustulöse Hautkrankheiten, Furunkulose.

Pathologie

Im Gegensatz zu den lymphatischen Konstitutionen mit überwiegend gestörter Sensibilität manifestiert sich die hämatogene Konstitution mit Störungen der Irritabilität und Vorherrschen des Blutsystems.

Die sich aus den inneren Bedingungen dieser Subkonstitution ableitenden funktionellen Störungen sind sehr unterschiedlich und offenbaren sehr deutlich die Fragwürdigkeit der reinen Organpathologie. Sie treten sehr überraschend auf, nicht selten ohne Vorboten.

Dieser Umstand macht eine Lebens- und Ernährungsweise unumgänglich, die den Besonderheiten dieser Konstitution gerecht wird.

Der gegenüber der lymphatischen Basiskonstitution erhöhte Energie- und Stoffumsatz macht einerseits eine energiestoffreichere Nahrung notwendig, andererseits ist eine höhere Ausscheidungsleistung erforderlich. Eine Reduktion der ständigen Eliminierung von Endsubstanzen des Stoffwechsels hat unweigerlich die verschiedensten Funktionsstörungen und einen Anstieg der Gesamtentropie zur Folge. Praktisch äußert sich dies in Abnahme der biologisch-funktionellen Ordnung. Diese Situation tritt bei zu niedrigem Magnesiumspiegel wesentlich früher ein – mit einer verstärkten Neigung zu spastischen und hyperkinetischen Zuständen (siehe auch Ernährungshinweise).

Auch an den bei der hämatogenen Konstitution unvermeidlich erhöhten Vitaminbedarf ist zu denken. Da diese Konstitution auch zu spontaner Erhöhung des Cholesterinspiegels neigt, ist die Nahrung auch diesbezüglich einer Kontrolle zu unterziehen und überwiegend pflanzliche Fette und Öle zu benutzen.

Da die hämatogene Konstitution in psychischer wie physischer Hinsicht zu erhöhter Motorik neigt, sind Zustände mehr oder weniger tiefer Erschöpfung nicht selten.

Die Ernährung sollte dann aus leicht verdaulichen Nahrungsmitteln bestehen, denn es ist zu bedenken, dass der Verdauungsprozess recht energieaufwendig ist. Schon die antike Humoralmedizin warnte bei dieser Sachlage vor einem qualitativen Überangebot, da nach ihrer Physiologie die Nahrung „überwunden" werden muss und die dazu aufzuwendende Kraft bei einem erschöpften Organismus nicht vorausgesetzt werden kann.

Bei jeder Art von Erschöpfungsschwäche sinkt der intrazelluläre Kaliumbestand signifikant ab, während der extrazelluläre ebenso signifikant ansteigt. Eine isolierte Kalium-Substitution könnte die Sachlage nur verschlechtern. Gerade die Nahrungsmittel, die ja keine „Monopräparate" darstellen und die übrigen Mineralstoffe ebenfalls enthalten, sind dazu weitaus besser geeignet (siehe auch Ernährungshinweise).

Therapie

Homöopathische Mittel

Die Hauptmittel für die hämatogene Konstitution sind:
Nux vomica D4
Ein Polychrest und Hauptmittel der hämatogenen Konstitution. Dämpft die erhöhte Reflexerregbarkeit des intramuralen Systems und der glatten wie quergestreiften Muskulatur. Erhöhte Erregbarkeit des Gefäßsystems.

Nervöses Naturell, spasmophile Diathese, Kopfkongestionen, Unterleibsplethora, gastrische Beschwerden, Hämorrhoiden.

Mandragora e radice D4
Zweites Hauptmittel
Neurovegetative Dystonie, Vasoneurosen (Angina pectoris, Parästhesien), reflektorischer Meteorismus, Cholezystopathie, Obstipation, hepatogene Depressionen.

Staphisagria D4
Neurasthenie, nervöse Störungen der Haut und des Magendarmtrakts mit Koliken und Meteorismus. Alle Beschwerden verschlimmern sich durch Ärger und andere Gemütsbewegungen. Weite Pupille.

Asa foetida D3 – D4
Verstärkte Retroperistaltik. Krampfneigung im Magendarmtrakt, Psychoneurosen, Globus hystericus.

Spagyrische Arzneimittel:

Cinnamomum spag. Ø
(Über längere Zeit für das Erschöpfungsstadium.) Magen-Darm-Kreislaufschwäche, Blähungsbeschwerden, hysteriforme Nervenkrisen.
3 x täglich 10–20 Tropfen

Calamus spag. Ø
Dyspeptische Beschwerden, Magenkrampf, Gallebeschwerden.
20–30 Tropfen, $^{1}/_{2}$ Stunde nach jeder Mahlzeit

Mittel der Schüßler'schen Biochemie:

Magnesium phosphoricum D3–D6
Vor dem Schlafengehen 6–10 Tabletten in heißem Wasser gelöst

Kalium phosphoricum D3
für das Erschöpfungsstadium
3 x täglich 2–4 Tabletten vor dem Essen

Heilkräuterverordnung:

Fol. Melissae
2 Teelöffel zum Infus, mehrmals täglich

Herb. Anserinae
1–3 Teelöffel zum Infus, bei Koliken

Flor. Chamomillae, Fruct. Anisi.

Diätetische Empfehlungen:

Magnesiumreiche Nahrungsmittel sind:
Vollkornprodukte von Weizen, Dinkel, Roggen, Naturreis, Haferflocken, weiße und grüne Bohnen, Erbsen, Mandeln, Hasel- und Walnüsse, Cashewnüsse, Paranüsse.

Kaliumreiche Nahrungsmittel sind:
Volkornmehle und andere -produkte von Weizen, Dinkel, Mais, Haferflocken, Sojabohnen und -mehl, grüne und weiße Bohnen, Erbsen, Möhren, Weißkohl, Tomaten, Bananen, Feigen, Trockenobst.

Die plethorische Konstitution

Iridologische Merkmale

Iris (linke Iris dargestellt) häufiger braun, kleine Pupille. Große Krausenzone mit lockerer Struktur, nach den unteren Sektoren ausgebuchtet.

Vaskularisierte Transversalen besonders in den unteren Bereichen der Ziliarzone.

Stellenweise dunkle, keilförmige Stromaauflockerungen am Ziliarrand (cave bei 60 '!), besonders groß und deutlich bei links 22' (sogenanntes „Milzdreieck"). Auch ein helles Schwellungszeichen ist an dieser Stelle oft zu beobachten.

Da eine große Zahl von Erkrankungen auf der Basis einer Plethora entstehen kann, ohne dass das Grundleiden erkannt wird, ist die Augendiagnose gerade bei dieser Konstitution besonders wertvoll und bietet unmittelbare therapeutische Hinweise.

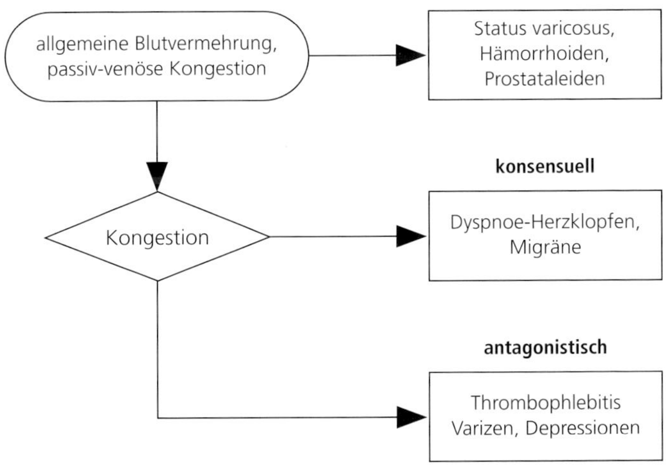

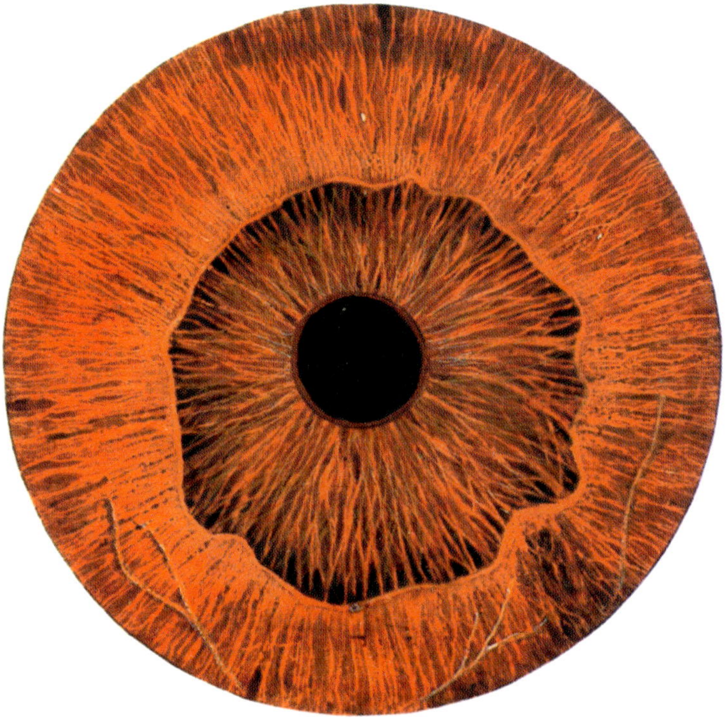

Tafel 12a

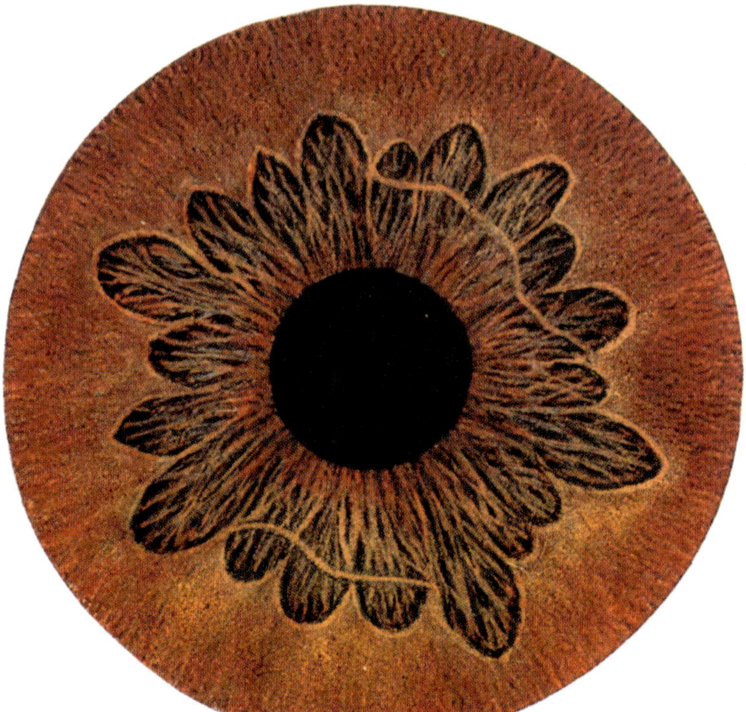

Tafel 12b

Morphologische und habituelle Merkmale

Fast immer übergewichtig (Bauch!), oft Turmschädel und abnormer Kleinwuchs des Unterkiefers (Brachygnatie), dicker, auch kurzer Hals, stumpfer epigastrischer Winkel, geringe Muskelentwicklung der Extremitäten, Gesichtshaut wirkt gesund und gut durchblutet, ist manchmal auch gelblich. Puls bei allgemeiner Vollblütigkeit schwer zu komprimieren, gelegentlich unregelmäßig.

Psyche: Anzeichen depressiver Verstimmung im Wechsel mit Gereiztheit. Allgemeine Beschwerden: stenokardische und asthmatische Zustände. Schläfrigkeit, Mattigkeit, Schwindel, endokrine Störungen (vor allem Schilddrüse und Keimdrüsen); kongestive Leberbeschwerden mit Störungen des Galleflusses, Hypercholesterinämie, vermehrte Absonderung der Schleimhäute. Meist bestehen Rückenschmerzen (Stauung der klappenlosen Venen des Plexus venosus vertebralis internus et externus).

Örtlich: Gefühl der Völle (auch ohne Meteorismus) in Bauchraum und Mastdarmgegend, mit gelegentlichen Stichen, Brennen, Dranggefühl.

Krankheitsneigungen

Hämorrhoiden, Status varicosus, Thrombose (Beckenvenen!), Prostataleiden, Staungsleber, später Hypertonie vom abdominellen Typ, Arteriosklerose.

NB: Bei signifikanter Erhöhung des Harnsäurespiegels im Blut kommt es zur metabolischen Atonie der venösen Gefäße und damit ebenfalls zur Plethora!

Pathologie

Der Blutgehalt der einzelnen Organe wird normalerweise durch ihre Tätigkeit bestimmt: „Ubi irritatio, ibi affluxus." („Wo ein Reiz, da ein Zustrom.") Bei der Blutfülle unterscheiden wir zwei verschiedene Formen:

1. Die aktive oder kongestive Hyperämie, die durch eine verstärkte Tätigkeit des arteriellen Systems entsteht, und
2. die passive oder Stauungshyperämie, die durch Verminderung des venösen Abflusses zustande kommt.

Unter Plethora, der dauernden Vermehrung der gesamten Blutmenge ohne wesentliche Veränderung der Zusammensetzung, versteht man in der traditionellen Medizin auch eine fehlerhafte Blutverteilung und die passive Kongestion durch verminderte Irritabilität des venösen Gefäßsystems. Durch die dabei erweiterte Endstrombahn und die zunehmende Erhöhung des kapillaren Druckes (Plethora spuria) kommt es zur Verlangsamung der Blutbewegung, besonders des venösen Rückflusses. Unter der Blutüberfüllung leidet besonders das Pfortadersystem (Plethora abdominalis), dem Hufeland bei dieser Konstitution eine angeborene Schwäche (Dispositio haemorrhoidalis) zuspricht.

Von den verschiedenen Formen ist auch heute noch die sogenannte sympathische Kongestion interessant; man unterscheidet sie ursächlich in die konsensuelle und die durch antagonistische Reize entstehende:

a) Konsensuelle Kongestion: Reflektorische Übermittlung eines Reizes auf ein entferntes Strömungsgebiet; am häufigsten auf die Lungen und in den Kopfbereich, bewirkt durch Krankheitsreize im Unterleib (Dyspnoe-Herzklopfen bei Bewegung – Migräne).

b) Antagonistische Kongestion: Durch Unterdrückung einer physiologisch notwendigen Funktion in den verschiedensten Regionen auftretend, so besonders im Brustkorb, im Gehirn und im Magendarmgebiet durch Behinderung der normalen Hauttätigkeit oder das Ausbleiben der Menstruation. Oftmals bestehen jahrelang keine Beschwerden. Unpässlichkeiten werden zuerst morgens, nach Schlaf oder längerer Ruhe deutlich, besonders bei Personen mit Bewegungsarmut. Während der Gravidität kommt es nicht selten zur Vollblütigkeit (früher: „verdoppelte Sanguifikation der Schwangerschaft"). Manche Beschwerden sind dann auf diesen Zustand zurückzuführen (Venenentzündungen, Varizenbildung, Kopfschmerzen, Depressionen etc.).

Plethorische Zustände können bei entsprechender Lebensweise (vieles Sitzen, mangelnde Bewegung, erhitzende, kalorienreiche [eiweißreiche] Speisen und Getränke [alkoholhaltige, besonders Wein und Bier]), grundsätzlich bei jeder Konstitution auftreten. Die konstitutionelle Plethora ist iridologisch schon früh erkennbar und weist ein gewisses Moment genetischer Präformierung auf. Sie ist iridologisch und an der allgemeinen Körperbeschaffenheit früh zu erkennen, wodurch sich die Entwicklung vorgenannter Leiden verhüten lässt.

Hufeland nennt diese Konstitution die venös-hämorrhoidalische:

„Vorherrschen des Venensystems und venösen Bluts besonders im Unterleibe, des Pfortadersystems, daher Überfüllung desselben, Hämorrhoidalcongestionen."

Therapie

Homöopathische Mittel

Die Hauptmittel für die plethorische Konstitution sind:
Sulfur D4
Polychrest, wirkt auf das gesamte venöse System, unter Einschluss des Pfortadergebietes (Plethora), und die Verdauungsorgane. Dyskrasische Diathese, Venosität. Eines der wichtigsten Mittel zur Behebung mangelhafter Reaktionen.

Aloe D2
Plethora abdominalis, Stauungen der Bauchorgane – besonders der Leber, Bronchialaffektion, Hämorrhoiden, Venosität, dyspeptische Beschwerden.

Ferrum picrinicum D5
Gefäßtonikum, hauptsächlich für das kleine Becken, chronische Prostatakongestion. Besonders für Personen dunkler Komplexion mit „empfindlicher" Leber geeignet.

Weitere homöopathische Mittel:
Capsicum D3
Kopfkongestionen, Leberstauung, blutende Hämorrhoiden.

Spongia D2
Thorakale Kongestionen (Oppressionsgefühle), Blutwallungen. Gesicht rot und heiß.

Spagyrische Arzneimittel:

Chelidonium spag. Ø
Venöse Stauungen im Pfortadergebiet, Leberschwellung, harnsaure Diathese.
3 x täglich 10 Tropfen

Aesculus spag. Ø
Abdominelle Stauungen mit Völlegefühl, Hämorrhoiden und gichtigen Beschwerden.
3 x täglich 10 Tropfen

Nux vomica spag. Ø
Sitzende Lebensweise, Folgen von längerem Alkoholgenuss. Besonders geeignet für cholerische Temperamente.

Mittel der Schüßler'schen Biochemie:

Natrium sulfuricum D3–D6
Gedunsene Personen mit Blähungskoliken, galligen Durchfällen und Leberschwellung

Calcium fluor D3–D6
Morgens und abends 2–4 Tabletten
Bei Erschlaffung elastischer Gewebe, Hämorrhoiden.

Phytotherapie:

Herb. Millefolii (Infus), Saft
Herb. Linaria (Infus)
Rad. Taraxaci c. Herb. (Infus – Kaltauszug), Extr. Taraxaci. Saft.

Die hämangiotische Konstitution

Iridologische Merkmale

Iris (linke Iris dargestellt) braun bevorzugt. Kräftiger Pupillarsaum. Gelegentliche vertikale Ovalpupille zeigt Hirnkongestionen an! In der Ziliarzone zahlreiche hellere Fasern, besonders im Kopf- und Herzsektor (Überreizungszeichen, schwächere Vergrößerung benutzen!), diese sind häufig vaskularisiert.

Kongestionsfurchen (Radiärfurchen mit dazwischenliegender Aufwölbung der Iris) in den oberen Iris-Sektoren verweisen auf Kongestionen zu Brustraum und Kopf!

Schon in mittleren Jahren tritt im oberen Teil der Cornea ein mondförmiger Arcus lipoides auf.

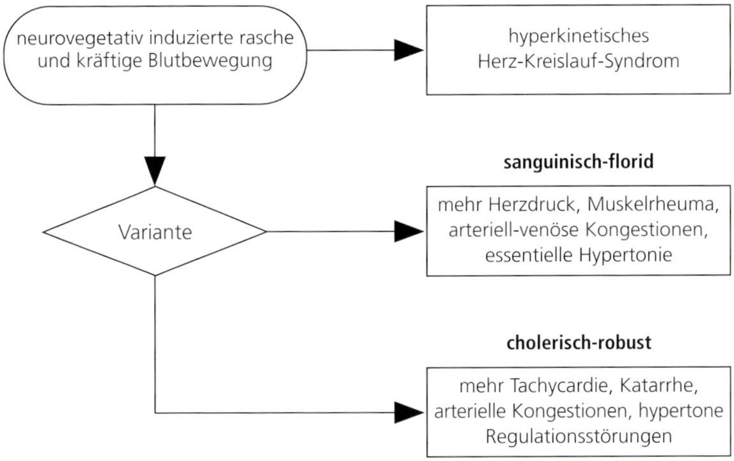

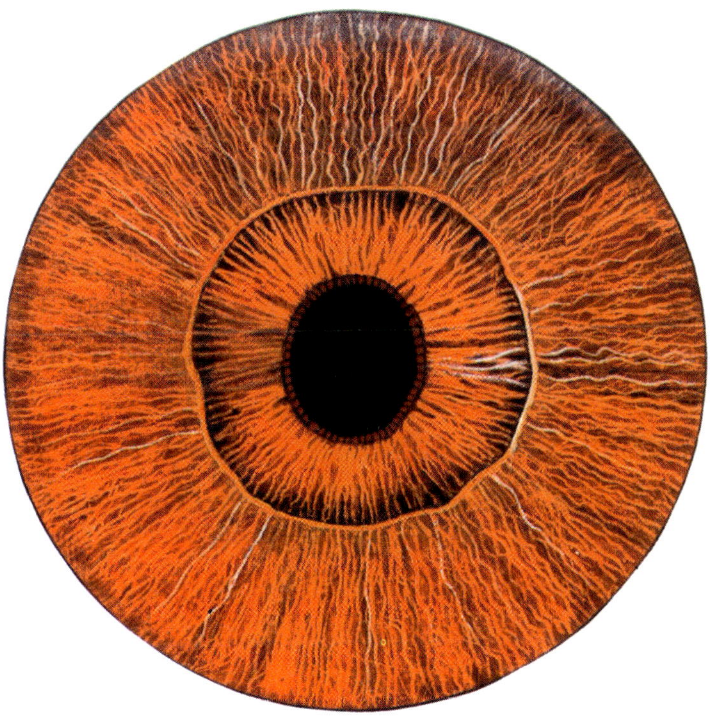

Tafel 13

Morphologische und habituelle Merkmale

Vorwiegend betroffen sind Kopf- und Brustraum, vor allem bei Personen jüngeren bis mittleren Alters, häufiger im männlichen Geschlecht. In alter Zeit wurden zwei in Habitus und physiologischem Verhalten unterschiedliche Typen beschrieben, die auch heute noch gleichermaßen anzutreffen sind:

a) Die sanguinisch–floride Form
Lang aufgeschossener, magerer Körperbau, zarte weiße Haut mit roter Gesichtsfarbe, rasche, oberflächliche Respiration, lebhafte Bewegungen, frequenter Puls, erhöhte Schweißabsonderung. Größere Erkrankungsneigung.

b) Die cholerisch–robuste Form
Gedrungener, athletischer Körperbau, großer Kopf, kräftiger Hals, breite Schultern, langsame und tiefe Respiration, langsamer kräftiger Puls, ruhige, kraftvolle Bewegungen. Schleimhaut- und Schweißabsonderung sind mäßig, Erkrankungsneigung gering.

Krankheitsneigungen

Hypertone Regulationsstörung, essentielle Hypertonie, Herzklopfen, Herzdruck, Blutwallungen (Nasenbluten), funktionelle Kreislaufbeschwerden (gegebenenfalls auch Erschöpfungssyndrome); Muskelrheumatismus, Katarrhe, frühzeitige Arteriosklerose mit Apoplexiegefahr.

Die cholerisch-robuste Variante zeigt bei fortschreitendem Alter zunehmend Anzeichen der plethorisch-venös-kongestiven Konstitution (siehe Tafel 12).

Hufeland bezeichnet diese Konstitution auch als phlogistische-sthenische:

„Vorherrschendes Blutsystem, schnelle und reiche Sanguifikation, voller, starker Puls, Röte des Gesichts, Reichtum an Wärme, Kraft in allen Lebensäußerungen, Neigung zu Blutkongestionen, Blutflüssen, Entzündungen."

Pathologie

Die hämangiotische Konstitution ist das Gegenstück zur phletorischen Konstitution. Sie kennzeichnet sich durch raschere und kräftigere arterielle Blutbewegung, die besonders leicht neurovegetativ provozierbar ist. Bei vorgegebenem partiellem Reiz entstehen rasch aktive Kongestionen (Anschoppungen). Das „iritatio attrahit" („Der Reiz zieht an.") ist ein Grundgesetz organischen Lebens. „Anhaltende Seelenreizung des Gehirns verursacht Kongestionen." *(Hufeland)*. Darum wurde diese Konstitution früher die arterielle oder auch apoplektische genannt.

Normalerweise richtet sich die Blutzufuhr nach dem Ausmaß der aktuellen Tätigkeit. Je größer diese ist, umso stärker ist der Blutzustrom, der das Gewebe beziehungsweise Organ mit Nährstoffen und Sauerstoff versorgen muss. Die Information dazu wird unmittelbar vom arbeitenden Organ über das sympathische Nervensystem als Reiz an die Vasomotoren gerichtet. Diese sorgen dann für einen verstärkten Blutzustrom.

Von einer arteriellen Kongestion spricht man, wenn Blut über das normale Maß hinaus zugeführt wird oder eine erhöhte Zufuhr völlig ungerechtfertig, das heißt auch bei ruhender Organfunktion, erfolgt.

Die unmittelbar auslösenden Ursachen dafür sind starke Gemütsbewegungen, wie etwa aggressive Stimmungen (besonders bei gleichzeitiger Frustration) beziehungsweise Ärger und erhöhte neurovegetative Erregbarkeit. Derartige Dysfunktionen wurden früher gern als Gefäßneurosen bezeichnet. Dem kann nicht widersprochen werden.

Die ausformenden Bedingungen sind kortikal-hypothalamisch-hypophysärer Natur. Das pathophysiologische Krankheitsbild entspricht weitgehend dem Effekt der auf die Beta-Rezeptoren einwirkenden Katecholamine. Die arterio-venöse Sauerstoffdifferenz ist vermindert, das Schlagvolumen des Herzens erhöht (hyperkinetisches Herz–Kreislaufsyndrom), die Wärmeentwicklung verstärkt. Wenn auch die übernormale Herz- und Gefäßtätigkeit im Vordergrund der Symptomatik steht, darf doch nicht außer Acht gelassen werden, dass die auslösende Ursache der kongestiven Beschwerden einem allgemeinen oder partiellen neurovegetativem Reiz in der Peripherie zuzuschreiben ist.

Therapie

Die Gefäßsituation ist gekennzeichnet durch Erschlaffung der Peripherie und gesteigerte Aktion der größeren Gefäße im Sinne eines Regeleffektes (kybernetisches Feedback). Zur Therapie sind darum vorrangig Mittel erforderlich, die tonisierend und erregend auf die Endstrombahn wirken. Schon *Otfried Müller* wies 1939 auf das häufig entgegengesetzte Verhalten des peripheren und zentralen Gefäßsystems hin (z.B. im warmen Vollbad).

Beschwerden vorgenannter Art treten deutlich gehäuft im Frühjahr, im März, April und Mai auf. Die traditionelle Humoralpathologie ordnete diese Jahreszeit deshalb dem Blut (Sanguis-Prinzip) zu, was weitergehende therapeutische Konsequenzen hatte.

Homöopathische Mittel

Die Hauptmittel für die hämangiotische Konstitution sind:
Sanguinaria D2
Wirkt unmittelbar auf die Regulation des Vasomotorensystems.

Kongestionen zu Kopf und Brust. „Rote" Migräne (klopfend-stechend).

Unverträglichkeit direkter Sonneneinwirkung.

Arnica D2
Wirkt kräftig erregend auf das periphere Nerven- und Gefäßsystem, beseitigt Blutkongestionen und -anschoppungen, steigert die Atemtätigkeit. In alten Zeiten wurde Arnika zu den „verdünnenden" Heilpflanzen gezählt. Das erscheint verständlich, wenn man bedenkt, dass bei erschlafften Arteriolen die Kapillaren eine erhöhte Flüssigkeitsmenge ins Interstitium passieren lassen; mit der Folge eines Viskosität-Anstiegs, besonders des venösen Blutes.

Bewährte Indikationen im Zusammenhang mit der hämangiotischen Konstitution sind: Präcordialschmerz mit Herzklopfen, Schwindelzustände durch Hirnkongestionen, Apoplexieprophylaxe.

Aurum metallicum D4
Noch im vorigen Jahrhundert als eines der wichtigsten antiphlogistischen Mittel im Gebrauch zur Dämpfung überschießender Vegetationsprozesse. Hochgelobt wurde es speziell zur Behandlung hyperkinetischer Kreislaufsyndrome und indurativer Kongestionen sowie hypochondrischer und melancholischer Zustände.

Die Homöopathie hat in ihren Arzneimittelprüfungen die alten Indikation bestätigt.

Weitere homöopathische Mittel:
Antimonium tartaricum D4–D6:
Antidyskrasisch wirkendes, das Herz herabstimmendes Mittel, verbessert die Blutzirkulation.

Antimon. sulfur. aurant. D2–D6:
Lungenkongestionen, asthmatische Beschwerden kombiniert mit funktionellen Herzstörungen (zäher, schwer auszuwerfender Schleim).

Convallaria D1–D2
Convallaria fördert die Durchblutung der peripheren Gefäße. Bewährt bei kardialem Erethismus und unregelmäßiger Herztätigkeit.

Spigelia D3
Hyperkinetisches Herzsyndrom. Kongestionen zu Kopf und Herz, neuralgiforme Schmerzen in der Herzgegend, Angina pectoris.

Spagyrische Arzneimittel:

Aconitum spag. Ø
Mehr für anfallsartige, fiebrige Zustände bei vollblütigen Personen mit großer Unruhe, funktionellen Herstörungen oder angestrengter Herztätigkeit geeignet. 10–20–30 Tropfen in ein Glas Wasser; davon stündlich 1 Esslöffel bis zum Abklingen der Beschwerden.

Belladonna spag.Ø
Kopfkongestionen mit hämmernden und klopfenden Schmerzen, rotem Gesicht, glänzenden Augen mit erweiterter Lidspalte; auch bei hypertonen Kopfbeschwerden.

Dosierung wie bei Aconitum. Bei chronisch rezidivierenden Beschwerden vorstehender Art auch 3 x täglich 5 Tropfen in etwas Wasser aufgelöst.

Rasche Hilfe bringen Kaltwasseraufschläge auf Kopf und Gesicht; gleichzeitig Essigwasserfußwickel oder ableitende Fußbäder.

Melilotus spag.Ø
Hyperämischer Kopfschmerz, hypertone und klimakterische Beschwerden, Wallungen, Migräne, Nasenbluten.

Mittel der Schüßler'schen Biochemie:

Kalium phosphoricum D3/D6
Ökonomisierung der Herztätigkeit.

Ferrum phosphoricum D6
Kongestive Beschwerden.

Phytotherapie:

Herb. Leonuri cardiacae (Kaltansatz / Infus),
Fol. Melissae (Infus),
Extr. Crataegi fluid. mehrmals täglich 10 Tropfen, Fertigpräparate.

Ernährungshinweise:

Fleischarme Kost, Gemüse und reichlich Rohkost sind anzuraten.

Bewährt sind Erdbeeren und Zitronen (Saft – Zitronenwasser),

Alkohol und Kaffee sind streng zu meiden.

Die phlegmatisch–venöse Konstitution

Iridologische Merkmale

Graue und hellbraune Iris bevorzugt, humorale Region mäßig verdunkelt oder pigmentiert; teils diffus verfärbt, teils Schnupftabak–Pigment, wobei verschiedene Varianten möglich sind, auch Pigmentierung auf dem Untergrund einer beigefarbenen Faserverschmierung.

Verdunkelungen und Lockerungen in den unteren Irisabschnitten besonders zwischen 20'–40'. Gelegentlich ist die ganze untere Irishälfte auffällig dunkler als die obere („ungleiche Blutverteilung").

Kleinwolkige Verschmierung in der ganzen Ziliarzone – manchmal sogar in der Krausenzone. Die Wolken sind nie weiß, sondern immer ockerfarbig.

Es besteht große Ähnlichkeit mit der hydrogenoiden Konstitution.

Beachtung erfordern einzelne sektorale Dunkellinien als Anzeichen lokaler, venöser Stauungen. Begleitende Reizradiären sprechen für mehr oder weniger entzündlichen Charakter.

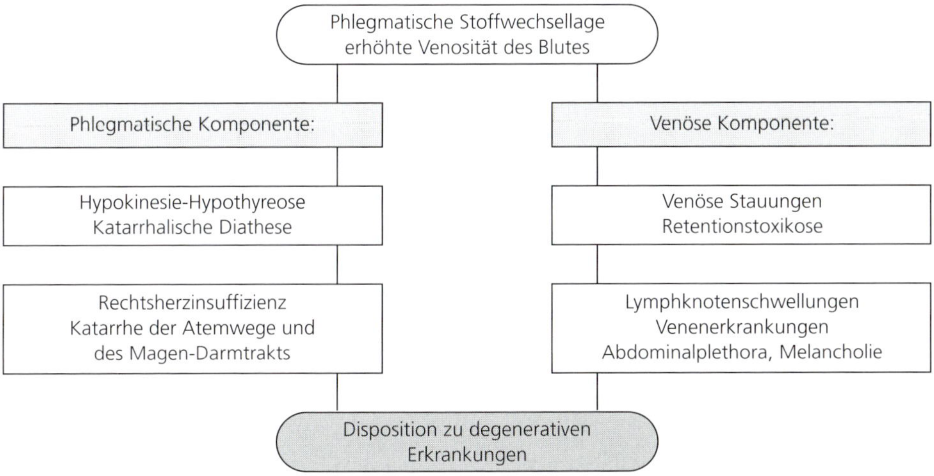
Phlegmatische Stoffwechsellage
erhöhte Venosität des Blutes
Phlegmatische Komponente:
Venöse Komponente:
Hypokinesie-Hypothyreose
Katarrhalische Diathese
Venöse Stauungen
Retentionstoxikose
Rechtsherzinsuffizienz
Katarrhe der Atemwege und
des Magen-Darmtrakts
Lymphknotenschwellungen
Venenerkrankungen
Abdominalplethora, Melancholie
Disposition zu degenerativen
Erkrankungen

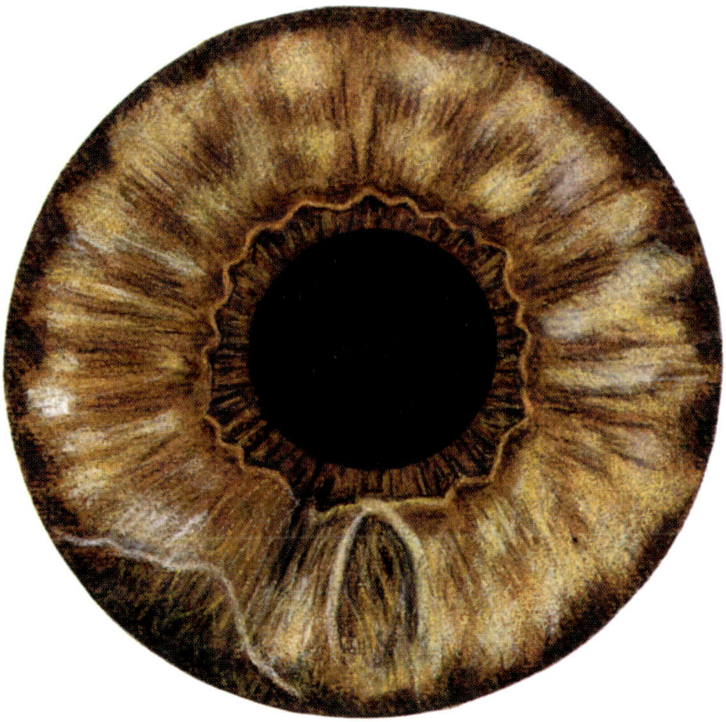

Tafel 14a

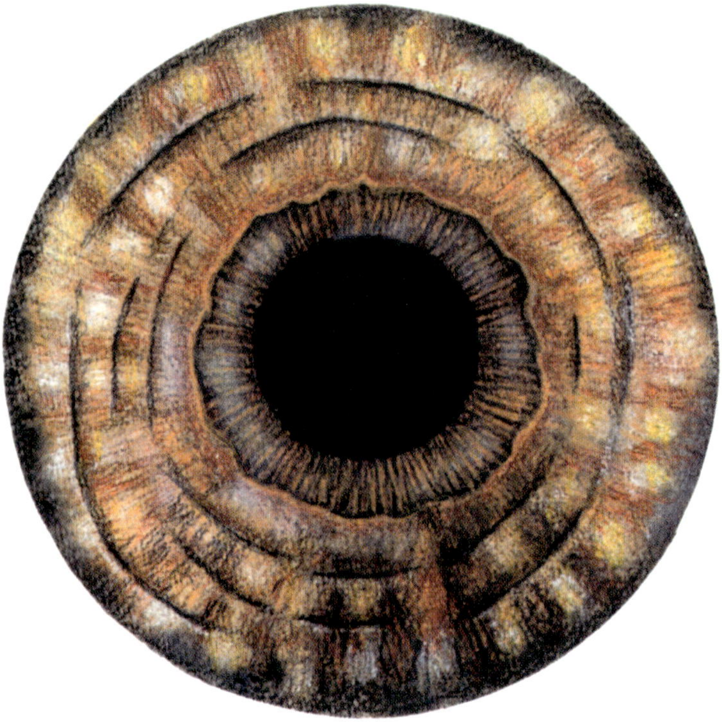

Tafel 14b

Morphologische, habituelle und psychische Merkmale

Gesicht blass, Körper voluminös mit Fettansatz – besonders am Bauch. Die Körperbewegungen sind langsam – desgleichen die geistigen Tätigkeiten bei normalem Intellekt. Gemüt und Gemeingefühl sind wenig erregbar; ein im Ganzen zuverlässiger Charakter.

Pathologie

Kalorische Grundfunktion mäßig bis vermindert; verlangsamte Respiration und Sprache, gut funktionierender Anabolismus – daher Tendenz zum Übergewicht – träger Stuhlgang. Die Schleimabsonderung wird bereits durch geringe Reize vermehrt. (Rasselgeräusche über den Lungen.)

Außer einer Disposition zum Auftreten erhöhter Venosität des Blutes und zu Venenerkrankungen ist die Krankheitsneigung nicht sehr groß. Letzterer Zustand kündig sich an durch Entzündungen der Venen und passive Blutstauungen vorwiegend im Bauchraum. Diese betreffen insbesondere die Leber. Die Folge ist eine verminderte Gallenabsonderung (Hypocholie – Stauungsgallenblase). Bei längerem Andauern des Zustandes besteht die Gefahr eines organischen Leberumbaues (Cholestatische Leberzirrhose).

Die Konstitution bietet in dieser Situation das klinische Bild der hypothyreotischen Form einer Cholezystopathie.

Bei ausgeprägter Abdominalplethora (siehe auch: plethorische Konstitution) ist mit verschiedenen konsensuellen Erkrankungen zu rechnen:

Hypochondrie, Melancholie, Rechtsherzinsuffizienz, Dyspnoe mit Bronchialverschleimung, gastrischen Erkrankungen, Hämorrhoiden und Gicht. Gelegentlich kommt es zu Schwellungen regionärer Lymphknoten und bei Frauen zur Entstehung von Brustknoten.

Therapie

Die diese Konstitution begleitenden Beschwerden beginnen oft erst im Herbst bis Winter beziehungsweise steigern sich zu dieser Zeit. Der Behandler muss auf diesen Tatbestand vorbereitet sein, eventuell bereits im Spätsommer prophylaktische Maßnahmen treffen.

Homöopathische Mittel

Die Hauptmittel für die phlegmatisch-venöse Konstitution sind:
Graphites D4–D6
Polychrest. Träge Organfunktionen, Fettansatz, Wasserüberschuss im Gewebe, ungenügender oxidativer Stoffwechsel, Autointoxikation infolge ungenügender Entgiftung. Insuffizienz der Schilddrüse und Keimdrüsen. Spätskrofulose im Alter, Depressive Verstimmung.

Thuja D3–D4–D6
Polychrest. Lymphatisch-rheumatische Diathesen. Schleimhautkatarrhe mit teils dicker, teils scharfer Sekretion. Hypertrophie, Polypen. Nässende und eitrige Hautausschläge. Chronische Erkrankungen der Harnwege.

Antimonium crudum D3–D4–D6
Antidyskrasisches Mittel, reduzierter Stoffwechsel infolge Hemmung der Oxidationsprozesse.

Weitere homöopathische Mittel:
Ammonium carb. D2–D6:
Mangelhafte Oxidation, Blut mit Kohlendioxyd überladen. Schlaffes Gewebe, lymphatische Hyperplasie, Anämie, cardio-respiratorische Störungen.

Ammonium bromat. D2–D3–D4:
Harnsaure-arthritische Diathese, Verlangsamung des oxidativen Stoffwechsels. Reizung der Schleimhäute mit weißem, klebrigem Schleim.

Spagyrische Arzneimittel:

Bovista spag. Ø
Atonisch-venöse Stasen, Erschlaffung der Kapillaren, ödematöse Anschwellungen, Schwäche, allergische Hauterkrankungen
3 x täglich 10 Tropfen

Geum urbanum spag. Ø
Verschleimung des Magen-Darm-Kanals, allgemeine, speziell muskuläre Schwäche mit schwermütiger Stimmung. Blähungskoliken. (Alte Angabe: „Erfrischt den ganzen Körper.")
15–50 Tropfen in einem Glas Wasser – tagsüber trinken.

Grindelia spag. Ø
Lösendes Mittel, besonders bei Asthma und Emphysem mit starker Schleimbildung, Schmerzen in der Milzgegend.
3 x täglich 10–15 Tropfen

Gratiola spag. Ø
Ausleitendes Mittel. Subakuter bis chronischer Magendarmkatarrh, portale Stauungen, Nieren- und Blasenkatarrh.

Mittel der Schüßler'schen Biochemie:

Kal. sulfuricum D3–D6
Verbessert die Sauerstoffverwertung, schleimig-eitrige Katarrhe.

Ergänzungsmittel:
Kal. jodatum D3–D4
Schilddrüsenstörungen, teigige, rheumatische Gelenkschwellungen. Schleimhautkatarrhe der Luftwege. Struma parenchymatosa. (Das Mittel wirkt flüssigkeitsentziehend.)

Phytotherapie:

Flor. Primulae cum Calycibus (Infus)
Nach humoralpathologischer Terminologie: Gegen alle kalten Gebrechen, einschließlich der kalten Wassersucht (kalte, ödematöse Haut), kalte, rheumatische Gelenkschwellungen und Schleim-

verstopfung der Nieren (wenig, schleimreicher Harn, große Nubecula).

In der Iris zeigen sich dichte weiße Wolken oder Verschmierungen in den Rückenquadranten.

Dieser Tee muss heiß getrunken werden und ist besonders indiziert, wenn nach anfänglicher Erwärmung im Frühling der Winter wiederkehrt, der dann die obenstehenden Beschwerden wiederbringt.

Vereinfachtes Rezept nach Hildegard von Bingen:

Fol. Farfarae
Herb. Plantaginis major. āā 20.0
Herb. Visci albi 40.0
M. f. species
D. S. 3 Wochen lang in 1 Liter Rotwein macerieren.
Nach dem Frühstück oder im Laufe des Vormittags ein kleines Glas trinken.

Fol. Rosmarini (Infus)
Eine nach den Verordnungsregeln der Humoralpathologie sehr „warme und trockene" Heilpflanze (im 3. Grade), die die Lebenstätigkeit der Gefäße und Nerven kräftig erregt, zerteilend auf den zähen Schleim wirkt und ihn aus dem Blut entfernt.

Anzeigen sind: Postklimakterische Beschwerden, Benommenheit, Schlafsucht, Schwindel, Kopfdruck.

Spirit. Rosmarini ad.us.extern.

Fol. Salviae (Infus) – Wintermittel
Zur Blutverbesserung; vermindert das Phlegma. Geeignet für alle „kalten Leiden" des Kopfes und der Nerven.

Tinct. Rhei
Für schlaffe, gedunsene, torpide Personen. Tonisiert und steigert die Vitalität.
3 x täglich 10–20 Tropfen

Zur Ausleitung und Blutreinigung:
Rad. Levistici (Infus – Dekokt)
Verschleimung der Atmungs- und Verdauungsorgane, chronisches Herzleiden.

Rad. c. Herb. Taraxaci (Infus – kurzer Dekokt)
Herb. Cardui benedicti (Infus) – Herb. Veronicae (Infus)
Für die melancholische Form der phlegmatisch-venösen Konstitution.

Tinct. Calami – für mehr phlegmatische Personen. Reduziert das phlegmatische Prinzip, blut- und säftereinigend.
3 x täglich 15–25 Tropfen p.c.

Tinct. Angelicae
Für mehr venöse Personen.
Meteorismus, Hypochondrie, Angstzustände.
Alte Interpretation:
„Gegen alle schlechten Feuchtigkeiten." – „Blut und Pneuma kehren an ihren Platz zurück."
3 x täglich 15–20 Tropfen p.c.

Diätetische Empfehlungen:

Zu vermeiden sind Süßspeisen, selbst Honig fördert die phlegmatische Blutmischung.

Ferner sind Mehlspeisen, Hülsenfrüchte und Milch problematisch.

Die biliöse (biliäre) Konstitution

Iridologische Merkmale

In der Pupille (rechte Iris dargestellt) ockerfarbene Anhäufungen von Pigmentzellen (sogenannte „Cholesterinsternchen" – Reste der embryonalen Pupillarmembran).

Aberrate Fasern in der meist helleren oder dunkleren Krausenzone, besonders gegenüber dem Leber–Galle–Sektor (37'–48'); dieser fällt durch einige helle Radiären auf.

Bei grau- oder blauäugigen Personen finden sich diffuse oder fleckförmige orangefarbene Pigmentierungen, die gelegentlich eine ganze Region betreffen. Im fortgeschrittenen Stadium zeigen sich am Ziliarrand sogenannte „Gallelöcher", punktförmige, schwarze Defekte.

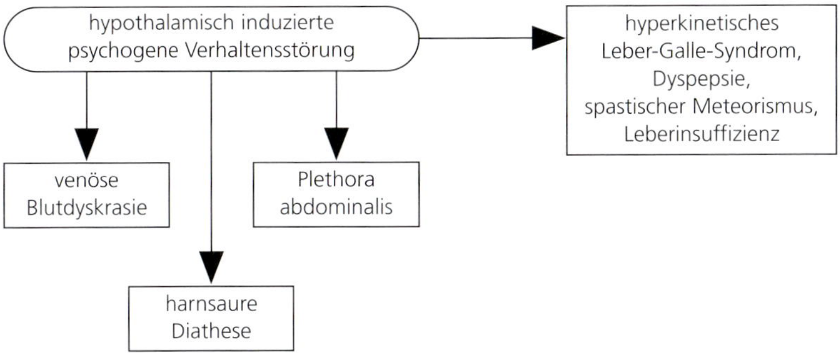

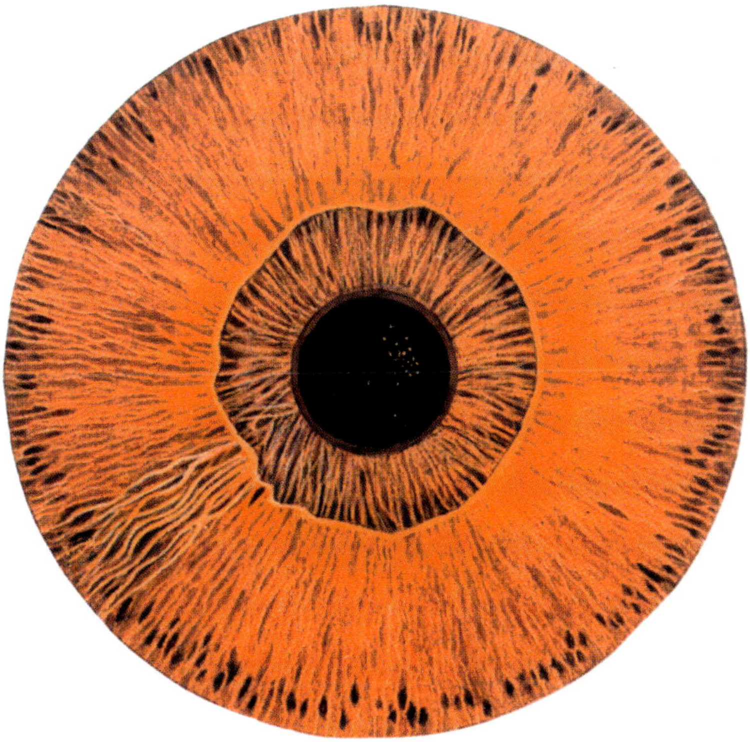

Tafel 15a

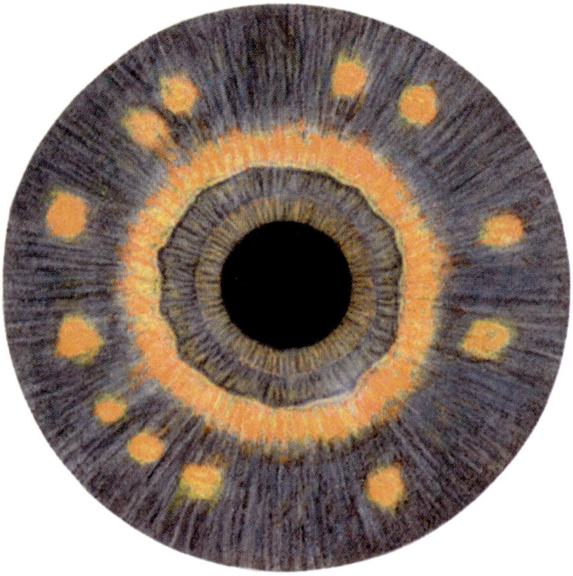

Tafel 15b

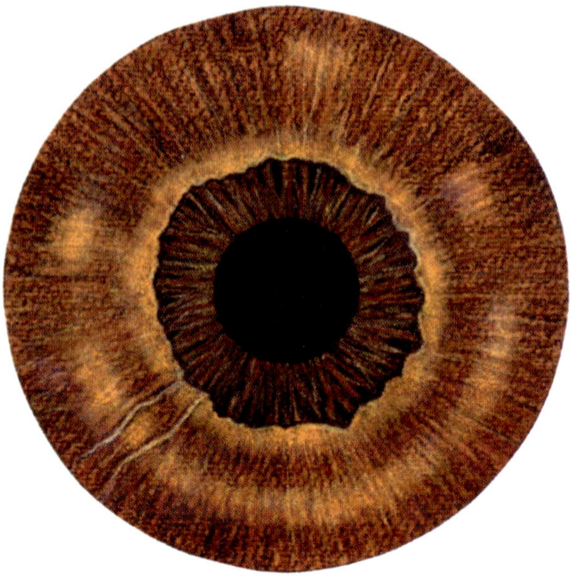

Tafel 15c

Morphologische und habituelle Merkmale

Glänzende Augen (während der Krankheitsphasen mit Präikterus), blasse bis gelbliche Gesichtsfarbe mit dunkelroten Wangen. Gelblich belegte Zunge, oft mit bitterem Mundgeschmack.

Harn: mäßig trüb, gelb bis dunkel verfärbt mit safrangelbem Schaum und Sedimenten.

Stuhl: Da die Darmperistaltik regelmäßig Störungen aufweist, ist dieser dünnflüssig (diarrhoea biliosa), oder es besteht spastische Obstipation.

Psyche: Das cholerische Temperament und in zweiter Linie das sanguinische Temperament dunkler Komplexion sind besonders disponiert. Verdrießliche, reizbare Gemütsstimmung mit häufigen Ausbrüchen von Ärger und Zorn, die schon von sich allein zur Polycholie und Stauungsgallenblase führen (reflektorischer Verschluss des Sphincter Oddi).

Beim sanguinisch-übersteigerten Temperament ist besonders die Zusammensetzung der Galleflüssigkeit verändert. Diese ist besonders cholesterinreich. Die übrigen Leberfunktionen können dessen ungeachtet im Bereich der Normalität sein. Mitbeteiligung des Organs äußert sich frühzeitig durch Verminderung des Harnstoffs und Vermehrung des Ammoniaks im Harn.

Die Leber ist im Organismus mehr als nur ein Organ üblicher Kategorie.

In der Antike war die Leber Sitz des Feuerelementes und damit der biologischen Energie. *H. Hertwig* spricht von der Leber als dem „Vegetationspol“ des Körpers, „und Traurigkeit entsteht immer dort, wo die Vegetation eingeht. ... Alles, was wir fühlen und denken, geht aus der Vegetation hervor, von der ich immer nur wieder sagen kann, dass in ihr jede Realität und jedes Mysterium unseres Lebens steckt.“

Vielleicht geben diese Gedanken eine Antwort auf die Frage, warum bei dieser Konstitution Verhaltensstörungen, Hypochondrie und depressive Verstimmung so weit verbreitet sind.

Nicht selten ist auch die biliöse Konstitution Nachfolgerin der Skrofulose oder exsudativen Diathese.

Die allgemeinen Beschwerden sind wechselhaft: Appetitlosigkeit, Durst (besonders auf kalte und saure Getränke), Aufstoßen, Übelkeit, Druckempfindlichkeit der Leber- manchmal auch der Milzgegend, Völlegefühl mit lauten Darmgeräuschen, spastischer Meteorismus (colica biliosa), Magenschmerzen (Begleitgastritis, cardialgia biliosa). Häufig sind Hämorrhoiden vorhanden.

Krankheitsneigungen

Bei dieser Konstitution sind auch bei Behandlung der aktuellen Beschwerden Nachfolge-Krankheiten zu erwarten:

Es bestehen Dispositionen zu Dysfunktionen und Schwellungen der Milz, Fettleber, Leberatrophie und Leberzirrhose sowie portalen Stauungszuständen.

Nach Überschreiten der Lebensmitte Leberinsuffizienz, Hepatosen, chronischer Durchfall, Hydropsie, Kakochymie (schlechte Beschaffenheit der Körpersäfte), Hypochondrie, manisch-depressive Zustände und Melancholie (biliäre Dyskrasie).

Pathologie

Die biliöse Konstitution, früher auch als „gastrosis biliosa“ bezeichnet, ist meist erblich belastet. Als Untergruppe der hämatogenen Konstitution ist sie außer den bereits dort genannten Merkmalen durch hyperkinetische Leber-Galle-Syndrome ausgezeichnet. Als auslösendes Moment gilt der Hinzutritt einer venösen Blutdyskrasie (Plethora abdominalis). Die erhöhte Aktivität dieses Systems äußert sich in vermehrter Harnstoff- und Harnsäureproduktion und in verstärktem Anfall von Stoffwechselschlacken. Die Beschwerden haben grundsätzlich intermittierenden Charakter.

Die Ursache ist in einer konstitutionell fixierten psychischen Verhaltensstörung zu suchen (Störung der Informationsverarbeitung im hypothalamisch-limbischen System).

Therapie

Homöopathische Mittel

Die Hauptmittel für die biliöse Konstitution sind:

Nux vomica D4
Polychrest. Erhöhter Tonus der glatten Muskulatur, gastrisch biliöse Beschwerden, kolikartige Schmerzen im rechten Oberbauch, Hypochondrie.

Bryonia D3
Polychrest. Ärgerlich-reizbarer übelgelaunter Patient. Auffällig übersteigertes Durstgefühl. Ste-

chende Schmerzen in rechter Oberbauchgegend (Leberkapselschmerz).

Berberis vulg. D1–D2
Wirkt galleaustreibend bei mangelhafter Absonderung. Harnsaure Diathese.

Chelidonium D2
Cholagogum, Sedativum, Spasmolyticum (mit besonderer Wirkung auf Sphincter Oddi). Galle - bedingte Begleitgastritis und -enteritis.

Spagyrische Arzneimittel:

Podophyllum spag. Ø
Als erstes „Einstiegsmittel“ geschätzt. Bei Gallen- und Leberstauung mit Cholämie. Durchfallneigung, „galliges Temperament“.
15–30 Tropfen in einem Glas Wasser, schluckweise tagsüber

Hepatica triloba spag. Ø
Früher hochgeschätzte – heute fast vergessene Heilpflanze, unspezifisch bei allen Galleleiden wirksames kleines Arzneimittel. Geeignet für Langzeit-Anwendung.
mehrmals täglich 10–15 Tropfen

Asarum spag. Ø
Geeignet für nervöse, überempfindliche Personen mit galleaustreibender Wirkung.
20–30 Tropfen auf ein Glas Wasser, schluckweise über Tag

Mittel der Schüßler'schen Biochemie:

Kalium chloratum D3
(Ärgersymptomatik)
3 x täglich 4 Tabletten

Natrium sulfuricum D3
(Cholämie)
2–3 x täglich 4–6 Tabletten

Kalium sulfuricum D3
(Leberbeteiligung)
3 x täglich 4 Tabletten

Die Basisreihe ergänzendes Mittel:
Magnesium sulfuricum D3
Katarrhalische Gallenwegserkrankungen, Fettintoleranz. Bei Gallenschmerzen 10–20 Tabletten Magnesium sulfuricum D3 (eventuell D1–D2) in heißem Wasser gelöst, schluckweise trinken.

Phytotherapie:

Tinct. Chinae
Die China-Wirkstoffe hemmen die Gallesekretion und sind Antagonisten der Schilddrüsenhormone. Mehrmals täglich 10–20 Tropfen

Herb. Hyperici (Infus)
Zahlreiche Fertigpräparate verfügbar.
Bei psychogen bedingter, überstürzter Gallebildung, Regulativ der Gallesekretion

Rad. Cichorii int. (Dekokt)
Wichtigste Arzneipflanze bei Cholämie, reguliert die Gallenfunkionen. Hypochondrie.

Herb. Centaurii (Infus)
Gegen die „unruhige Steingalle“.

Löwenzahn-Frischsaft: Galt einst als „feuchte und kühlende“ Pflanze, die das „hitzig-erregte“ Leber-Galle-System dämpft und überflüssige Galle ausführt.

Artischocken-Frischsaft: Bewirkt rasche Ausscheidung der Gallensäuren und des Bilirubins aus dem Blut über den Harn. Beschleunigt die Leberentgiftung.

Schwarzrettichsaft, Selbstherstellung oder Fertigzubereitung: Wirkt ausleitend bei Stauungsgallenblase.

Folgende zwei Arzneipflanzen sind, obwohl bei den üblichen Gallenleiden hilfreich, bei der biliösen Konstitution kontraindiziert:

Rheum palmatum
Die kräftige Tonus- und Sekretionssteigerung der Droge führt fast regelmäßig zur Verstärkung der

Beschwerden und vermag Schmerzattacken auszulösen.

Mentha piperita
Steigert die Gallensekretion bis zum Neunfachen der normalen und wird deshalb meist schlecht vertragen. Die oft empfohlene „dünne" Anwendung ist überflüssig.

Diätetische Empfehlungen:

Fett- und fleischarme Kost, besonders Reduktion von Gegrilltem und Gebratenem. Reichlich Wurzelgemüse, Salate, frische Melonen, Gurken, Kürbis, Molkegetränke.

Die gastrische Konstitution

Iridologische Merkmale

Die Krause ist immer unregelmäßig, ausgezackt oder zackenartig ausgebuchtet, heller als die Irisgrundfarbe, im blauen Auge auffallender als im braunen.

Die Krausenzone enthält je nach Umfang des Leidens mehr oder weniger reichlich aberrate Fasern und ist an der Peripherie deutlich heller.

Die humorale Region erscheint trüb-diffus aufgehellt (oft wie verschmiert wirkend) und enthält manchmal kleine krausenständige Lakunen oder Krypten. Falls es sich nicht gleichzeitig um eine „Ulcuspersönlichkeit" handelt (siehe braunes Auge, Tafeln 16a und 16c), dürfte das auf abgelaufene Schübe einer Gastritis erosiva hindeuten (im blauen Auge bei 25' alte Duodenitis mit Bulbusdeformierungen).

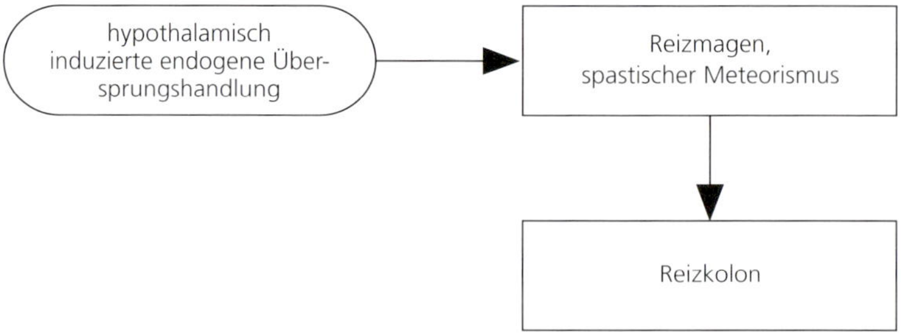

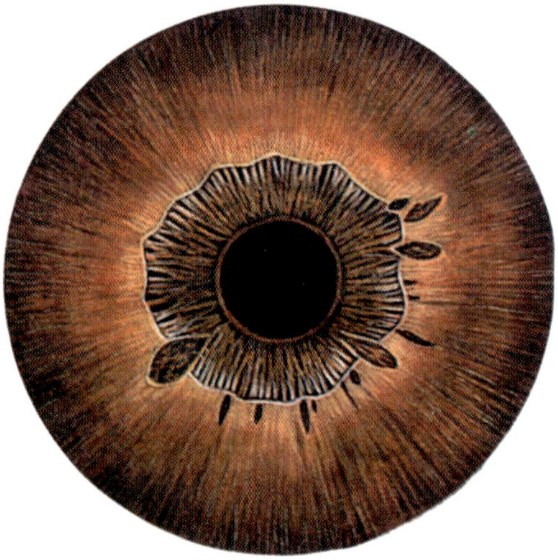

Tafel 16a

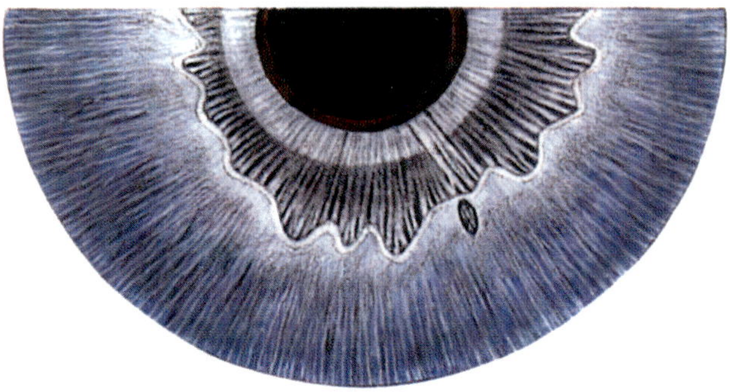

Tafel 16b

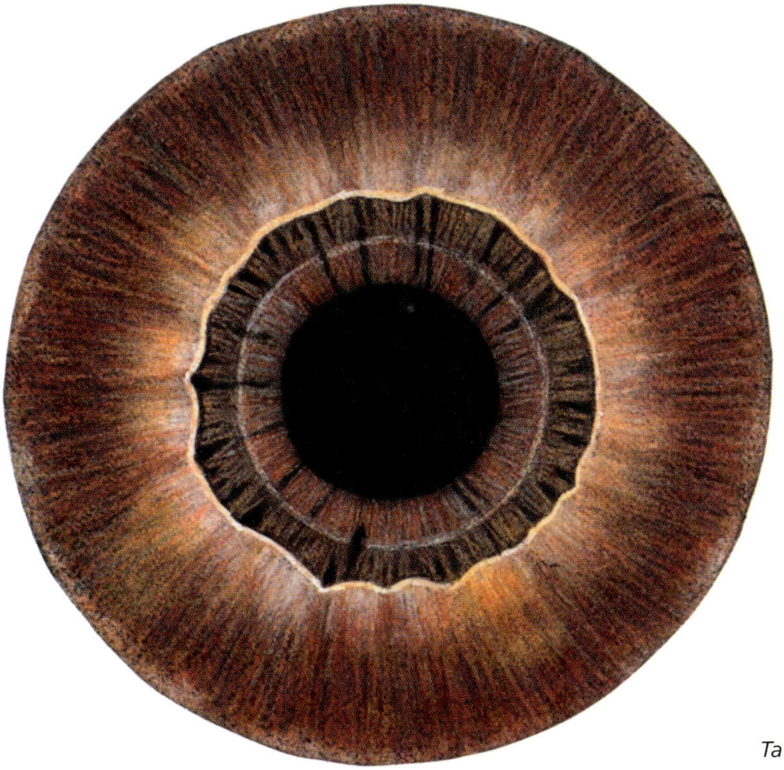

Tafel 16c

Krankheitsneigungen

Allgemeine Beschwerden: Diese sind auffälligerweise nicht so sehr von der Nahrungsaufnahme abhängig als vielmehr vom Vorliegen entsprechender unbewältigter Konfliktsituationen (sofern sich nicht inzwischen eine Erwartungsneurose eingeschliffen hat). Wechselnde Appetitstörungen, Aufstoßen, Übelkeit, Obstipation, Kopfschmerzen und eine ungewöhnliche Mattigkeit, die nicht im Verhältnis zum klinischen Befund steht.

Spezielle Beschwerden: Druck-, Spannungs- und Schweregefühl in der Magengegend bis zum immer diffusen Schmerz oder gar bis zur Kolik. Refluxösophagitis mit Sodbrennen (nicht obligatorisch und kein Zeichen für Hypersekretion!). Infolge verstärkter Retroperistaltik besteht meist spastischer Meteorismus und eine Neigung zum Reizkolon. Im Laufe der Jahre ist Übergang in atonisch-insuffiziente Verlaufsform möglich.

Pathologie

Dem Magen wurde in alter Zeit mehr Wert beigemessen als heute. Einesteils wegen seiner Bedeutung für die Reproduktion der Krasis („qualis cibus, talis chylus, qualis chylus, talis sanguis, qualis sanguis, talis caro“, i.e. „Wie die Nahrung, so der Saft, so das Blut, wie das Blut, so das Fleisch.“ Boerhaave), zum anderen wegen seiner Stellung zum Abdominalnervensystem. Nach klassischer Vorstellung waren die unter den Hypochondrien gelegenen Organe der Ausgangspunkt aller Gemütskrankheiten. Auf die eigentümliche Gemütsstimmung mancher Magenkranker wird daher bezeichnenderweise der Terminus „Hypochondrie“ angewandt. Nach alter Ansicht konnten auch andere Ausscheidungsfunktionen, in der Hauptsache die der Haut, vom Magen übernommen werden (Ausscheidungsgastritis), so dass der Magendarmkanal der Ort wäre, an dem die wichtigsten Krankheiten entschieden würden. Die Magenbehandlung gehörte daher zu den Fundamentalmethoden der Praxis. Wie weit man diese Vorstellungen heute noch akzeptieren kann, möge der Praktiker selbst entscheiden.

Fast alle Magenkrankheiten haben einen psychogenen „background“, und bei 30–50 % aller chronischen Leiden ist mit einem Reizmagen zu rechnen, dem hyperkinetischen Syndrom des Magendarmtraktes mit Tonus- und Motilitätsstörungen sowie Anomalien der Sekretion. Es handelt sich dabei um

eine Art endogene Übersprungs- beziehungsweise Ersatzhandlung durch Störungen der hypothalamischen Informationsverarbeitung

im Sinne der emotionalen Abfuhr. Gastralgie stellt somit die individuelle Disposition der gastrischen Konstitution dar. Neurotische Strukturanteile und oral fixierte Störungen des Antriebserlebens prägen die Persönlichkeit.

Die Beschwerden bei der gastrischen Konstitution sind selbstverständlich nicht auf den Magen beschränkt. Das würde jeder konstitutionellen Systemauffassung widersprechen. Der gesamte Darm und die Bauchspeicheldrüse sind noch dazuzurechnen. Bei Unverträglichkeiten bestimmter Speisen – weil sie etwa reizen oder schlecht verarbeitet werden – ist auch an Dysfunktionen dieser Organe zu denken. Diätetische Maßnahmen hätten dann ausnahmsweise ihre Berechtigung; ansonsten sind sie bei dieser Konstitution leider erfolglos.

Therapie

Bei keiner anderen Konstitution wie bei dieser tritt so deutlich in Erscheinung, dass die verschiedenen sich manifestierenden Leidensbilder Erkrankungen der Person darstellen. Die klinischen Befunde sind deshalb vergleichsweise unauffällig oder können ganz fehlen. Die funktionelle Störung herrscht überwiegend vor; Rezidive sind die Regel. Es ist daher zweckmäßiger, wenn sich die Behandlung stärker in psycho-physischer Hinsicht orientiert. Die vorgeschlagene Therapie soll diesem Umstand vermehrt Rechnung tragen. Sie richtet sich demgemäß nicht nach den bekannten Gastritisformen aus, die eine andere Behandlung erfordern würden. Dennoch sei daran erinnert, dass die Magenerkrankungen zu mehr als der Hälfte psychosomatischen Ursprungs sind, von denen wiederum ein erheblicher Anteil dem Vorliegen der gastrischen Konstitution zuzurechnen ist.

Homöopathische Mittel

Die Hauptmittel für die gastrische Konstitution sind:
Nux vomica D4
Nervös-reizbares Naturell, überempfindlich, ehrgeizig, arbeitsbesessen, Reizmagen als Stressfolge.

Asa foetida D3–D4
Neurasthenisch-hypochondrische Persönlichkeitsstruktur mit ausgeprägtem Stimmungswechsel, erhöhte Irritabilität, übererregte, verstärkte Retroperistaltik (häufiges Aufstoßen, Flatulenz, Globus hystericus).

Anacardium orient. D4
Aggressives Verhalten, Sympathikotonie, erhöhte Sensibilität des Plexus solaris. Nüchtern-Magenschmerzen mit Verschlimmerung im Frühjahr.

Dioscorea D4
Nervös-neuralgische Diathese, Spasmophilie, sexuelle Neurasthenie, abdominelle Migräne, Blähungskoliken, Durchfallneigung.

Weitere homöopathische Mittel:
Bismutum subnitricum D4
Hypochondrisch, verdrießlich, unzufrieden, unruhig. Gastralgie (brennend, krampfend, drückend). Verschlimmerung nach Speisenaufnahme, besonders durch Gewürze. Hauptmittel bei sehr hartnäckigen Magenkrämpfen.

Argentum nitr. D4
Überempfindlich, impulsiv, gehetzt. Süßigkeitenkonsum, obwohl diese nicht vertragen werden.

Gelsemium D4
Adynamische Persönlichkeit mit zittriger Schwäche, Magenschmerzen. Das Mittel ist immer einen Versuch wert, wenn andere versagen.

Acid. phos. D3–D4
Neurasthenisch-gastrische Persönlichkeit mit apathischer Schwäche. Meteoristische Auftreibung des Abdomens mit Plätschergeräuschen, Kollern et cetera.

Spagyrische Arzneimittel:

Prunus spinosa spag. Ø
Widerwillen gegen alle Speisen, Blähungsbeschwerden mit Übelkeit, Pfortaderstauung.
3 x täglich 10–20 Tropfen

Ipecacuanha 1.–2. spagyrische Potenz.
Vagusdämpfendes Mittel, Übelkeit, Erbrechen – auch bei leerem Magen.

Cocculus spag. Ø
Frauenmittel. Eindeutig psycho-nervöse Magenbeschwerden. Schwindel, Migräne mit Erbrechen, Magenkrampf mit Speichelfluss.
10–20 Tropfen in einem Glas Wasser, tagsüber schluckweise trinken

Mittel der Schüßler'schen Biochemie:

Kalium phosphoricum D3–D6
3 x täglich 2– 4 Tabletten

Magnesium phosphoricum D3–D6
10 Tabletten in heißem Wasser gelöst – schluckweise trinken

Die Basisreihe ergänzendes Mittel:
Magnesium sulfuricum D3
Palliativmittel bei verschiedensten Beschwerden (Aufstoßen).
4–8 Tabletten in heißem Wasser gelöst schluckweise trinken

Phytotherapie:

Tinct. Gentianae
Bei Verdauungsschwäche. Kleines psycho-sedatives Mittel mit besonderer Wirksamkeit bei Magenleiden.
3 x täglich 20 Tropfen

Bei aktuellen Beschwerden oder Krämpfen Tee von:
Flor. Chamomillae, Herb. Anserinae,
Herb. Centaurii bei Säurebeschwerden,
Fruct. Carvi bei Beschwerden nach kalten Speisen oder Getränken.

Kartoffelpresssaft
(Fertigzubereitungen verfügbar) bei Magenübersäuerung, für Magenempfindliche geeignet.

Diätetische Empfehlungen:

Mit Ernährungsmaßnahmen ist die gastrische Konstitution nicht zu heilen. Man hat im Gegenteil den Eindruck, dass die Einhaltung einer strengen Diät das Leiden eher verschlimmert. Dieser Umstand ist nach der Genese des Leidens durchaus verständlich.

Dennoch sollte auf Intoleranzen sorgfältig geachtet werden. Dazu gehören außer gebratenen und kräftig gewürzten Speisen auch die Milch und ihre Produkte. Die Erfahrung lehrt, dass eine vielseitige Kost am zuträglichsten ist, selbst wenn sie geringe Anteile problematischer Speisen enthält. Schließlich handelt es sich nicht um eine Allergie. Von besonderer Wichtigkeit ist die Sorge um täglichen Stuhlgang, wobei man auf Abführmittel verzichten sollte.

Die atonisch-asthenische Konstitution

Iridologische Merkmale

Pupille gelegentlich nach nasal dezentralisiert, auch entrundet, Pupillenring besonders zart, gelb bis rötlich-braun („Neurasthenikerring"), oft mit Begleitschatten.

Braunes Auge: So genannte „Astheniefurchen" – besser „Radiärfurchen", da nicht immer Asthenie vorhanden ist. Sie sind bei dieser Konstitution in mehr oder weniger großer Zahl und unterschiedlicher Länge vorhanden. Die Ränder sind abgedunkelt. Innerhalb dieser Krausenzone sprechen sie für Verdauungsschwäche.

Blaues Auge: Die Radiärfurchen sind weniger deutlich, bei schwächerer Vergrößerung (Lupe) jedoch als dunkelgraue Streifen gut sichtbar, dazwischen zahlreiche hellere Radiären. Meist größere „Erschöpfungspupille"!

Iris schüsselförmig eingesunken (siehe Schnitt Augenvorderkammer in Tafel 17d).

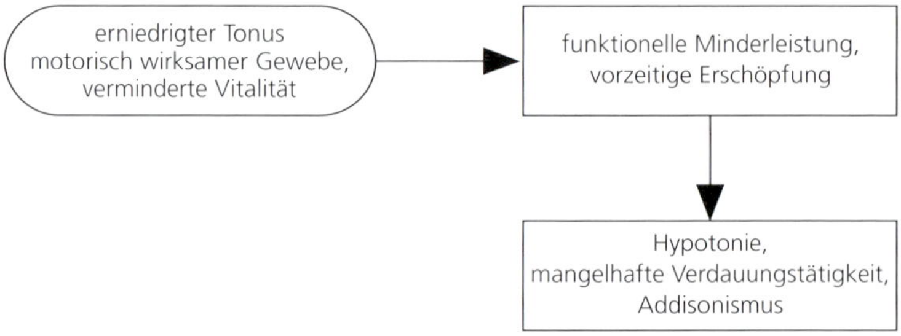

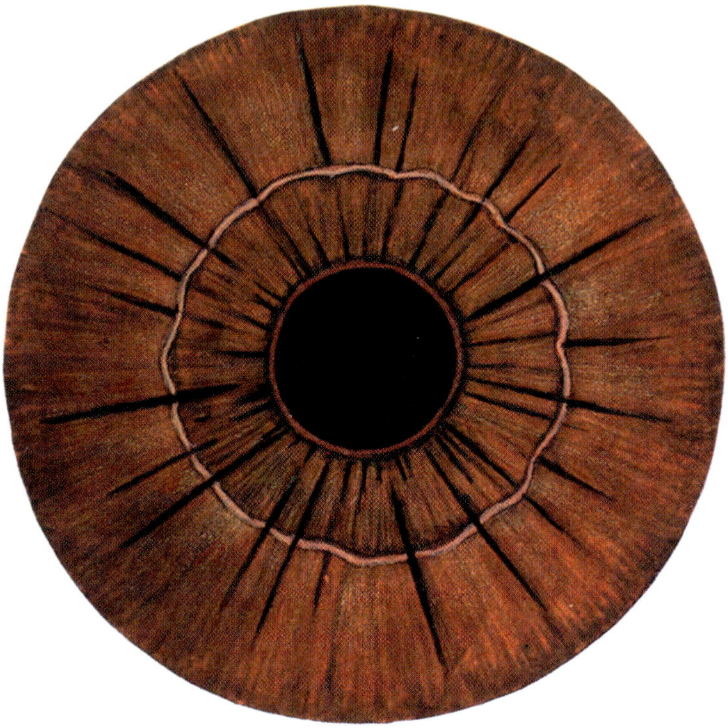

Tafel 17a

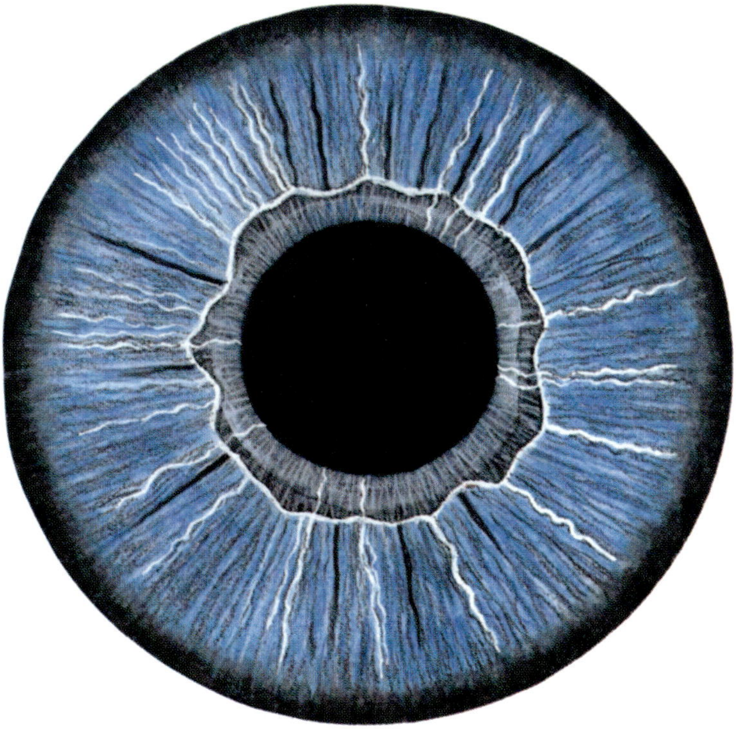

Tafel 17b

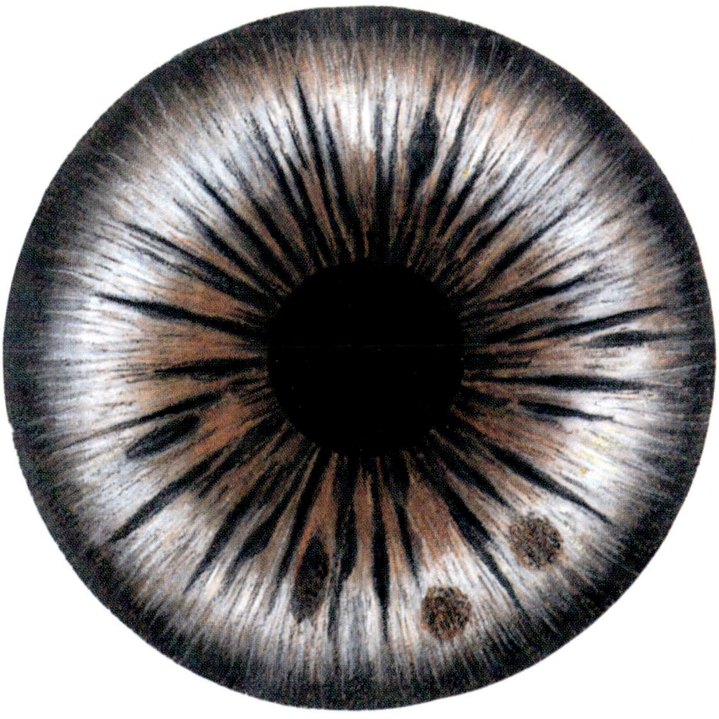

Tafel 17c

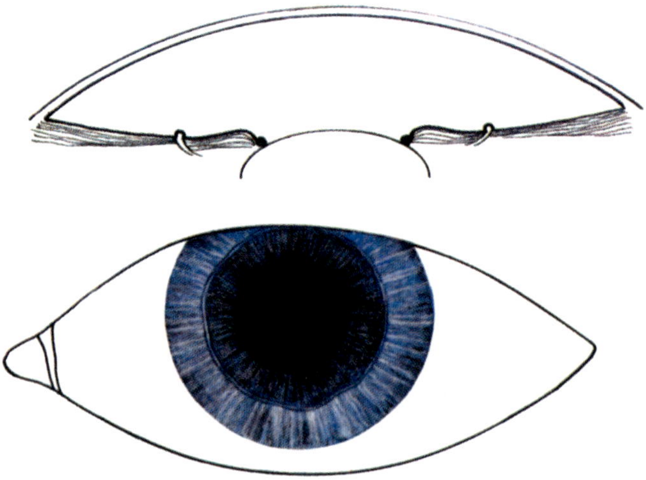

Tafel 17d

Morphologische und habituelle Merkmale

Überwiegend magere, schlankwüchsige Menschen mit gebeugter Haltung. Müder Gesichtsausdruck, blass, Gliedmaßen verhältnismäßig lang, schmales Becken, schwach entwickelter Knochenbau.

Oft das Symptom der Costa fluctuans decima (abnorme Beweglichkeit der 10. Rippe). Ebenfalls oft Druckempfindlichkeit des 7. Hals- und 1. Brustwirbel-Dornfortsatzes.

Geringe Widerstandskraft mit mangelhaften Reaktionen auf Krankheitsnoxen.

Schwach entwickelte Muskulatur mit fehlender Energie und Ausdauer, die das Herz einschließt.

Menschen dieser Konstitution machen stets einen unterernährten Eindruck.

Hufeland beschreibt diesen Konstitutionstyp als „adynamische schwache Konstitution".

„Schwacher, leicht zu komprimierender Puls, Mangel an Wärme, Schwäche in allen Funktionen, besonders den willkürlichen, leicht Ermüdung und Dyspnoe bei Bewegungen, das Bedürfnis öfterer Restauration, sowohl durch Nahrung als frische Luft, fehlerhafte Stimmung der Erregbarkeit, entweder zu sehr erhöht oder vermindert, ebenso der Sekretionen, entweder zu starke oder zu schwache. Neigung zu adynamischen Krankheiten, Stockungen, Profluvien." (Flüssen.)

Krankheitsneigungen

Der Blutdruck ist niedrig, jedenfalls nie über die Norm erhöht, der Puls matt, wird aber bei geringen Anstrengungen beschleunigt und hüpfend, außerdem entsteht Herzklopfen. Eine Herzinsuffizienz lässt sich klinisch in der Regel nicht feststellen.

Addisonismus, schlaffe Sehnen und Bänder – darum Enteroptose mit Senkungsbeschwerden, Status varicosus; mangelhafte Darmperistaltik mit schlechter Verdauungsleistung (trotz Diät wird die Nahrung ungenügend verarbeitet). Meist besteht eine atonische Obstipation und eine mäßige Anämie.

Die Leber- und Nierenfunktion ist oft deutlich vermindert – auch ohne klinischen Organbefund. Das neurasthenische Syndrom ist sehr häufig anzutreffen.

Pathologie

Atonie (Spannungsarmut) und Asthenie (Kraftlosigkeit) besitzen unverkennbar konstitutionelle

Fixierung. Der „Tonus", eine Art „Vorspannung", die für das Leistungsmaximum motorisch wirksamer Gewebe ausschlaggebend ist, wird vom Thalamus über das extrapyramidale System in Anpassung an die jeweilige Lebenssituation vorgegeben. Während die situationsadäquate Tonusregulierung infolge der nervösen Impulsübermittlung kurzfristig erfolgen kann, dient die Kontrolle der Sthenie (Kraft) einer langfristigen Anpassung an die Gegebenheiten der Innen- und Außenwelt. Ihre Regelung untersteht dem hormonellen System, vorwiegend der Nebennierenrinde. Die Größe der Vitalität des Individuums ist vornehmlich das Resultat dieses Regelmechanismus. Eine in Permanenz zu niedrige Sollwerteinstellung muss als konstitutionell bedingte dienzephale Störung mit Herabsetzung der natürlichen Sensibilität der Organe und Gewebe angesehen werden. Gelegentlich offenbart sich der atonisch-asthenische Zustand erst nach schweren Erkrankungen. Die Folge sind funktionelle Minderleistungen mit unzureichender Reserve und vorzeitiger Erschöpfung. Die Gesamtkonstitution des Asthenikers unterliegt mit zunehmendem Alter nur geringen Veränderungen. Dafür spielt die Ausbildung von Partialkonstitutionen die wesentlichere Rolle, wodurch Störungen einzelner Funktionen und organische, chronische Leiden in reicher Auswahl zu beobachten sind: Neurasthenie, besonders mit Störungen des sympathischen Nervensystems, Störungen der Herz- und Kreislauftätigkeit ohne verifizierbaren Organbefund. Bei körperlicher Beanspruchung Herzstiche, Pulsbeschleunigung, Atemnot, Schwindel (neurozirkulatorische Asthenie). Die Asthenie äußert sich vornehmlich in einer verringerten Resistenz gegen Infektionen, in frühzeitigen Alterserscheinungen und ist meist von Störungen beziehungsweise Hemmung der Entwicklung einzelner Organe begleitet.

Bei Frauen kommt es nicht selten zum asthenischen Infantilismus. Er zeigt nicht nur die Unfähigkeit zu gebären (Neigung zu Fehlgeburten, Wehenschwäche), sondern ist mit einer Reihe charakterlicher und psychischer Merkmale verknüpft, wie: Denkschwäche, Mangel an Selbstvertrauen, Tatkraft und Lebensfreude, mit Angstzuständen und Neigung zu Depressionen. Die Schmerzempfindlichkeit ist allgemein erhöht.

Beim männlichen Geschlecht gelangen ähnliche, allerdings weniger deutliche Züge zur Ausprägung. Hervorstechend sind ferner reduzierter Stoffansatz, Adynamie (körperlich und seelisch), Antriebsarmut sowie schlaffes Muskel- und Bindegewebe.

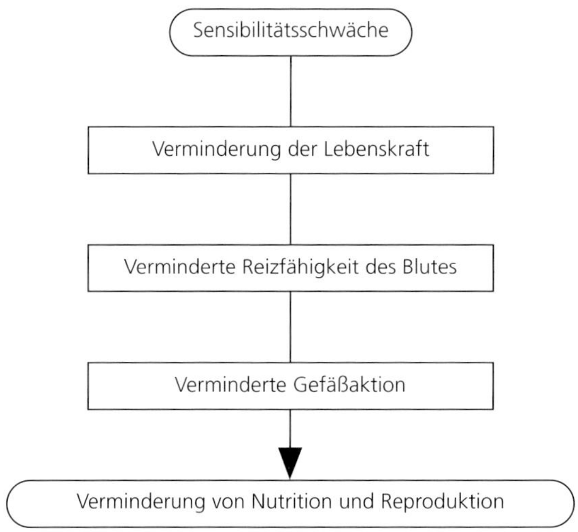

Abb. 27: Pathogenese der atonisch-asthenischen Konstitution

Therapie

Bei der Behandlung der konstitutionellen Atonie/Asthenie ist zu unterscheiden zwischen der Primärkonstitution und der sekundären, im Laufe des Lebens entstandenen.

Die Primärkonstitution (Tafel 17a), die keine wesentlichen iridologischen Überreizungszeichen aufweist, kann mit allen vorgeschlagenen Tonisierungsmitteln behandelt werden.

Anders die Sekundärkonstitution (Tafel 17b). Sie zeichnet sich durch das gleichzeitige Vorhandensein verschiedener Überreizungszeichen aus.

Der Übergang zu dieser Konstitution ist in der Regel Folgeerscheinung jahrelanger Überbeanspruchung oder nervöser Überreizung; d.h. Erschöpfungszustand. Eine zu stark durchgeführte tonisierende Kur kann Verschlechterung des Befundes bewirken. Es ist für den Patienten zuträglicher, die „kleinen Tonika" zu verordnen.

Homöopathische Mittel

Die Hauptmittel für die atonisch-asthenische Konstitution sind:

China D1–D2
Universalmittel. Stimulierende Wirkung bei atonischer Schwäche. Anämie. Auch für Erschöpfungszustände geeignet.

Acid. phosphoricum D4–D6
Über längere Zeit, zweckmäßig im Wechsel mit Kalium phosphoricum D3 (siehe unter Mittel der Schüßler'schen Biochemie) Schwächende Schweiße, Schlaflosigkeit.

Caryophyllus D2
Torpide Schwäche mit Herabstimmung der Sensibilität. Kardialgien. Dyspepsie.

Das Mittel darf nicht endlos verabreicht werden. Es ist nicht angezeigt bei Gefäßerethismus und bei plethorisch-kongestiven Zuständen.

Weitere homöopathische Mittel:
Ambra grisea D3–D6
Besonders für Frauen, alte und magere Personen geeignet, bei nervöser Überreizung, Gedächtnisschwäche, depressiver Verstimmung.

Helonias D1–D2
„Kleines Tonikum". Frauenmittel. Asthenische Schwäche, Anämie, Rücken- und Kreuzschmerzen.

Spagyrische Arzneimittel:

Cinnamomum spag. Ø
Asthenie des Nerven-, Muskel- und Verdauungssystems. Kreislaufanregende Wirkung.
3 x täglich 10–15 Tropfen

Arnica spag. Ø
Schwäche, Müdigkeit, Zerschlagenheitsgefühl, hohe Schmerzempfindlichkeit.
25–40 Tropfen in ein Glas Wasser, tagsüber schluckweise.

Borago spag. Ø
„Kleines Herztonicum".
2-stündlich – 3 x täglich 10–15 Tropfen

Die beiden letztgenannten Mittel sind auch für Personen geeignet, die iridologisch viele Überreizungszeichen aufweisen.

Mittel der Schüßler'schen Biochemie:

Kalium phosphoricum D3
Nerventonikum
Mehrmals täglich 4 Tabletten

Ferrum phosphoricum D3
Allgemeines Tonikum
Mehrmals täglich 4 Tabletten

Ergänzungsmittel:
Zincum chlorat. D4–D6
Tonikum für sensorische und motorische Nervenschwäche.

Die Basisreihe ergänzende Mittel:

Ferrum chloratum D2–D3
Fördert die Fe-Aufnahme. Tonikum. Muskelschwäche, erhöhtes Schlafbedürfnis.

Ferrum sulfuricum D2–D3
Gefäßtonicum, besonders für die Endstrombahn, verbessert die Pulsspannung (bei P. mollis), beruhigt die beschleunigte Pulsfrequenz.
3 x täglich 2 Tabletten

Phytotherapie:

Tinct. Rhei 3 x täglich 15 Tropfen p.c.
Tinct. Absinthii 3 x täglich 15 Tropfen p.c.
Tinct. Valerianae 3–5 x täglich 20–30 Tropfen

Rosmarintee oder -saft, Johanniskrauttee oder -saft. Hafersaft.

Herb. Agrimoniae (Infus), Rad. Imperatoriae (Kaltauszug)

„Kleine Tonika": Fol. Melissae (Infus), Herb. Hyperici (Infus).

Ernährungshinweise:

Die Nahrungsmittel müssen unbedingt der fermentativen Leistungsfähigkeit des Verdauungstraktes angepasst sein; eventuell durch geeignete Gewürze leicht verdaulich gemacht sein (Kümmel, Dill, Muskatnuss usw.).

Die traditionelle Heilkunde hat der Magendarmfunktion bei atonischen Zuständen größte Beachtung geschenkt und einen kausalen Zusammenhang angenommen.

Die mesenchymal-hypoplastische Konstitution

Iridologische Merkmale

Die Tafel zeigt einen Extremfall; das obere Irisblatt ist fast ganz atrophiert, nur Trabekel sind davon vorhanden („Geister-Iris"); wegen der vielen Variationsmöglichkeiten dieser Irisstruktur sei ergänzend auf die Abbildungen 18 und 19 im Kapitel „Die Stufen- oder Wertungsregel" verwiesen.

Die Konstitution ist gekennzeichnet durch ein überaus lockeres, aufgerissen wirkendes Irisstroma mit zahlreichen (topolabilen) Lakunen und Krypten.

In der Krausenzone ist der M. sphincter pupillae meist deutlich durchscheinend. Ziliarrand faserarm und abgedunkelt.

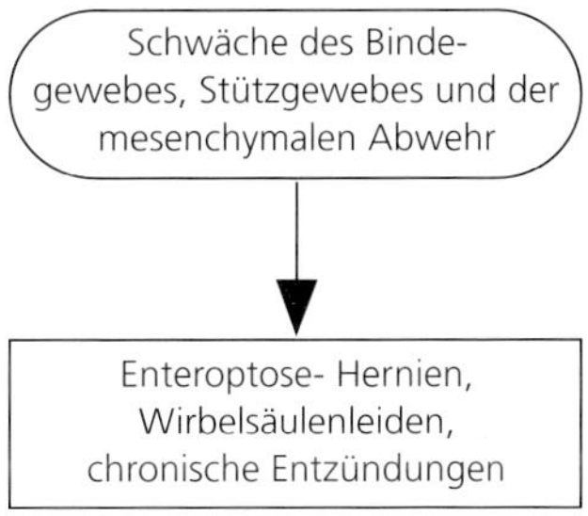

Morphologische und habituelle Merkmale

(Häufiger bei Frauen): hager, schmalwüchsig-zarter Körperbau, schlechte Haltung, schwache Knochen; bei Kindern Überstreckbarkeit der Gelenke; dünne, durchscheinende Haut (veränderter kolloidaler Zustand des Unterhautbindegewebes), meist trocken, schlaffes Gewebe; Gesicht bei Kindern alt aussehend, im höheren Alter zerknittert, hängende schlaffe Wangen mit hervortretenden Jochbögen, blass.

Allgemeinbeschwerden: Dauernde Müdigkeit, Verlangen, sich hinzulegen. Schläfrigkeit nach

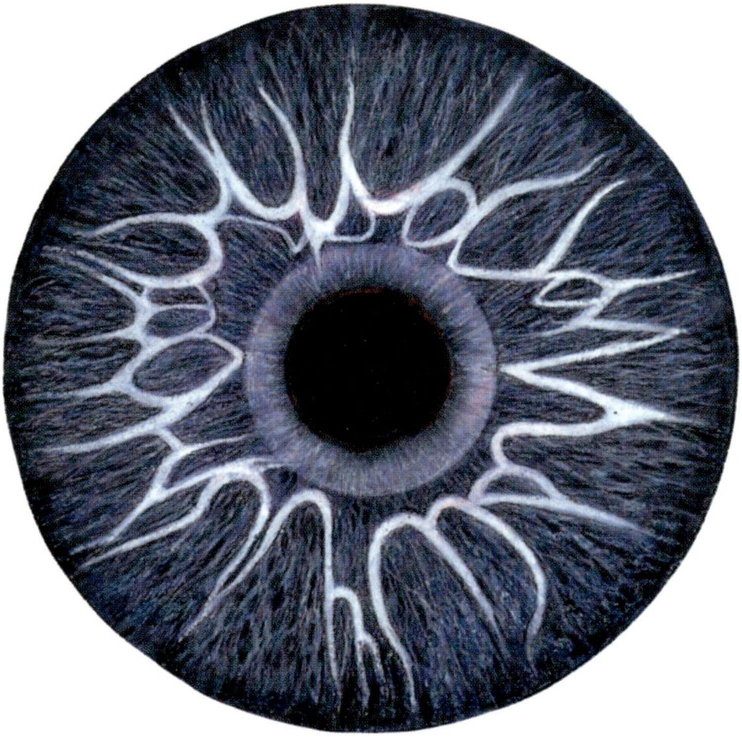

Tafel 18a

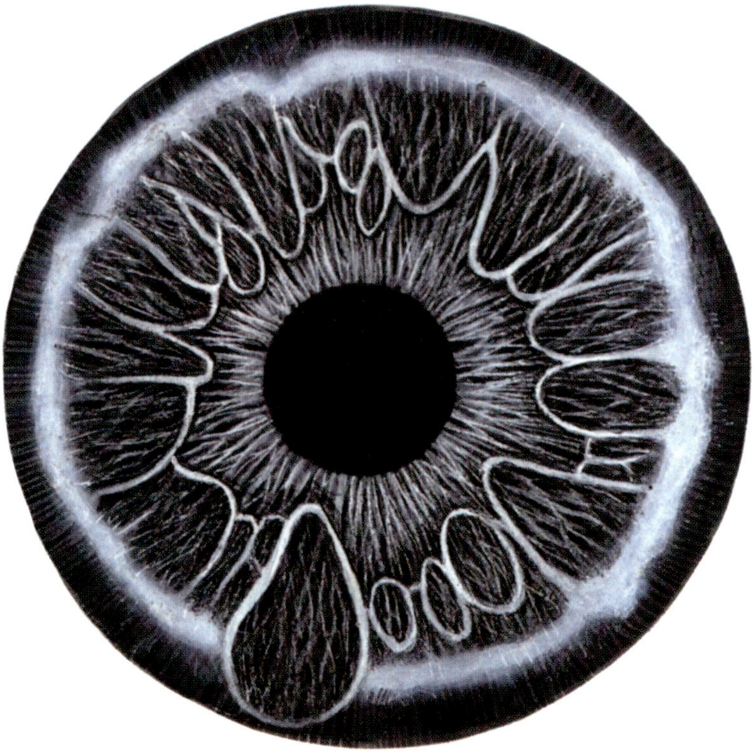

Tafel 18b

dem Essen, Frösteln. Trockene Schleimhäute, Schwitzen an den Füßen und in der Achselgegend; Senkungsbeschwerden, Schmerzen der Extremitätenknochen und der Gelenke, Senk- und Plattfuß mit häufigem Umknicken (Versagen des Bandapparates); Menstruationsstörungen.

Mangel an Vitalität, Lebenswärme und Energie, der in jüngeren Jahren weniger auffällt, sich aber im mittleren Lebensalter deutlich zu erkennen gibt.

Krankheitsneigungen

Enteroptose, Wanderorgane, Hernien, Spontanfrakturen, Wirbelsäulenleiden (Skoliose); Fibrome, Venenerweiterungen, chronische Entzündungen; Tuberkulose.

Pathologie

Bei der Beurteilung der so genannten „Bindegewebsschwäche" hat man die Hauptaufgaben dieses Gewebes zu bedenken:

- die Funktion als Stützorgan
- die Wahrnehmung und Sicherung der elastischen Grundfunktion
- die humorale und zelluläre Krankheitsabwehr durch indifferent gebliebene mesenchymale Nachfolgezellen (fixe und bewegliche Zellen des retikulären Bindegewebes).

Die Bindegewebsschwäche ist noch keine Krankheit, sondern eine konstitutionelle Bedingung; sie kann Krankheiten in typischer Weise modifizieren.

Die Minderleistung der mesenchymalen Abwehr ist gekennzeichnet durch torpides Reaktionsverhalten und führt zu schleppend-trägen Verlaufsformen aller Erkrankungen, mit mangelnder Heilungstendenz und Neigung zur Chronifizierung. Auch die Reaktion auf Medikamente ist unzureichend. Besonders Anfälligkeit der bindegewebig stigmatisierten Organe (Knochen, Bänder, Gelenke, Blutgefäße etc.) für Elastizitätsverlust, Sklerosierung, Dystrophie.

Therapie

Homöopathische Mittel

Die Hauptmittel für die mesenchymal-hypoplastische Konstitution sind:
Calcium silico-fluoratum D3
Gewebefestigendes Mittel. Mesenchymale Schwäche, Verhärtung elastischer Gewebe, Bänderschwäche-Ptosen, Dilatation der Venen.

Alumina D3
Magerer, schwächlicher Typus mit trockenen Geweben, besonders Haut und Schleimhaut, mangelnde Bindegewebselastizität (Fissuren), Dyskrasie und Kristallose.

Stannum met. D4
Asthenischer Habitus, allgemeine Schwäche – besonders des Magendarmtrakts, Prolaps, Ptosen.

Weitere homöopathische Mittel:
Acid. fluor. D4–D6
Bewirkt Neubildung von Bindegewebsfasern und verbessert die Knochenernährung; bei Venenerschlaffung, Indurationen, Fisteln, Eiterungen.

Aurum met. oder Aurum coll.
Typus apoplektikus, schwerblütig mit Verhärtung der Arterien und Gewebe.

Aletris
Erschöpfte ptotische Frauen.

Helonias
Kraftlosigkeit, allgemeine Bindegewebsschwäche, Melancholie.

Mittel der Schüßler'schen Biochemie:

Silicea D3–D6
Nutritionsstörungen, Hypersensibilität, schlecht entwickelte Knochen und Muskeln, skrofulösrachitische Kinder.
3 x täglich 2–4 Tabletten oder vor dem Schlafengehen 4 Tabletten

Calcium sulfuricum D3
Unterstützend bei chronischen Eiterungen
3 x täglich 2 Tabletten

Die Basisreihe ergänzendes Mittel:
Calcium silicicum D3–D6
Aufgeschwemmter Bindegewebsschwächling mit Disposition zu Prolaps und Eingeweidesenkungen. Hohe Kälteempfindlichkeit. Dystrophische Kinder.
3 x täglich 2 Tabletten über längere Zeit

Magnesium fluoratum D3–D6
Mesenchymale Verschlackung – geeignet als Wechselmittel zu Silicea.
3 x täglich 2 Tabletten

Phytotherapie:

So genannte Kieselsäure-Tees als Dekokt:
Herb. Equiseti, Herb. Polygoni avic., Herb. Galeopsidis.

Die endokrin-vegetative Konstitution

Iridologische Merkmale

Keine bestimmte Irisfarbe. Verdunkelte, krausenständige Lakunen mit dunklen, punktförmigen Defekten, offen oder geschlossen, gelegentlich einen Kranz bildend („Maßliebcheniris"), mit kaum erkennbarer Krause.

In der Krausenzone spinnengewebeartige, dünne helle Fasern (so genanntes „Neuronennetz"!).

Die Lakunen sind in der Regel topolabil und augendiagnostisch kaum zu verwerten.

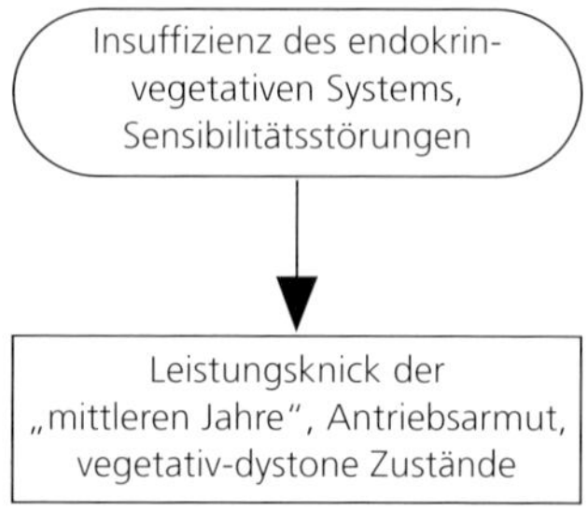

Morphologische und habituelle Merkmale

Alter, Lebensphase, Lebensmilieu und Mineralhaushalt modifizieren den Phänotyp in weiten Grenzen; in der Hauptsache aber wohl das Geschlecht. Der Habitus ist uneinheitlich und abhängig vom individuellen Funktions- beziehungsweise Dysfunktionsmuster. Oft sind die sekundären Merkmale des Gegengeschlechts stärker als normal ausgeprägt (Körperbehaarung, Stimmlage, Brust-, Schulter- und Hüftentwicklung). Auch das Gesamtkonzept der psychischen Stimmung, der erotischen Motivierung, des Interessenkolorits sowie der endogenen Energie- und Aggressionsbildung verwischt sich bei den Geschlechtern. Feminismus der Männer, Addisonismus – häufiger bei Frauen – sind oft zu

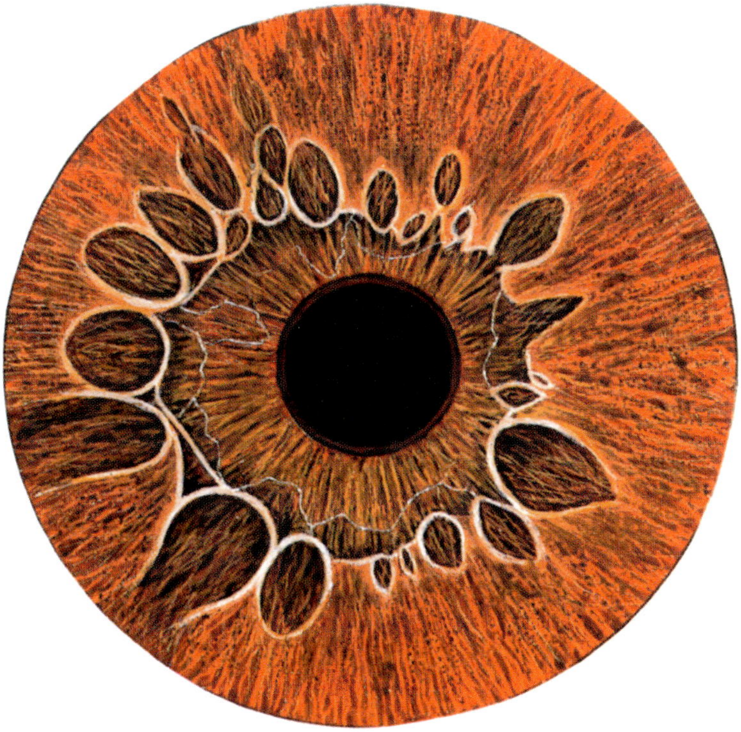

Tafel 19a

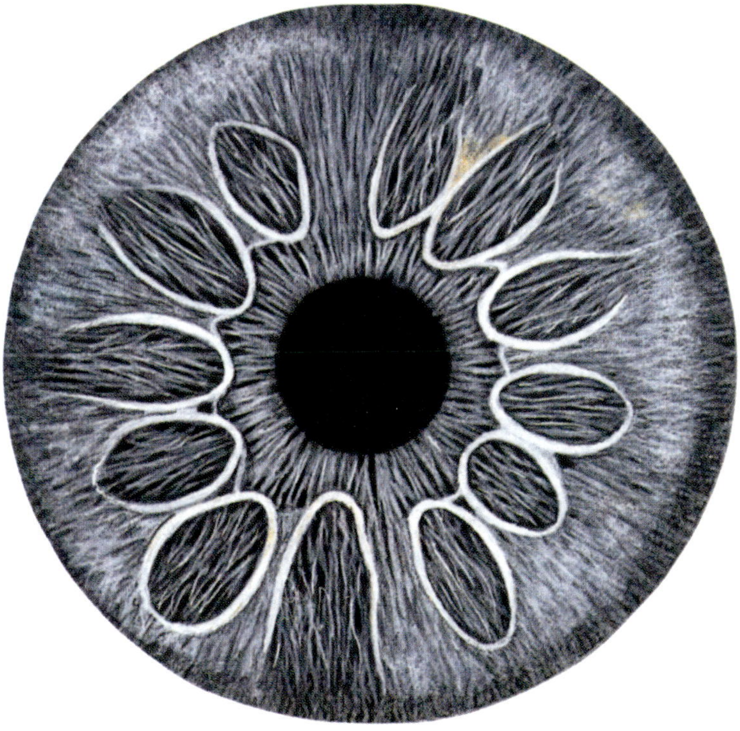

Tafel 19b

beobachten. Der Gesichtsausdruck ist in der Mimik verarmt und erscheint gelegentlich sogar stumpf (ausstrahlungslos).

Krankheitsneigungen

Der Eintritt in die kritische, behandlungsbedürftige Phase dokumentiert sich nicht selten in einem plötzlichen Leistungsknick. Die häufigsten Kennzeichen des Zustandes der Insuffizienz sind:

Antriebsarmut, Leistungsschwäche, erhöhtes Schlafbedürfnis, Störungen des Wärmehaushaltes, des Blutumlaufs (mit Blutdruckanomalien), verschiedene vegetativ-dystone Zustände (orthostatischer Schwindel, Störungen der Sensibilität) schwacher Haarwuchs sowie auffallend plötzliche Veränderungen im Körpergewicht (Zunahme oder Abnahme).

Die endokrin-vegetative und die mesenchymal-hypoplastische Konstitution treten häufig gemeinsam auf.

Pathologie

Das hormonelle System kann als vergleichsweise „verlängerter Arm" des genetischen Programms bezeichnet werden. Es vermittelt zwischen den Genen und den formbildenden Kräften des Organismus; auch noch in den späteren Lebensphasen. Schon in den frühkindlichen Entwicklungsphasen ist es mitverantwortlich bei der Gestaltbildung. Infantilismus, Retardierung, Störungen des Trieblebens und der Psyche werden ebenfalls in erheblichem Maße vom Endokrinum mitbestimmt, das damit als gewichtiger Bestandteil der Persönlichkeit auftritt.

Das individual-spezifische Hormonmuster ist demgemäß nicht nur aktuelles Informationssystem. Es steht an erster Stelle bei der Ausbildung organischer Krankheitsdispositionen. Die Bereitschaft zu bestimmten Reaktionen lässt auch gewisse endokrine Typen erkennen.

Inkretorisches und neurovegetatives System repräsentieren gemeinsam das „Vegetativum" – das autonome Regelsystem, dessen Aufgabe es ist, den Organismus dem pausenlosen Wechsel der Umweltgegebenheiten anzupassen. Beide bilden eine äußerst enge, teils antagonistische – teils synergistische Funktionseinheit, die eine isolierte Betrachtung nicht rechtfertigt. Störungen dieses Systems können grundsätzlich bei jedem Menschen auftreten, wobei das organische Substrat als morphologisch unverändert und normal angenommen werden kann. Über einen Zeitraum entsprechender Dauer kann aber die Ausbildung von Partialkonstitutionen nicht ausgeschlossen werden.

Die Existenz einer permanenten (angeborenen oder auch erworbenen) allgemeinen Insuffizienz des endokrin-vegetativen Systems ist jedoch unbestritten und muss als konstitutionelle Ausprägung angesehen werden. Endokrine Störungen (z.B. der Schilddrüse), juvenile Fettsucht, Entwicklungshemmungen sowie neurovegetative Fehlleistungen (z.B. Asthma juvenile) lassen sich meist schon in der Kindheit nachweisen. Vermutlich ist bereits der Ausreifungsmodus des endokrin-vegetativen Systems gestört.

Viele Jahrzehnte lang latent gebliebene (weil kompensierte) Unzulänglichkeiten des hormonal-neurovegetativen Systems werden erst in den so genannten „kritischen Jahren" bei Mann und Frau offenbar.

Therapie

Homöopathische Mittel

Die Hauptmittel für die endokrin-vegetative Konstitution sind:

Für die Frau:

Hypophysis cerebri D3 (Tabletten)
Ovarielle Ausfallerscheinungen und andere Störungen des Endokrinums. Klimakterische Fettsucht.

Cimicifuga Ø–D1–D2–D3
Östrogenartige Wirkung. Klimakterische Beschwerden, psycho-physisches Syndrom verschiedenster Ausprägung, auffällig die ständig wechselnden Beschwerden. Klimakterische Migräne.

Ambra D2–D3
Nerventonikum bei Erschöpfungszuständen. Alle organischen Störungen sind von nervös-neuropathischen Erscheinungen begleitet.

Weitere homöopathische Mittel mit Wirkung auf das hormonelle System:
Pulsatilla D4
Anämisch, frostig, durstlos, katarrhalisch. Umherziehende Schmerzen.

Sepia D4–D6
Venosität. Asthenisch, indifferent, reizbar. Senkungsbeschwerden.

Graphites D4–D6
Hypothyreoidismus. Deprimiert, atonisch. Unreine Haut, Haarausfall.

Spagyrische Arzneimittel:

Viburnum spag. Ø
Neuralgische Dysmenorrhö, Unterleibskrämpfe, Koliken, Rückenschmerzen.
3 x täglich 10 Tropfen, bei Schmerzen – Krämpfen stündlich

Caulophyllum spag. Ø
Ausgesprochenes Frauenmittel. Leibschmerzen, Koliken, reflektorische Kreuzschmerzen. Gutes Wechselmittel zu Viburnum.

Senecio spag. Ø
Nervöse Übererregbarkeit, Herzklopfen, wandernde Schmerzen, Reizblase.

Nuphar luteum spag. Ø
Vorzeitige endokrine Insuffizienz, allgemeine Schwäche, Frigidität.

Für den Mann:
Panax Ginseng spag. Ø
Erschöpfung, Schwäche, Zerschlagenheitsgefühl, Denkschwäche, Vergesslichkeit. (Fertigpräparate verfügbar).

Damiana spag. Ø–D2
Allgemeines Kräftigungsmittel bei mangelnder Leistungsfähigkeit, leichter Erschöpfbarkeit, Neurasthenie.

Anacardium orient. D4 (homöpathisch) – spag. Ø
Nervenmittel. Verzagtheit, Gedächtnisschwäche, Intellektstörungen, nervöse Dyspepsie.

Selenium D3, D4, D6
Allgemeine Schwäche, Erschöpfbarkeit schon bei geringen geistigen und körperlichen Anstrengungen, ständige Müdigkeit, Schlafsucht, Abwehrschwäche.

Acid. phosphoricum D3–D4
Apathisch-neuropathisch, depressiv, krankhaftes Aussehen, Rückenschwäche, Schwäche der Beine (Stolpern).

Mittel der Schüßler'schen Biochemie für Mann und Frau:

Kalium phosphoricum D3–D6
Nervenschwäche

Magnesium phosphoricum D3–D6
Nervenschmerzen, Krämpfe

Ferrum phosphoricum D6
Wallungen, Kongestionen
Dosierung je nach Stärke der Beschwerden mehrmals täglich 2–4 Tabletten

Phytotherapie:

Für die Frau:
Tee von Flor. Lamii albi und Fol. Melissae

Für den Mann:
Tee von Fruct. Anisi, Herb. Apii, Herb. Borraginis, Herb. Verbenae

Beachte: Echinacea angustifolia Ø–D3 als Zwischenmittel ist oft überraschend wirksam (für beide Geschlechter).

Die psorische Konstitution

Iridologische Merkmale

Graue Farbe bevorzugt.

Häufig Anisokorie. Dunkle Verfärbungen der Krausenzone, auch pigmentiert.

Ziliarzone locker, kryptenreich, schmutzig wirkend mit offenen und geschlossenen Lakunen, vorzugsweise unmittelbar an der Krause (meist topolabil). Flächige Verdunklungen.

Zahlreiche verschiedenste Pigmente – auch Teerpigmente – teils scharf begrenzt, oft schon im frühen Kindesalter.

Diese Konstitution gehört zu den ältesten überhaupt.

Bei *Hufeland* ist dazu zu erfahren:

„Fehlerhafte Hautsekretion und Vegetation, daher immer unreine Haut, beständige Geneigtheit zu Hautausschlägen und Geschwüren, so auch bei allen Krankheiten und Krisen das Hautschema anzunehmen."

Morphologische und habituelle Merkmale

Struppiges, glanzloses Haar, ölige, schmutzig wirkende Haut; tastbare, harte Lymphknoten.

Dyskrasie-Kakochymie, insuffiziente Esophylaxie, Lücken in den Immunsystemen → Neigung zu allergischen Erkrankungen der Haut und Schleimhäute „ewige Rezidive"

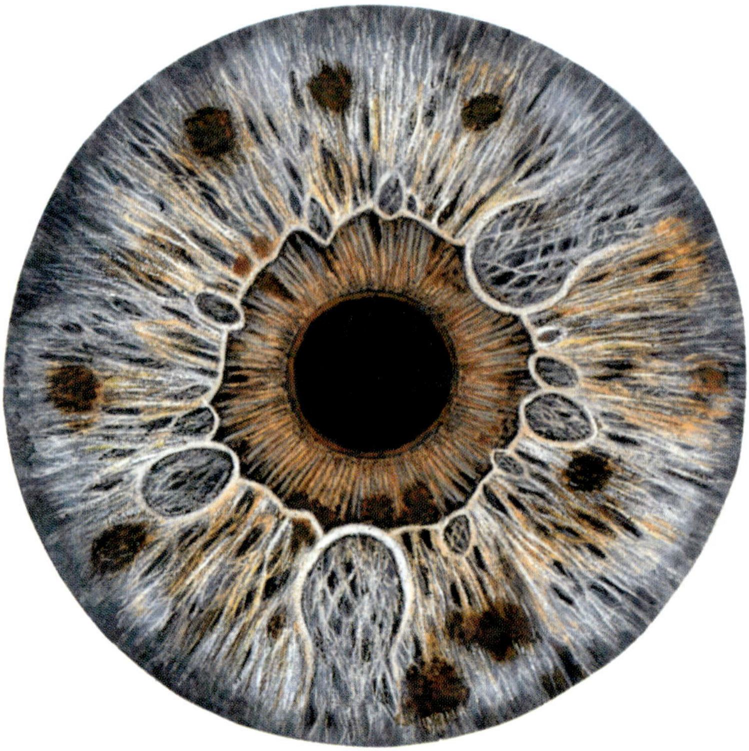

Tafel 20

Psyche: Hoffnungslosigkeit, Melancholie mit Suizidneigung. Schwache seelische Widerstandskraft.

Allgemeine Beschwerden: Hautjucken, übelriechende, auch nächtliche Schweiße, Schlaflosigkeit, Herzklopfen und andere Sensationen. Große Kälteempfindlichkeit.

Krankheitsneigungen

Die Psora wird durch Milieueinflüsse, Lebensweise und klimatische Bedingungen stark modifiziert:

Allergien, besonders Asthma, Heuschnupfen und Ekzeme. Daher antipsorische Behandlung grundsätzlich als Basistherapie bei allen Allergien!

Pruriginöse pustulöse Hautkrankheiten, chronische Schleimhauteiterungen (nach Herden fahnden!).

Anämie, Arthritismus, Tuberkulinismus.

Disposition zu benignen und malignen Geschwülsten.

Pathologie

Die psorische Konstitution ist eine der klassischen Krasenlehre entstammende Dyskrasie beziehungsweise Kakochymie, von der *Hahnemann* behauptet, sie wäre „die älteste, allgemeinste, verderblichste chronisch-miasmatische Krankheit". Nach alter Ansicht spielen bei ihrem Zustandekommen „zurückgeschlagene Hautkrankheiten" eine ursächliche Rolle.

Die für diese Konstitution charakteristische Neigung zu allergischen Erkrankungen, zu Reaktionsmangel, allgemeiner Abwehrschwäche durch mangelhafte Phagozytose und zu „ewigen Rezidiven" weist hin auf ererbte Lücken in den Immunsystemen und auf eine insuffiziente Esophylaxie. Die Bildung inkompletter Antikörper ist dabei nicht auszuschließen, wobei die Aminosäuresequenzen von Antigen und Antikörper inkomplementär strukturiert sind; dadurch geht die Anlagerung nur unvollständig vor sich.

Die physio-pathologischen Zusammenhänge bei dieser Konstitution sind in weiten Bereichen noch ungeklärt. Zusammenhänge mit der Skrofulose sind unverkennbar. Die Ärzte des 18. und 19. Jahrhunderts waren der Meinung, dass eine angeborene Minderwertigkeit des Hautorgans die Schuld trägt. Die physiologischen Aufgaben hinsichtlich der Blut- und Säftereinigung – einst hochbewertet – werden meist unterschätzt. Schließlich ähnelt die Zusammensetzung des Schweißes sehr der des Harnes. Dazu kommt, dass die Säureelimination über die Haut ohne Mitwirkung der Alkali-Reserve vollzogen wird und das Gewebe große Toleranzen gegenüber endogenen Toxinen aufweist. Die Haut wurde darum schon in der Antike als „stark und unedel" erachtet. Unter diesem Gesichtspunkt wird das Psoraproblem etwas einsichtiger.

Therapie

Homöopathische Mittel

Die Hauptmittel für die psorische Konstitution sind:
Sulfur D3–D12 – wichtigstes Antipsorikum. (Wegen häufiger unerwünschter Reaktionen ist unbedingt mit den höheren Potenzen zu beginnen.)

Wirkt katalytisch auf praktisch alle Stoffwechselvorgänge (Polychrest).

Dyskrasische Zustände, Skrofulose, deutliche Wechselbeziehungen zwischen Haut, Schleimhäuten und Organerkrankungen, arterielle Hyperämie, venöse Stasen, akute und chronische Hauterkrankungen.

Als Wechselmittel zu Sulfur eignen sich:
Sulfur jodat. D4–D6 (und höher pot.)
Entspricht weitgehend dem Sulfur-Bild, unerwünschte Jodwirkungen sind dabei nicht zu befürchten.
Wirkungskreis: Haut, Lymphsystem, Schleimhäute der Atemwege und des Verdauungstrakts.

Arsenum sulfuratum rubrum D4–D6–D12
Zwischenmittel bei akuten Erkrankungen besonders der Atemwege. Ischialgie, Psoriasis.

Graphites D4–D6
Langsam wirkendes Antipsorikum.
Mangelhafte Stoffwechseltätigkeit, verlangsamte Blutzirkulation, Ernährungsstörungen der Haut (kalt-blass). Affektionen der Schleimhäute und des Lymphsystems.

Antimonium crudum D3–D4–D6
Psorisch-skrofulös-gichtige Konstitution, gedunsener, später abgemagerter Körper. Große Müdigkeit, Tagesschläfrigkeit.

Weitere homöopathische Mittel:
Corallium rubrum D3
Katarrhalische Affektionen in den oberen Luftwegen und dem HNO-Raum.

Scrophularia nodosa spag. Ø–D1
Skrofulöse Augenerkrankungen, Vergrößerung der Lymphdrüsen, Mammatumoren, Ekzem, langwierige Geschwüre und Fisteln.

Hydrocotyle D2–D3–D4
Antipruriginöses Mittel bei juckenden Hautausschlägen auf psorischer Basis.

Magnesium carbonicum D3–D6
Psorisch-rheumatisch-neuropathische Konstitution. Besonders geeignet für Frauen und Kinder mit überempfindlichen Nerven und trockenen Schleimhäuten. Spasmophile Diathese.

Mittel der Schüßler'schen Biochemie:

Silicea D3–D6
Aktiviert das mesenchymale System, entschlackt die Grundsubstanz. (Achtung auf unerwünschte Reaktionen. Sie sind zu vermeiden, wenn zuvor Nieren- und Darmfunktion normalisiert werden.)

Calcium fluoratum D3–D6
Bei trockener Haut, Fissuren und Borken.

Die meisten anderen Mittel erfüllen nicht das Kriterium der Konstitutionsverbesserung. Sie sind Unterstützungsmittel und nach Maßgabe der entsprechenden Mittelbilder einzusetzen.

Beachte:
Vor jeder antiallergischen Behandlung sollte eine Psora-Kur durchgeführt werden (3–4 Wochen lang).

Die spasmophile Diathese

Iridologische Merkmale

Iris häufiger blau. Pupille meist leicht vergrößert, leuchtende Kontraktionsfurchen, gelegentlich nach zentral eingebuchtet; selbst in der Krausenzone sind solche (sehr zart) zu finden. Die Krause selbst zickzackförmig und oft hell. Die gesamte Iris ist vorgewölbt (cave: Glaukom).

Äußere Anzeichen

Lebhafte Muskelbewegungen mit federndem Widerstand bei passiver Bewegung, vermehrte Härte der befallenen Muskelgruppen mit ver-

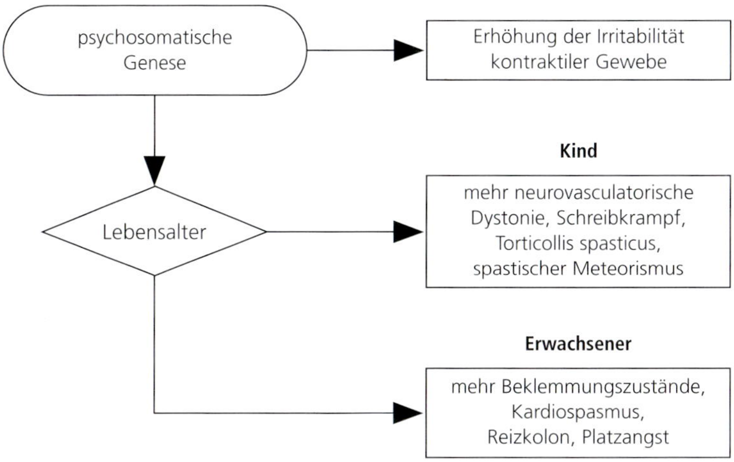

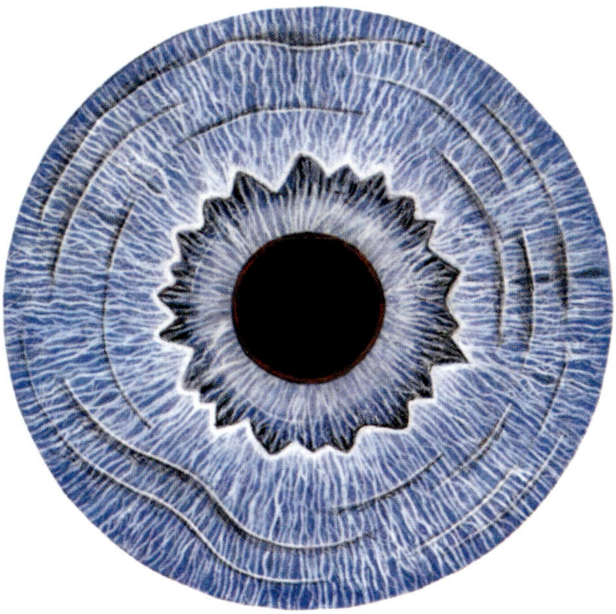

Tafel 21a

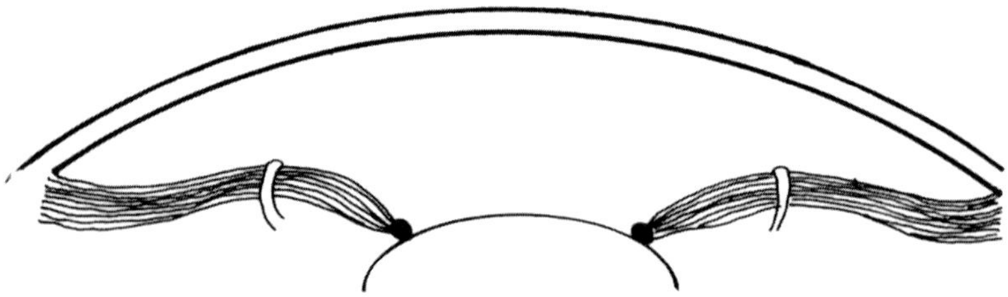

Tafel 21b

minderter Turgeszenz. Puls häufig rasch, Hautwärme mit Ausnahme der befallenen Muskelgruppen vermehrt; Schweißabsonderung reichlich.

Meist ist auch die Peristaltik des Verdauungstraktes in ihrem Ablauf rascher und kräftiger als normal, was eine Reihe spastischer Krankheitsbilder zur Folge haben kann: Beklemmungszustände, Behinderung der Atemexkursionen, neurovaskulatorische Dystonie, Singultus, Schluckstörungen, Kardiospasmus, Reizkolon („colon irritable"), spastische Magenbeschwerden, spastischer Meteorismus, spastische Obstipation, Schreibkrampf und Torticollis spasticus. An psychischen Symptomen finden sich häufig Platzangst und Zwangsweinen.

Die gewöhnlich ebenfalls vermehrte Schleimhautsekretion verschleiert nicht selten das klinische Bild („Gastritis"-Reizmagen, „Enteritis"-emotionale Diarrhö). Als charakteristisch kann der Syndromwechsel (syndromeshift) angesehen werden, der besonders bei generellen Veränderungen der Lebensumstände oder bei eventuellem Wechsel der Konfliktsituation in Erscheinung tritt.

Pathologie

Die spasmophile Diathese ist in ihrer reinsten Ausprägung ein Leiden des Kindes- und Jugendalters. Sie tritt häufig bei der neuropathisch-neurolymphatischen Konstitution auf. Im Erwachsenenalter manifestiert sie sich mehr in Form von Motilitäts- und Aktualitätsneurosen, hypertonen Affektionen der Skelettmuskulatur und allgemein erhöhter Erregbarkeit. Als Ursachen sind in der Persönlichkeit verankerte Bedingungen zu suchen, des weiteren eine konstitutionelle Erhöhung der Irritabilität kontraktiler Gewebe. Es wäre jedoch ungerechtfertigt, dies als hysterische Symptomatik zu interpretieren; dazu fehlt das Ausdrucksbedürfnis.

Störungen der Calcium- und Magnesiumbilanz erfordern allerdings gesonderte Beachtung.

Therapie

Homöopathische Mittel

Die Hauptmittel für die spasmophile Diathese sind:

Cicuta virosa D4
Spasmen durch zentralnervöse, spinale und vagale Überreizung. Psychosen, Zuckungen, Taubheitsgefühle.

Hyoscyamus D4
Neuropathie mit Krampfneigung – klonisch, choreatisch. Mydriasis. Fibrilliäre Muskelzuckungen, Krampfhusten, Blasenkrampf, Manien.

Cina D3
Neuropathische Konstitution. Spasmophilie. Tonische Krämpfe. Reizungen im Gastrointestinaltrakt mit konsekutiven Reflexspasmen.

Petasites off. Ø–D2
(Fertigzubereitungen verfügbar)
In der Wirkung dem Papaverin ähnlich, reduziert den spastischen Effekt des Histamins und Azetylcholins.

Dioscorea vill. D4
Nervös-neuralgische Konstitution. Nervöse Übererregbarkeit. Krampfneigung der Verdauungs- und Urogenitalorgane. Blähungskolik.

Colocynthis D4
Rheumatisch-gichtige Konstitution, spastische und neuralgische Schmerzen – oft periodisch oder anfallsweise auftretend. Muskelkrämpfe.

Spagyrische Arzneimittel:

Sumbulus moschatus spag. Ø
Erhöhte nervöse Erregbarkeit, nervös-hysterische Sensationen verschiedenster Art, Pharyngismus, Spasmen im Abdomen.
Mehrmals täglich oder bei Bedarf 10 Tropfen

Belladonna spag. D2–D3
Spasmophilie der Kinder durch Hirnkongestion (rotes Gesicht, glänzende Augen, weite Pupille), große Unruhe, Schreikrämpfe u.a.

Mittel der Schüßler'schen Biochemie:

Magnesium phosphoricum D3 (D6)
Wirkt besonders auf Organe mit glatter Muskulatur.
Vor dem Schlafengehen 6–8 Tabletten in heißem Wasser lösen, bei Bedarf auch öfter

Ferrum phosphoricum D6
Bei Hypertonus der quergestreiften Muskulatur.
Mehrmals täglich 2–4 Tabletten

Ergänzungsmittel:
Cuprum arsenicosum D4–D6
Bei spasmophiler Diathese nur brauchbar bei Vorliegen metabolischer Ursachen (Autointoxikation).

Die Basisreihe ergänzende Mittel:
Magnesium chloratum D3–D4
Ähnlich wie Magnesium phosphoricum – aber stärker auf die quergestreifte Muskulatur wirkend.

Magnesium sulfuricum D3–D4
Spasmen des Magendarmtraktes

Phytotherapie:

Die Anwendung pflanzlicher Arzneimittel hat überwiegend palliativen Charakter. Einen gewissen Einfluss unmittelbar auf die Diathese besitzen:
Artemisia vulg. (Herb.), Lavandula (Flor.), Hypericum (Herb.), Majorana (Herb.), Paeonia (Flor.).

Für aktuelle Beschwerden sind gut geeignet:
Herb. Anserinae
Wirkt vornehmlich auf die glatte Muskulatur.
1–3 Teelöffel pro Tasse; Infus

Flor. Chamomillae
Spasmen vornehmlich im Magendarmbereich und der ableitenden Harnwege.
1–2 Teelöffel pro Tasse; Infus

Menta piperita (Fol.)
1–2 Teelöffel pro Tasse; Infus

Melissa off. (Fol.)
2–3 Teelöffel pro Tasse; Infus

Es ist zweckmäßig, die Wirkungen der angegebenen Drogen als Einzelmittel zu erproben, da die pharmakologische Einflussnahme sehr unterschiedlich ist und Mischungen darum nicht unbedingt besser wirken.

Die allergische Diathese

Iridologische Merkmale

Hinweise auf Allergien in der Iris sind vielfach bekannt. Hier seien nur zwei sichere Phänomene dargestellt, welche förmlich als Gradmesser selbst akuter Zustände anzusehen sind. Sie können ebenso rasch entstehen wie verschwinden, je nach der allergischen Situation.

Auch bei Anwendung homöopathischer Tiefpotenzen, die beim Gesunden allergieähnliche Zustände hervorrufen – darauf muss eigens hingewiesen werden –, ist das Erscheinen derartiger Zeichen in der Iris möglich:

1. Die pericorneale Injektion der Konjunktivalgefäße, netzförmig in die Cornea hineinreichend (der Sklero-Cornealkranz von *Schnabel* beziehungsweise die Cornea spinalis nach *Angerer*). Dieses Gefäßphänomen nimmt meist nur Abschnitte des Auges ein (um Artefakte zu vermeiden, dürfen die Augen vor der Untersuchung nicht gerieben oder ausgewischt werden).

2. Feine weiße fadenförmige Gebilde, die radiär gerichtet sind, sich aber auch verzweigen können. *Schnabel,* der dieses Phänomen zuerst bei schweren Kopfschmerzen beschrieb, nannte es „Dornenkrone". Es handelt sich dabei zweifelsohne um Nervenfasern der Cornea, die ver-

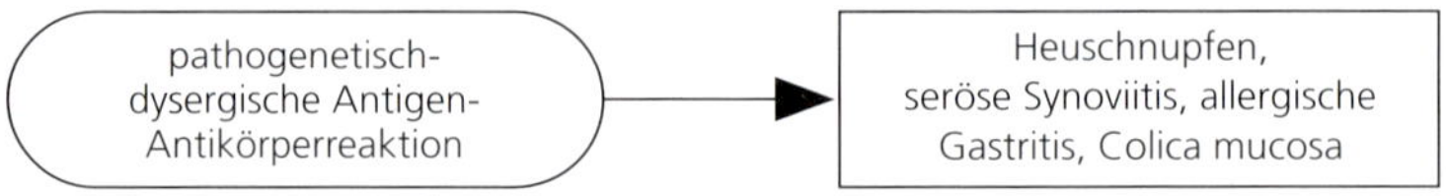

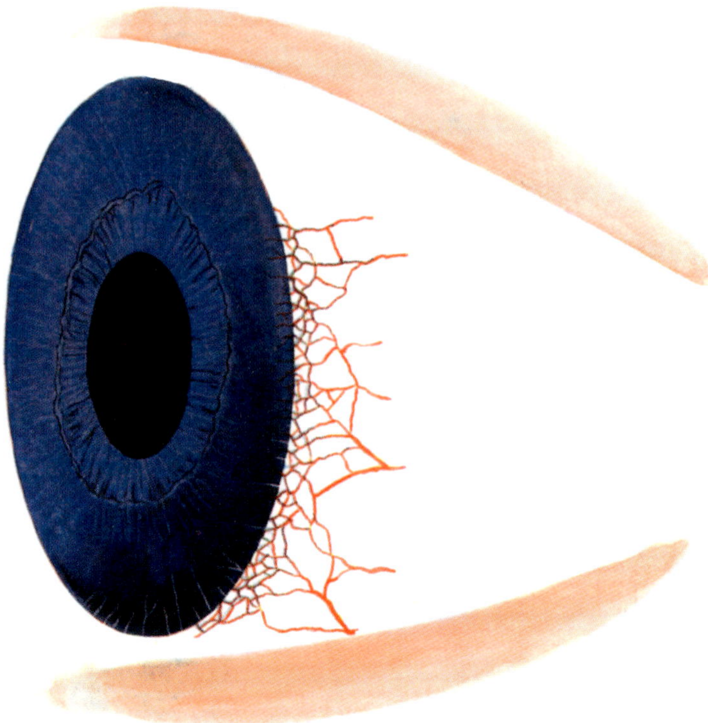

Tafel 22

mutlich durch Flüssigkeitsaufnahme sichtbar werden. Sie treten teils vereinzelt, teils sektoral auf und sind immer ein Zeichen erhöhter Sensibilität. Dieses Phänomen ist nur bei stärkerer Vergrößerung (Hornhautmikroskop) und bei streng fokussiertem Licht, am besten Spaltlampe, zu erkennen.

Pathologie

„Es gibt kaum eine entzündliche Erscheinung im Körper, bei der nicht auch eine allergische Verursachung mitspielen könnte (*Saller* 1950).

Die allergische Diathese ist gekennzeichnet durch eine krankhaft erhöhte Sensibilität gegen unterschiedliche Einflüsse aus Nahrung und Umwelt auf der Basis einer pathogenetisch-dysergischen Antigen-Antikörperreaktion, wobei die überschießende Reaktivität des vegetativen Nervensystems im Symptomenbild dominiert. Entweder als allgemeine Äußerung oder lokalisiert auf bestimmten Geweben führt dies zu pathologischen Phänomenen, wie sie ähnlich bei der exsudativ-lymphatischen Diathese und neuropathisch-neurolymphatischen Konstitution zu beobachten sind. Zum Erscheinungsbild der Allergie gehören:

- katarrhalische Schleimhautaffektionen (z.B. Heuschnupfen, Konjunktivitis, allergische Gastritis),
- entzündliche Reizzustände der Epidermis (z.B. Urtikaria, Erytheme),
- Permeabilitätsstörungen von Grenzmembranen (z.B. allergische Purpura, sogenannte „parenchymatöse Entzündungen“, wie Nephritis, Hepatitis usw.),
- vasomotorische Fehlfunktionen (z.B. Migräne und Angioneuropathien),
- Spasmen der glatten Muskulatur (z.B. allergisches Asthma, Colica mucosa),
- Ödeme (z.B. angioneurotische und zerebrale Ödeme), Meniere'sches Syndrom,
- Fieber (Heufieber, seröse Synovitis, verschiedene Rheumatismen),
- und nicht zuletzt eine Reihe nervös-seelischer Symptome.

Therapie

Homöopathische Mittel

Die Hauptmittel für die allergische Diathese sind:
Nr. 24 Arsen. jodatum D4–D6
Biochemisches Ergänzungsmittel.
Das wichtigste Anfangsmittel – zum „therapeutischen Einstieg“.
Das Mittel muss in längeren Abständen immer wieder als Zwischenmittel verordnet werden; wirkt prophylaktisch.
3 x täglich 2 Tabletten

Medusa D3
Das Quallentoxin bewirkt durch Gewöhnung eine gewisse Desensibilisierung.

Galphimia glauca D3
Unspezifisches Antiallergikum. Heuschnupfen, Rhinopathia allergica, Asthma bronchiale, Neurodermitis u. a.

Cardiospermum D2–D3–D6 (auch als Salbe verfügbar)
Allergische Dermatitiden, Ekzeme, Urtikaria.

Luffa operculata D4–D6
Allergische Affektionen im Nasen-Rachen-Raum.

Apis D3
Ödematöse Infiltrationen in Schleim- und serösen Häuten.

Cancer fluviatilis D3 (Astacus fluv.)
Urtikaria, Pruritus.

Rhus tox. D4
Herpetiforme Affektionen.

Weitere homöopathische Mittel:
Die homöopathischen Kalzium-Therapie vertritt am besten:
Calcium carb. D3–D4
Konstitutionelle Wirksamkeit.

Allium cepa D2–D6
Rhinitis – mit scharfem, brennendem Sekret, Konjunktivitis – Brennen und Tränen.

Bovista D3–D6
Nässende, juckende Hautausschläge.

Mittel der Schüßler'schen Biochemie:

Magnesium phosphoricum D3–D6
Bei chronischen Verlaufsformen 4–8 Tabletten vor dem Schlafengehen.

Ergänzungsmittel:
Arsenum jodatum

Kalium arsen. D4–D6
Stark juckende und schuppende Ekzeme, die sich bei Wärme verschlimmern.
3 x täglich 2 Tabletten

Die Basisreihe ergänzende Mittel:
Magnesium chloratum D3
3 x täglich 4 Tabletten – für mehrere Wochen

Calcium chlorat D3
Wechselmittel zu Calcium carb.
3 x täglich 2–4 Tabletten

Magnesium chlor. und Calcium chlor. sollten wegen ihres Antagonismus nicht gleichzeitig Anwendung finden.

Diätetische Empfehlungen:

Vegetabile Grundkost – mit Rohkosttagen (eventuell auch Kuren), Gemüse-Frischsäfte. Reduzierung tierischer Eiweiße.

In der Ernährung sollten Pflanzenfette, mit ihren hohen Anteilen mehrfach ungesättigter Fettsäuren, bevorzugt – tierische Fette dagegen stark eingeschränkt werden. Sie sind Ausgangssubstanzen für die Bildung von Prostaglandin, deren immunmodulierender, insbesonders immundämpfender Effekt bekannt ist. Dieser kommt bei überschießenden Immunreaktionen, wie sie die Allergien darstellen, besonders zum Tragen. Für die Autoimmunreaktionen dürfte ähnliches gelten. Ein übermäßiges Absinken der lebensnotwendigen Immunabwehr ist bei der vorgeschlagenen Ernährungsweise nicht zu befürchten. Darüber hinaus weisen die hochwertigen Pflanzenöle einen reichlichen Gehalt an Vitamin E auf, das ein wichtiges Antioxidans darstellt.

Heilerde-Kuren zur Darmentgiftung.

Die dyskrasische Diathese

Die nachfolgenden Diathesen wurden – mit Ausnahme der harnsauren – neu in die 2. Auflage dieses Buches aufgenommen. Es handelt sich bei den dyskrasischen Diathesen um hypothetische Modelle krankhafter Zustände, die in vielen Jahrhunderten gewachsen sind und nach den Bedürfnissen praktischer Heiltätigkeit konzipiert wurden. Ein Teil stammt erst aus dem 18. Jahrhundert. Es handelt sich um Weiterentwicklungen auf der Basis der antiken Krasenlehre, die Abweichungen von der normalen Blut- und Säftebeschaffenheit beschreiben, wie sie täglich in der Praxis zu beobachten sind und meist mit solidarpathologischen Bezeichnungen belegt werden. Als Titel wurde mit Absicht „dyskrasische Diathese" und nicht „Dyskrasie" gewählt, da nicht bei allen ein dauernder Zustand fehlerhafter „Krasis" (Mischung) vorliegt, und nur auf eine solche darf der Terminus „Dyskrasie" angewandt werden. Außerdem bezieht er sich auf die sogenannten Kardinalsäfte, und diese wiederum stellen abstrakte, also nicht gegenständliche Prinzipien dar. Die in der allgemeinüblichen Terminologie meist darunter verstandenen schlechten oder unnatürlichen Säfte gehören anderen Sachgebieten an, wie beispielsweise der Kakochymie (cacochymia – schlechte Säftebeschaffenheit), der Verdorbenheit der Säfte (corruptio) oder den sogenannten Schärfen (acrimonia). Zu den echten Dyskrasien wurde auch der Überfluss eines Saftes (abundantia) gezählt.

In allen diesen Fällen war es Aufgabe des Behandlers, die schädlichen Stoffe – die materia peccans – durch Ausscheidung zu entfernen und vor allem ihr Wiederauftreten zu verhindern. Diese Zustände galten als Hauptursachen der meisten Krankheiten und stellen selbständige Krankheitsbilder dar.

Diese humoralpathologischen Vorstellungen waren vielen der frühen Augendiagnostikern noch geläufig und wurden in das diagnostisch-therapeutische Konzept einbezogen.

Die Säftemischung im klassischen Sinne ist bestimmend für die Ausprägung des Temperamentes, nicht jedoch für die Bildung der Konstitution. Diese war ein dem Temperament untergeordneter Begriff, da sie ähnlich unseren heutigen Vorstellungen, durch Vererbung und Umwelteinflüsse, körperliche Betätigung und Ernährung geprägt wird.

Aus diesem Grunde kann es auch keine „dyskrasische Konstitution" geben. Nicht zuletzt ist grundsätzlich bei jeder Konstitution das Auftreten einer dyskrasischen Diathese möglich. Die Konstitution beschreibt lediglich eine spezielle Pathologie der Person und darf, wie bereits ausgeführt, nicht mit Krankheit gleichgesetzt werden.

Die Zusammensetzung der Körpersäfte unterliegt in einem dynamischen Fließsystem – infolge der Tätigkeit der Gewebe und Organe – ständigen Veränderungen der Bestandteile. Darüber hinaus bilden die Säfte ein organisatorisches Wirkgefüge, das die Funktionssysteme miteinander zu einer Ganzheit verbindet. Die Vielzahl der physiologischen Abläufe wird durch sie in der von der Natur vorbestimmten Weise integriert.

Eine jede Erkrankung – gleich welcher Genese – hat Minderungen der energiegewinnenden und substanzerhaltenden Prozesse zur Folge. Der reproduktive Stoffwechsel wird meist unterschätzt. Gerade bei den stoffumsatzstarken Geweben wie der Muskulatur und dem Nervensystem sind schon geringfügige Rezessionen auffällig und beeinträchtigen erheblich die Leistungsbreite des Individuums.

Funktionsstörungen sind in den meisten Fällen inadäquate Antworten auf normale Funktionsreize. Verstimmungen oder pathologische Änderungen der Erregbarkeit sind in der Regel gleichzeitig vorhanden. Funktionsänderungen, besonders wenn sie das Resultat von Störungen sind, setzen auch andere Energiepotentiale voraus und erfordern meist einen größeren Energieaufwand.

Zur Durchführung fehlerhafter Funktionsabläufe ist gleichermaßen eine Anpassung der Säftebewegung sowie der humoralen Situation – qualitativ und quantitativ – notwendig, um den veränderten Anforderungen gerecht zu werden. Die Wirkungsgrade der Abfolge der einzelnen Operationen sind dabei vermindert, bei ansteigender Entropie.

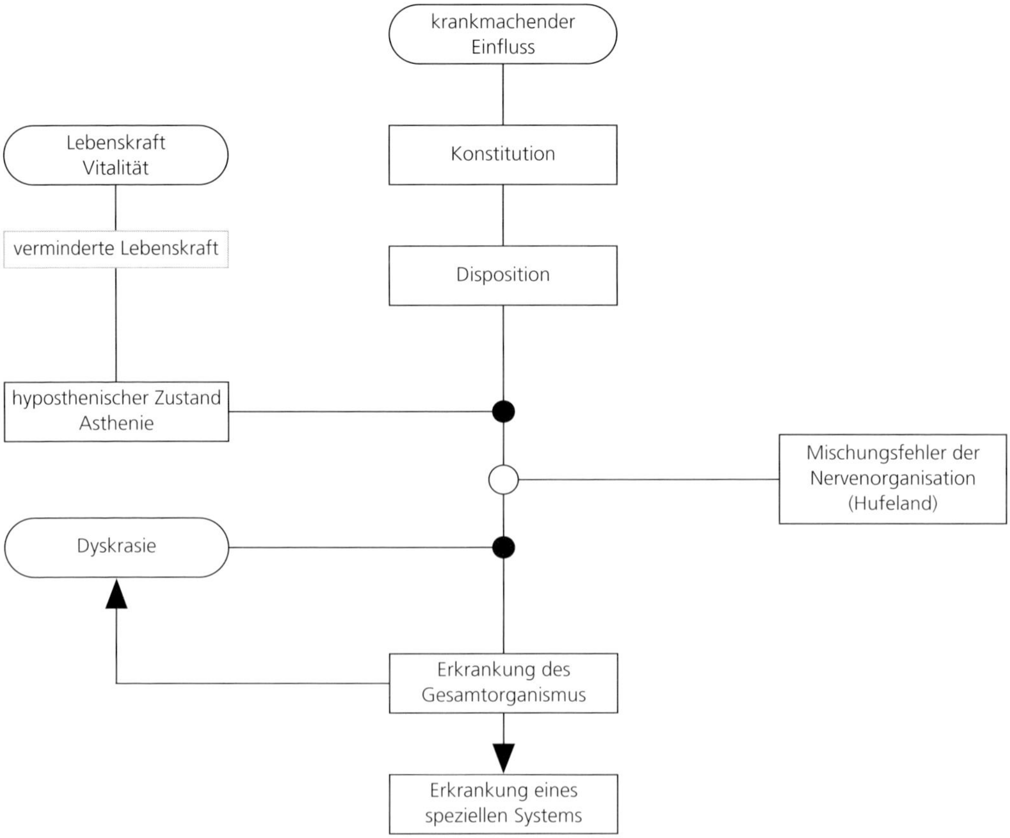

Abb. 28: Die dyskrasische Diathese

Nach klassischer Auffassung bewegen sich die Lebensprozesse vom geordneten zum ungeordneten Zustand und – modern ausgedrückt – vom entfernten polaren zum thermodynamischen Gleichgewicht hin. So wurde das Entropiegesetz pikanterweise um Jahrhunderte vorausgenommen; jedenfalls im Bereich der Biologie.

Das hat zur Konsequenz, dass Blut, Lymphe sowie alle intra-, extra- und transzellulären Körperflüssigkeiten ständig mit Hilfe bestimmter Organe und Recyclingmaßnahmen in ihren ursprünglichen, physiologischen Zustand zurückverwandelt werden müssen. Man kann nicht einfach davon ausgehen, dass dies grundsätzlich in befriedigender Weise geschieht. Die traditionelle Heilkunde kennt jedenfalls eine ganze Reihe krankhafter Zustände, die offensichtlich in einer ungenügenden Erneuerung der Körpersäfte ihre Ursache haben. Eine kleine, aber häufig anzutreffende Auswahl soll nachfolgend vorgestellt werden.

Erst wenn sich die Gesamtbilanz der Säfte und Kräfte über längere Zeiträume unstimmig darstellt, werden Irisveränderungen erkennbar, insbesondere solche der Struktur und Farbe. Dass bei einigen der genannten Zeichen eine genetische Determination angenommen wird, erlaubt den Schluss auf eine konstitutionelle Bedingtheit. Die Beachtung der Zonen und Regionen hat in solchen Fällen Vorrang vor sogenannten Organsektoren, will man nicht den Verlust des Ganzheitsprinzipes riskieren.

Die wichtigsten Regeln der iridologischen Bedeutungslehre, soweit sie humoralpathologische Sachverhalte betreffen, seien dazu in Erinnerung gebracht.

A) Übermäßige humorale Präsenz:
1. Stromaaufhellung – allgemein,
2. Stromaaufhellung und Verbreiterung der humoralen Region,
3. Aufquellung des Irisstromas – allgemein,
4. sektorale Aufquellung der Krause.

B) Verminderte humorale Präsenz:
1. Verdunkelung beziehungsweise Lockerung des Irisstromas,
2. Schrumpfung beziehungsweise Trabekel - bildung des Irisstromas (Verminderung der Resistenz),
3. Auflösung oder Zerfaserung der Krause.

Bei krankhaften Veränderungen der Säfte beziehungsweise ihrer Mischung treten im Laufe der Zeit Verfärbungen der Fasern auf. Desgleichen manifestieren sich pathologische humorale Ablagerungen oder Blutbeimischungen in Form von Pigmenten.

Aufhellungen und Verdunkelungen können auch Anzeichen einer ungleichmäßigen Blutverteilung sein. Sie sind dann auf wenige Sektoren oder einen Quadranten beschränkt.

Beispiele:
Obere Irissektoren aufgehellt – untere verdunkelt:

Blutandrang zum Kopf mit Kopfschmerzen (klopfend) oder mit Ohrensausen, Mangeldurchblutung der Unterleibsorgane mit Unterfunktion (weibliche Personen).

Kongestionsfurchen in den oberen Irissektoren (ohne Verdunkelung), Kopfschmerzen von nervöser Überreizung, Unruhe, Nachtwachen.

Heilungszeichen gehören ebenfalls zu den Merkmalen übermäßiger humoraler Präsenz. Zur Unterscheidung kann der Hinweis dienen, dass regelmäßig Reizzeichen gleichzeitig vorhanden sind – z.B.:
1. das Auftreten vereinzelter heller Fasern in der unmittelbaren Umgebung eines Iriszeichens,
2. Aufhellung des zugehörigen sektoralen Krausenabschnittes,
3. Aufhellung des zugehörigen sektoralen Krausenzonenanteils,
4. Verfärbungen, Verschmierungen in der humoralen Region,
5. Flusszeichen in der Ziliarzone,
6. helle bis farbige verschmierte Flecken am Irisrand.

Therapie

Sie muss naheliegenderweise sehr spezifisch erfolgen, denn die möglichen aus der Dyskrasie hervorgehenden Symptome sind sehr vielfältig und absolut individueller Natur.

Einige in der Vergangenheit empfohlene, gewissermaßen universell angewandte Mittel sollen jedoch genannt werden:

An erster Stelle standen alle die Hautfunktion erregenden Maßnahmen wie Bäder, Packungen, Schwitzkuren et cetera, da die Ansicht vertreten wurde, dass das Blut nur neu geordnet und gereinigt werden könne, wenn die Säfte an die Körperoberfläche geleitet werden.

Auch Kneipp wies mehrfach darauf hin.

Diese Kuren konnten wirksam unterstützt werden durch die Anwendung einer Teezubereitung von Flor. Sambuci (wichtigste Heilpflanze dafür).

1 Esslöffel pro Tasse, Infus.

Da der Tee ziemlich stark wirken kann, wurde empfohlen, ihn zu gleichen Teilen mit Flor. Tiliae zu mischen, wodurch er auch für empfindliche Personen geeignet ist.

Ein altbewährtes Rezept ist die Mischung zu gleichen Teilen von Flor. Sambuci und Flor. Pruni spinosae; 1 Esslöffel zu Infus.

Ausleitungskuren über den Darm wurden in der traditionellen Medizin nur als ultima ratio erachtet. Diese Rezeptur, die nur leicht abführend wirkt, kann jedoch unbedenklich angewandt werden.

Morgens nüchtern und abends vor dem Schlafengehen eine Tasse.

Die phytotherapeutischen Heilmaßnahmen bei der einfachen Dyskrasie zielten ehemals nicht auf eine sogenannte „Blutreinigung“ ab, sondern eher auf eine Blutverjüngung, Verbesserung der normalen Blutbestandteile (feste wie flüssige) und eine Vermehrung der „Blutenergie“ (Wirkungsgrad).

Hypericum
Der diesbezüglich geradezu verehrten Heilpflanze wurden enge Beziehungen zum Blut („sanguis hominis") nachgerühmt, die mit bluterneuernden und blutbildenden Kräften ausgestattet ist.

Hypericum eignet sich besonders für junge Menschen.

Veronica off.
Altes Universalmittel, dem nachgesagt wurde, dass es ordnend und reinigend auf alle Säfte wirke.

Tee zur allgemeinen Blutverbesserung, modifiziert nach Hufeland:

Fruct. Foeniculi
Fol. Juglandis
Fol. Salviae
Rad.c.Herb. Taraxaci āā part.
2 Teelöffel pro Tasse, 2 Tassen täglich

Rad. Cichorii
Rad.c.Herb. Taraxaci
Fol. Salviae āā part.
Kaltansatz – kurz zum Sieden erhitzen.
Eine besonders geschickt „temperierte" Kräutermischung aus dem vorigen Jahrhundert. Bei Personen mit hyperkinetischen Zuständen beziehungsweise erhöhter Wärmebildung kann Herb. Rumicis acetosae zugemischt werden.

Homöopathische Mittel

Sulfur D3–D12 glob.
Besonders wirksam in steigender und später wieder fallender Dosierung (bis zu 30–40 Globuli möglich, über einen Zeitraum von 2–3 Wochen)
Staphisagria D3–D4
Dyskrasie auf psorischer Basis

Mittel der Schüßler'schen Biochemie:

Silicea D3 (D6)
Wirkt anregend und fluidisierend auf das Grundgewebe.

Diätetische Empfehlungen:
Sauerkraut – Sauerkrautsaft, Weintrauben (kurmäßig), Äpfel.

Die sykotische Konstitution (sycosische Dyskrasie)

Iridologische Merkmale

Keine bestimmte Augenfarbe. Die mittlere Ziliarzone erscheint wesentlich blasser als die übrige Iris, da das Stroma dort deutlich heller ist. In der gleichen Region treten mehr oder weniger scharf umrandete helle bis weiße Flecken auf, gelegentlich mit einer winzigen zentralen Pigmentation.

Die Peripherie der Krausenzone und die humorale Region sind schmutzig verfärbt.

Krankheitsneigungen

Disposition zu sogenannten „nervösen Leiden“, besonders des Herzens (Stiche als allgemeines Schmerzsymptom gelten als charakteristisch). Störungen der sekretorischen und inkretorischen Funktionen. Chronische Arthritis mit strukturellen Veränderungen der befallenen Funktionseinheit von Muskulatur, Sehnen und Gelenk, chronische Gefäßkrankheiten wie Arteriosklerose, Aortensklerose, Koronarsklerose. Erhöhte Blutungsneigung, chronische Urethritis und hereditäre Störungen der inneren Sekretion. Gelegentlich vikariierende Hautaffektionen.

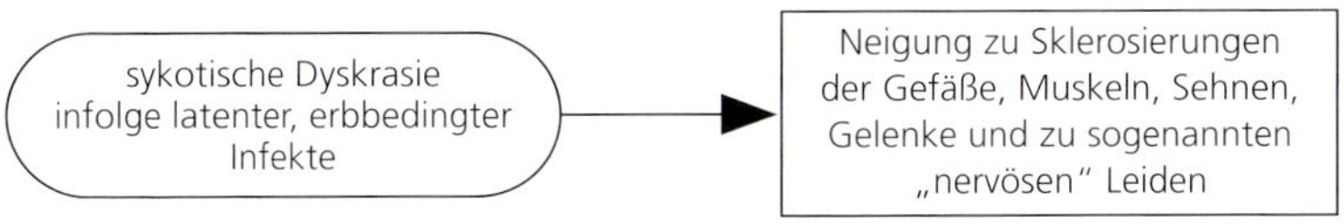

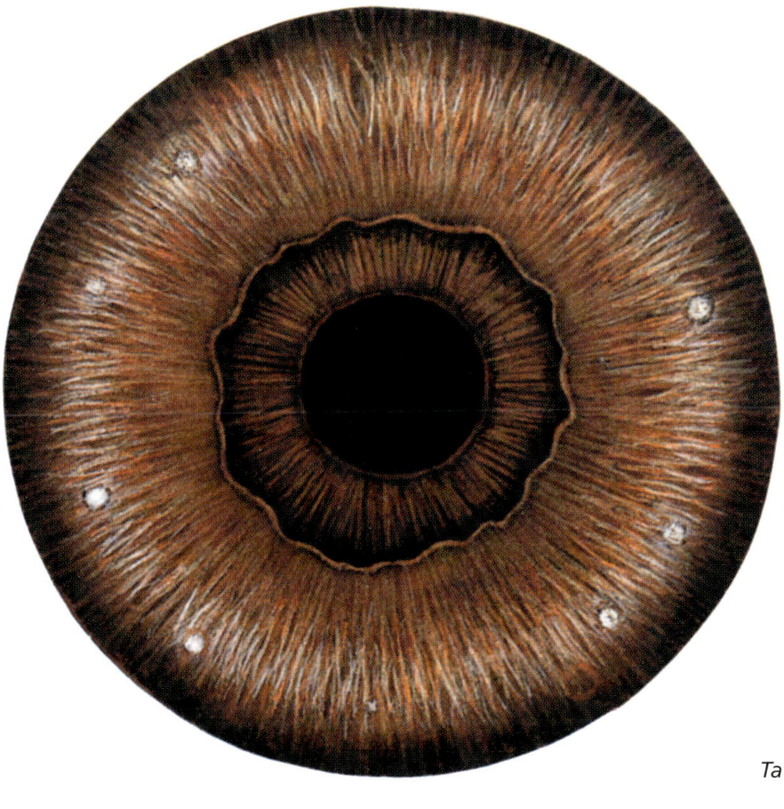

Tafel 23

Pathologie

Die Sykose kann strenggenommen weder zu den Konstitutionen noch zu den Dyskrasien gezählt werden, da sie den Kriterien dieser Begriffe nicht gerecht wird. Da beide Bezeichnungen jedoch seit rund zweihundert Jahren üblich sind, möchte auch der Autor daran nichts ändern. Dennoch muss auf diesen Tatbestand hingewiesen werden, um Missverständnissen zur Definition aus dem Wege zu gehen.

Die Sykose verdankt ihre begriffliche Existenz der *Hahnemann'schen* Hypothese, dass eine Vielzahl chronischer unbeeinflussbarer Leiden, welche letztlich zu den Endstadien pathogenetischer Reihen führen, die Auswirkungen einer ererbten latenten, chronischen, infektiösen Entzündung seien, eine Vorstellung, die in der Folgezeit bis heute vielfach modifiziert worden ist. Die dabei auftretenden unphysiologischen Metaboliten, früher häufig „Fermentgifte" genannt, bewirken eine übermäßige Sensibilisierung des neurovegetativen und hormonellen Systems sowie eine Beeinträchtigung der mesenchymalen Vitalität, vor allem des retikulären Bindegewebes. Die meist gleichzeitig vorhandene Minderwertigkeit der Schleimhaut (konstitutionelle Blennorrhagie) vollendet das Bild einer für das Individuum folgenschweren Abwehrschwäche, die nicht selten im malignen Geschehen endet.

Die sykosische Dyskrasie kann nur als „Thema mit Variationen" bezeichnet werden. Wegen der Vielgestaltigkeit der pathologischen Möglichkeiten muss der Versuch einer leicht überschaubaren, klinischen Definition scheitern. Es soll nicht verschwiegen werden, dass ohne Zuhilfenahme der Irisdiagnose die Erkennung sehr schwierig ist. Erschwert wird sie besonders dadurch, dass diese Dyskrasie zwei Habitustypen beschreibt, die ihrerseits drei Stadien durchlaufen:

1. Habitustyp – mager bis dystrophisch, schwach und ungewöhnlich kälte- und feuchtigkeitsempfindlich, Dyspepsie mit Flatulenz, Kopfschmerzen. Allgemeine Schwäche, Anämie, Sklerosierungen, Depressionen. Neuralgien und rheumatisch-arthritische Beschwerden mit zunehmender Gliedersteifigkeit vervollständigen das Leidensbild.

2. Habitustyp – übergewichtig-pastös, fettige Haut mit Neigung zu unterschiedlichen Haut - erkrankungen und dickschleimigen Katarrhen. Unterfunktion von Hypophyse und Schilddrüse, Venenschwäche, Verdauungsstörungen, Schlaflosigkeit.

Die drei Stadien sind für beide Habitustypen durch die Art ihrer Verdauungsstörungen gut charakterisiert.

1. Stadium:
   Rasche Passage der Speisen mit ungenügender Ausnutzung, morgendliche Durchfälle mit viel Flatulenz.

2. Stadium:
   Wechsel von Verstopfung und Durchfall, fettige Infiltration des Unterhautzellgewebes, besonders Becken und Hüften.

3. Stadium:
   Langsame Passage der Speisen, atonische Obstipation – dunkler, harter Stuhl. Hämorrhoiden, Analfissuren.

Die Sykose gilt nach verbreiteter Auffassung als Präkanzerose; erhöhte Aufmerksamkeit ist deshalb dringend geboten.

Bei der großen Verschiedenheit der Krankheitserscheinungen wird man immer mehrere Mittel wechselweise anwenden müssen. Die Homöopathie kennt als wichtigste Mittel Thuja und Phytolacca.

Therapie

Mit der Sykosis im vorgenannten Sinne, modifiziert von *Hahnemann*, haben sich therapeutisch vorwiegend die Homöopathen befasst. Darum werden nur homöopathische Mittel aufgeführt. Das Krankheitsbild ist jedoch schon früher beschrieben worden und zählt zu den Dyskrasien.

Homöopathische Mittel

Die Hauptmittel für die Sykosis – sycosische Dyskrasie sind nach *Hahnemann*:
Thuja D3 (D4) – innerlich und äußerlich
Lymphatische Affektionen von Haut und Schleimhaut mit Neigung hypertrophischer Bildungen; Gelenkerkrankungen.

Acidum nitricum D4–D6
Hydrogenoidismus, Schwäche und Hinfälligkeit, rheumatische Beschwerden, Knochenschmerzen, große Erkältlichkeit. Im Spätstadium Kachexie.

Weitere bei der Sykosis häufig gebrauchte Mittel:
Phytolacca D3
Lymphknotenverhärtung, Fokalinfekte, Mastitis, Rheumatismus der Muskeln und Gelenke.

Mercurialis annua D1
Früher gegen die Lues gebraucht; vermag die Wirkung von Quecksilber- und Arsenkuren zu steigern. Melancholie, Gastro-Entero-Cystopathien.

Sarsaparilla D2
Traditionelles, kräftig wirkendes Blutreinigungsmittel, schweiß-, harn-, stuhltreibend. Nässende, juckende Hautkrankheiten, Lithämie, Abmagerung.

Sabina D4
Chronische Adnexitis, Reizzustände der ableitenden Harnwege, Vollblütigkeit, Kongestionen.

Cinnabaris D4 (D6)
Chronische eitrige Entzündungen im HNO-Raum.

Petroleum D2–D4
Haut- und Schleimhautaffektionen mit trophischen Störungen, rheumatische Beschwerden.

Die harnsaure Diathese

Iridologische Merkmale

Die 1. Tafel zeigt die vollausgebildete rechte Iris einer harnsauren Diathese, welche sich natürlich in Etappen entwickelt (Tafel 24a).

Die 2. Tafel (24b) stellt eine linke Altersiris, die 3. (Tafel 24c) eine rechte Iris mit gichtigen Schäden der unteren Wirbelsäule (lokale Verbreiterung des Ziliarrandes) dar.

Hauptmerkmal ist die mehr oder minder dichte Verschleierung der Ziliarzone.

Später Verfärbung der humoralen Region (ocker bis braun). Beim biliösen Typ nachfolgende punktförmige Pigmentierung („Schnupftabakpigment“).

Zuletzt Verdunkelung der Krausenzone (oft mit brauner Verfärbung) und des Ziliarrandes.

Die regelmäßig vorhandenen Lakunen und Krypten sind topostabil.

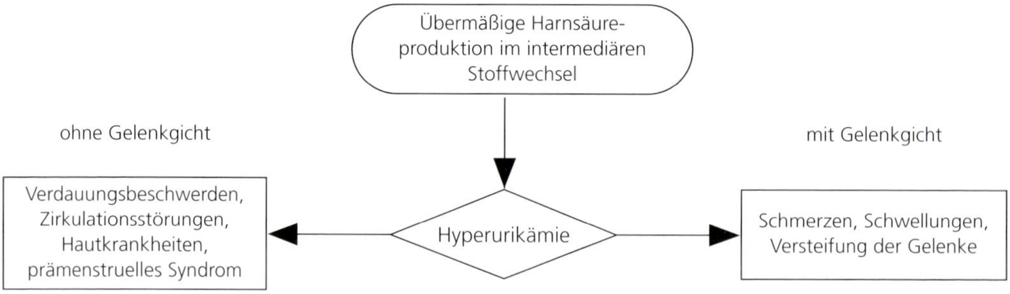
Übermäßige Harnsäure-
produktion im intermediären
Stoffwechsel
ohne Gelenkgicht
mit Gelenkgicht
Verdauungsbeschwerden,
Zirkulationsstörungen,
Hautkrankheiten,
prämenstruelles Syndrom
Hyperurikämie
Schmerzen, Schwellungen,
Versteifung der Gelenke

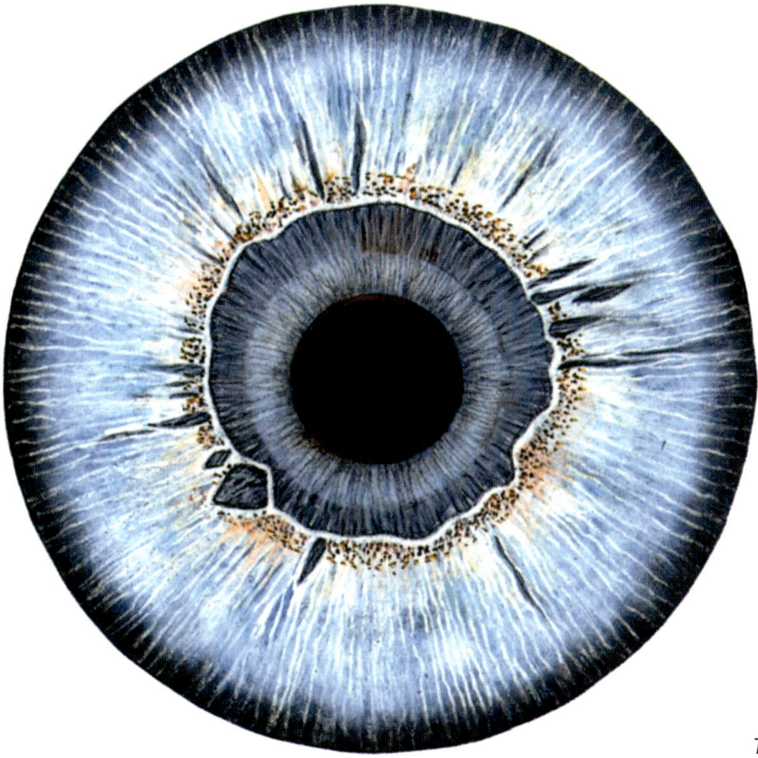

Tafel 24a

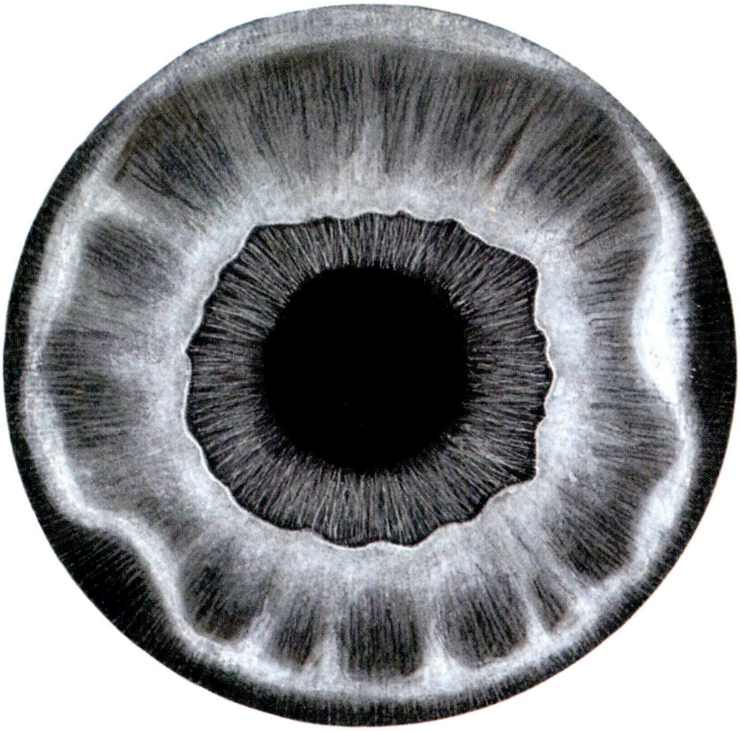

Tafel 24b

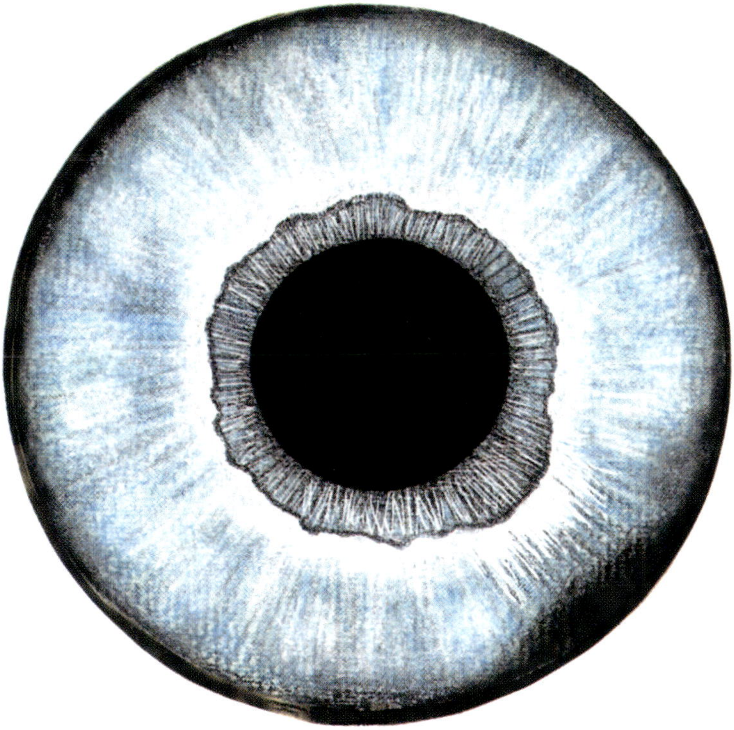

Tafel 24c

Morphologische und habituelle Merkmale

Teils übergewichtige, teils hagere Typen (Kinder mager) mit schlecht ernährtem Gewebe. Als psychische Besonderheit findet sich oft ein Hang zur individuellen Abschließung und eine gewisse „Verirdung“ der Persönlichkeit mit mehr Sinn für das „Praktische“. Harnsäurekrisen werden häufig durch verdrängte Ärgerkonflikte, Gram und Milieustörungen ausgelöst. Der Puls ist in der Regel voll, kräftig und langsam. Der Harn ist dunkel und von höherem spezifischem Gewicht (Ziegelmehlsediment).
Die allgemeinen Beschwerden: Hypochondrie, unruhiger Schlaf, Allergien, Kopfschmerzen, Migräne, nervöse Gereiztheit.

Krankheitsneigungen

Gicht, Rücken- und Lendenschmerzen beim Bücken, Schwellungen der Finger- und Handgelenke (später Versteifung).

Verdauungsbeschwerden mit saurem beziehungsweise bitterem Aufstoßen (Ausscheidungsgastritis), Stuhlgangstörungen, Hämorrhoiden, Ekzeme und andere Hautkrankheiten.

Es besteht eine besondere Disposition zu Zirkulationsstörungen, vaskulärer Hypertension und Stenokardie (siehe auch: carbo-nitrogenoide Konstitution). Bei Frauen kann die harnsaure Diathese Ursache eines prämenstruellen Syndroms sein.

Pathologie

Bei den harnsauren Erkrankungen sind zumindest 2 Formen zu unterscheiden:

1. die Hyperurikämie mit Gelenkgicht (primärsekundär),
2. die Hyperurikämie ohne Gelenkgicht (früher „unentwickelte Gicht“).

Die harnsaure Diathese besitzt dabei zwar alle Merkmale konstitutioneller Fixierung, kann jedoch nicht wie die Gicht als hereditär angesprochen werden. Das zeigt auch schon die geringe Rolle, die exogene Faktoren bei der Entstehung des Leidens spielen; den endogenen kommt bei der übermäßigen Harnsäurebildung im intermediären Stoffwechsel das Hauptgewicht zu. Harnsäureproduktion und Ausscheidung ergeben bei Gegenüberstellung die Bilanz, von deren Ausfall Gesundheit und Krankheit entscheidend bestimmt werden.

Ist die Ausscheidung über die Harnwege eingeschränkt, kann sie ersatzweise vermehrt über den Darm stattfinden, gelegentlich auch als Ausscheidungsgastritis. Häufig erfolgt Retention in Geweben mit physiologisch geringfügiger Durchblutung (mesenchymale Kollagen- und mukopolysaccharidreiche Gewebe). Als Folgen sind Deformation und Ankylose der Gelenke und anschließend Bewegungsunfähigkeit bekannt. Eine ernste Komplikation der harnsauren Diathese ist die Gichtniere (Ablagerung im Interstitium mit Degeneration der Tubuli, Niereninfarkt).

Bei kritischer Betrachtung der bekannten Fakten erkennt man Parallelen zu anderen Erkrankungen – beispielsweise zum Diabetes, der auch nur durch einen Anstieg des Blutzuckers charakterisiert ist. Die Bezeichnung „harnsaure Diathese“ bringt nur die Tatsache zum Ausdruck, dass der Anstieg des Harnsäurespiegels für das Leiden kennzeichnend ist. Dabei bleiben die Fragen offen, welche inneren Bedingungen, Funktionsvarianten et cetera dafür verantwortlich sind. Doch diese bleiben unbeantwortet.

In den Jugendjahren ist die harnsaure Diathese untypisch. Sie manifestiert sich in rezidivierenden, reaktiven Schleimhautentzündungen (Dauerkatarrh), wobei besonders die Kälteempfindlichkeit und das gehäufte Auftreten im Frühjahr- und Herbstrhythmus auffällt. In der älteren Augendiagnose wurde der jugendliche Typ treffend als „Schleimhautlymphatiker“ bezeichnet und eingeordnet.

Außerdem ist ein recht häufiger biliärer Typus der harnsauren Diathese zu erwähnen, bei dem das hyperkinetische Leber-Galle-Syndrom hervorsticht.

Therapie

Die harnsaure Diathese ist nicht zu heilen, denn sie beruht auf einer genetisch auf die Person fixierten Stoffwechsel-Eigentümlichkeit der vermehrten Harnsäureproduktion.

Therapeutisch stellen sich zwei Möglichkeiten:
1. Die Anregung zur vermehrten Ausscheidung über das Harnsystem. Diese Therapie befriedigt wenig, denn sie wird sich ständig wiederholen müssen, da auf die Dauer unerwünschte Nebenwirkungen auf den Elektrolythaushalt unausbleiblich sind. Die Anzahl diuretisch wirksamer Heilpflanzen ist unübersehbar. In aktuellen Situationen wird man gelegentlich nicht ohne diese auskommen.
2. Der Versuch, mit den Mitteln der Naturheilkunde die Harnsäureproduktion zu verringern. Emotionale Affekte werden immer wieder zu Rückfällen führen. Jedenfalls sollte man diesem Umstand bei der Behandlung ebenfalls Rechnung tragen.

Der Einsatz von Uricostatika soll hier nicht diskutiert werden.

Homöopathische Mittel

Die Hauptmittel für die harnsaure Diathese sind:
Lycopodium D3–D4
Chronische Stoffwechsel- und Ernährungsstörungen mit metabolischer Leberschwellung und Fettintoleranz. Disposition zu Diabetes. Gelbliche Gesichtsfarbe. Scharfer, übelriechender, sedimentreicher Harn.

Acid. benzoicum e resina D3
Umfangreiche Schleimhautreizungen, Gelenkschmerzen mit Tophi, Hyperazidität des Magens, Asthma. Der Harn ist spärlich, konzentriert, ammoniakalisch mit schleimigem Sediment.

Lithium benzoicum D3
Nieren- und Gallensteinleiden, lumbo-sakrale Schmerzen, Haut- und Schleimhauterkrankungen.

Berberis vulg. D1–D2
Hepato-renales Syndrom, Stauungen im venösen System, Rheuma, Gicht. Der Harn ist gelb-rötlich mit reichlich Sediment.

Formica rufa D3
Wichtiges Umstimmungsmittel, das in Abständen immer wieder wiederholt werden sollte, besonders wenn wandernde Schmerzen und Pruritus eintreten.

Weitere homöopathische Mittel:
Adlumia fungosa D3–D4
Hyperurikämie mit begleitender Leberbeteiligung.

Ammonium phosphoricum D3 (D4)
Harnsaure Diathese mit allen ihren Folgeerscheinungen – sowohl akute Attacken als auch subakute und chronische Leiden. Muskel- und Gelenkrheuma, Lumbago, Ischias, Rheuma facialis, cervicalis et capitis, versuchweise bei Ophthalmopathia rheumatica, deformierendem Gelenkrheumatismus.

Ammonium benzoicum D2
Mittel für den Gichtanfall (Großzehengelenk-„Zipperlein")

Spagyrische Arzneimittel:

Ledum spag. Ø–D3
Steifigkeit der Glieder, häufige Anfälle von Lumbago, Taubheitsgefühl. Stechende, reißende Schmerzen auch der Fußsohlen.
10–25 Tropfen in einem Glas Wasser, tagsüber schluckweise.

Juniperus spag. Ø
Mild wirkendes, harntreibendes und harnsäureausleitendes Mittel.
3 x täglich 10–30 Tropfen mit Wasser.

Mittel der Schüßler'schen Biochemie:

Natrium phosphoricum D3 (D6) – Hauptmittel
Abends 4 Tabletten

Natrium sulfuricum D3
Morgens 4–6 Tabletten in heißem Wasser gelöst – oder 3 x täglich 4 Tabletten a.c.

Ergänzungsmittel:
Lithium chlorat. D3–D6
Beeinflusst den Eiweißstoffwechsel, vermehrt die Ausscheidung von Harnstoff und Harnsäure. Deformierende Gelenkleiden, Depressionen, Zwischenmittel.
Morgens und abends 4 Tabletten in Wasser gelöst.

Phytotherapie:

Harnsäureausscheidende Kräuter zur Teezubereitung:
Rad. Ononidis 2 Teelöffel zum Infus oder Kaltauszug,
Herb. Urticae 1–2 Esslöffel zum Infus – auch als Frischsaft verfügbar.
Fol. Betulae 1–2 Esslöffel zum Infus.

Frischsäfte von Birke und Sellerie.

Diuretisch wirkende Mittel – Heilkräutertees eingeschlossen – dürfen, je nach Dosierung, nicht länger als 1–2 Wochen Anwendung finden und nicht abends getrunken werden; das ist nicht nur überflüssig, sondern auch schädlich.

Diätetische Empfehlungen:

Überwiegend lactovegetabile, gemüse- und obstreiche Kost mit strenger Vermeidung von Innereien.

Dysämische Diathesen (Heterochymeusis u.a.)

Mit diesem Namen wurden Leiden bezeichnet, bei denen das Blut eine falsche Beschaffenheit aufwies. In der Regel wurden Substanzen angeschuldigt, die – obwohl normalerweise stets im Blut vorhanden – im Übermaß auftretend jedoch die physiologischen Eigenschaften des Blutes veränderten. *Hufeland* und andere sahen die Ursachen dafür in einer fehlerhaften Metamorphose, also Störungen im Gesamtablauf der Assimilation.

Da diese aus drei hintereinander ablaufenden Operationen besteht, lassen sich auch drei Gruppen bestimmen.

1. Die Digestion:
   Verdauungsschwäche erzeugt Säurebildung, Verschleimung und dadurch schleimiges, wässriges oder alieniertes (verfremdetes) Blut.
2. Die Chylifikation:
   Fehlerhafte Beschaffenheit des chylopoetischen und lymphatischen Systems. Daraus können die Skrofulose und die Dyscrasia arthritica entstehen.
3. Die Sanguifikation:
   (Ordnungsgemäße Umwandlung des Chylus in Lymphe und Blut).
   Aus mangelnder Bewegung, allgemeiner oder organischer Schwäche von Herz und Lungen entstehen viele Dyskrasien, besonders Hypercarbonisation und Venosität des Blutes, die Chlorose, Veränderungen der Viscosität und andere.

Nur wenige der dyskrasischen Diathesen waren befriedigend erforscht, bei anderen musste man sich bezüglich der Genese mit Schlussfolgerungen aus Beobachtungen und Praxiserfahrungen begnügen.

Trotzdem sind sie noch immer vorhanden, die meisten allerdings wurden durch Laborbefunde mehr oder weniger identifiziert. Was allerdings nicht heißen soll, dass Entstehungsmodus und Ursachen nun lückenlos bekannt wären.

An dieser Stelle interessieren nur die Besonderheiten der konstitutionellen Fixierung.

Iridologische Merkmale

Ein einheitliches Irisbild lässt sich nicht erstellen, da die Bezeichnung „Dysämische Diathesen" einen Sammelbegriff einer größeren Anzahl darstellt.

Die Tafel 25 zeigt eine aufgehellte, verschmiert wirkende humorale Region, die im vorliegenden Falle leicht beige verfärbt ist, jedoch auch andere Verfärbungen (eventuell auch Strukturen) aufweisen kann.

Von dieser Region gehen Ausläufer in die Ziliarzone aus, die dort Farb- und Strukturveränderungen hervorrufen können. In diesem Falle ist eine wischartige Zeichnung im Bereich der Schleim- und serösen Häute erkennbar, die auf chronische Reizzustände verweist. Das offene Nierenzeichen (32') ist unübersehbar eine Niereninsuffizienz. Zwischen den humoralen und den organischen Zeichensetzungen besteht ein nichtlinearer Kausalzusammenhang.

Es können an dieser Stelle nur zwei der einfachsten Formen vorgestellt werden. Diese aber gehören zu den häufigsten unserer Zeit und besitzen deutliche konstitutionelle Bindungen. Sie tragen inzwischen andere Namen, die mit speziellen biochemischen Blutbefunden korrespondieren. Die Ärzte der vergangenen zwei Jahrhunderte waren in erster Linie System-Pathologen und interessierten sich darum im wesentlichen für das Prinzipielle eines physio-pathologischen Vorganges.

1. Die zu geringe Blutkonsistenz

Es besteht eine zu geringe plastische Bindung des Blutes und ein Übermaß an wässrigen Anteilen. Die ernährende und lebenserhaltende Kraft des Blutes ist verringert.

Die Blutfarbe kann hell- bis dunkelrot, sogar bis schwärzlich sein. Seine „Dünnheit" (Tenuitas serosa) kann eine hydropische Disposition oder die chlorotische Diathese zur Folge haben.

Die wichtigste Ursache des Leidens ist in zu energieschwachen Assimilationsprozessen zu suchen.

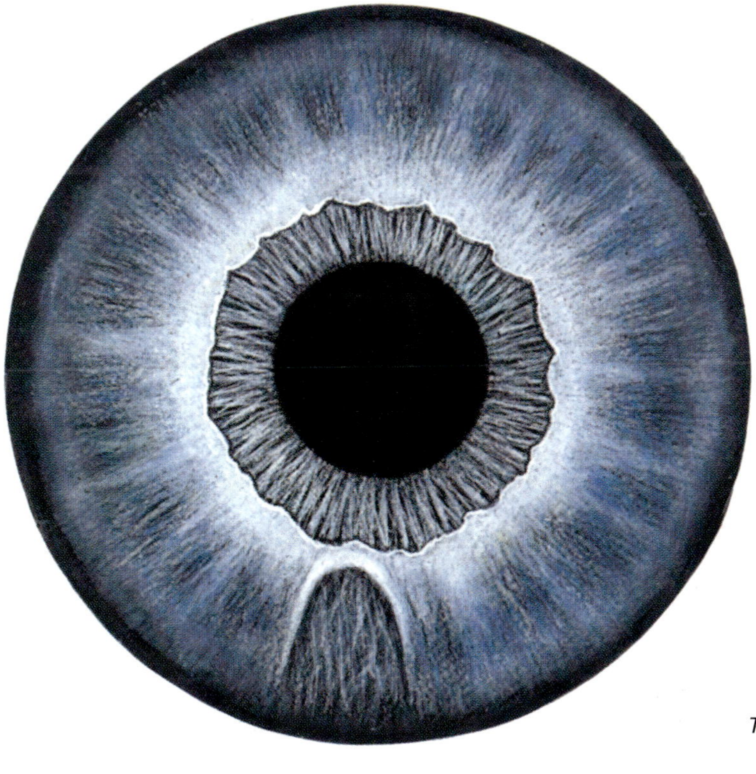

Tafel 25

Therapie

Phytotherapie

Das Hauptmittel ist Centaurium (Herb. Centaurii): Sein deutscher Name Tausendgüldenkraut ist sicher nicht zufällig.

Als Tee oder Extrakt ist es eines der wichtigsten Bittertonika und kräftigt die Motorik der Magendarmmuskulatur, steigert und reguliert die Absonderungen der Verdauungssäfte sowie der Galle.

Herb. Alchemillae
War eine der wenigen Heilpflanzen, denen keine graduierten Qualitäten zugeordnet wurden, da ihre Wirkungsbreite durch keine konstitutionellen Grenzen eingeengt war.
Die Pflanze galt als Anabolikum, die das Blut „dick macht".

Herb. Galeopsidis
Kieselsäuredroge, enthält glykosidische Bitterstoffe. Ihre Mineralzusammensetzung ist der dem Blut am ähnlichsten.
Rademacher empfiehlt sie bei allen Blut- und Milzkrankheiten.

Herb. Equiseti (auch als Frischsaft verfügbar)
Kieselsäuredroge, regelt den Wasseraustausch zwischen Blut und Gewebe, bewirkt Remineralisation, fördert die Proliferation (Si-Wirkung), Blutbildung und Harnausscheidung.

Spagyrische Arzneimittel

China spag. Ø
Bei Schwäche, kleinem, weichem oder beschleunigtem Puls (Pulsus parvus et mollis et frequens).

Abrotanum spag. Ø
Beeinflusst die gesamte vegetative Sphäre, besonders die Assimilationsprozesse. Bei Schwäche, Abmagerung, Gelenkschwellungen, Plätschermagen.

2. Die vermehrte Blutkonsistenz („entzündliche Konsistenz")
Die Koagulabität und Plastizität des Blutes ist vermehrt. In ihrem Gefolge befinden sich die entzündliche Diathese und verschiedene rheumatische Erkrankungen und solche der Venen (sogenannte atrabiläre Blutbeschaffenheit – siehe auch carbogenoide Konstitution und Venosität).

Von den verursachenden Faktoren sind besonders zu nennen:

Zu geringe Flüssigkeitsaufnahme, übermäßige Flüssigkeitsverluste durch Harn, Schweiß, Darm.

Nahrungsüberschuss, wobei fettähnliche Stoffe im Blut verbleiben.

Auch emotionale Faktoren kommen in Betracht.

Da auch ein genetischer Faktor vorhanden sein kann, ist die Lebenserwartung dieser Form der Dysämie verkürzt, was auch die medikamentöse Senkung der Blutfette nicht verhindern kann. Die Umstellung der Lebens- und Ernährungsweise ist darum von entscheidender Wichtigkeit, da diese im Endeffekt effektvoller ist und die Lebenserwartung verlängert.

Therapie

Phytotherapie

Die wichtigsten Heilkräuter, die von der traditionellen Medizin aufgeführt werden, sind:

Plantago major (Herb.)
Altes Antiphlogistikum. Nach Kneipp „gegen alle innere Verschleimung", sogenannte „Dickblütigkeit" und Folgeerscheinungen (Herzklopfen).

Veronica beccabunga (Herb.)
Altes Universalmittel gegen Blutverschleimung und zur allgemeinen Entschlackung. Katarrhe und rheumatische Leiden (kalte Gelenksschwellungen).

Rosmarinus off. (Fol.)
Erhöhte Viskosität des Blutes, Nerven- und Gefäßtonikum.

Taraxacum off. (Rad. cum Herb.)
Erhöhte Plastizität des Blutes, atrabiliäre Blutmischung.

Mentha piperita (Fol.)
Vermindert durch seine cholagoge und choleretische Wirkung die erhöhte Konsistenz des Blutes, wirkt anregend auf Herz- und Nierentätigkeit.

Carum carvi (Fruct.), auch als Gewürz (Kümmel) anzuwenden.
Bei Herzbeschwerden, die von erhöhter Blutkonsistenz und Polyzythämie herrühren.

Diätetische Empfehlungen:

Zellulosereiche Nahrung (Vollkornbrot, Möhren) hemmt die Fett- und Cholesterinresorption. Reichlich pflanzliche Rohkost, fettarme Nahrungsmittel unter Bevorzugung pflanzlicher Öle.

Die Cacochymia serosa – die Blutverwässerung (Spanaemia)

Iridologische Merkmale

Breite, aufgehellte, verschleierte humorale Region (nur mittels Lupe erkennbar), teils mit Ausstrahlungen in die Ziliarzone, teils mit hellen sichtbaren Lymphstraßen, auch kleine weißliche Wolkenbildung in der Ziliarzone.

Ein Schwellungszeichen im Milzsektor ist fast immer vorhanden (hufeisenförmig, weißlich bis hell gelblich), je nach Iris-Grundfarbe.

Blut:
spezifisch leichter
relative Serumvermehrung
Fe-Hämoglobinmangel

Milz:
mäßige Vergrößerung
ohne geweblichen Umbau

Energiemangelsyndrom
gesunkene, calorische Grundfunktion
sensible und irritable Systemschwäche
reduzierte Verdauungsleistung
verminderte Sekretionen
allgemeine Anämie-Symptomatik

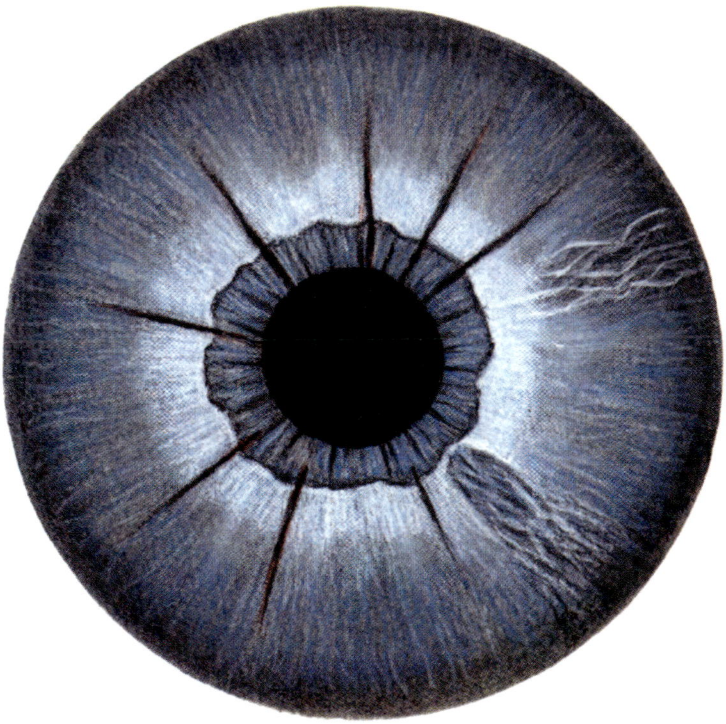

Tafel 26

Pathologie

Das Blut ist bei diesem Leiden spezifisch leichter, blass oder violett, dünnflüssig; bei blassem Blut liegt außerdem Eisenmangel mit Erniedrigung des Hämoglobins vor. Es besteht Erweiterung und Überfüllung der Venen, geringe bis mäßige Milzvergrößerung (fehlt fast nie) – aber keine Milzverhärtung. Alle Absonderungen sind vermindert. Die kalorische Grundfunktion ist auffällig gesunken (leichtes Frieren).

Krankheitsneigungen und habituelle Merkmale

Verminderte Verdauungsleistung, erschwerte Atmung mit Anstrengungsdyspnoe, Herzklopfen, Schwäche des sensiblen und irritablen Systems (Nerven- und Muskelsystem) mit Erniedrigung der geistigen und körperlichen Leistungsfähigkeit, Mattigkeit und leichter Erschöpfbarkeit.

Da einerseits die Symptome recht uncharakteristisch sind, andererseits das Leiden gern mit anderen zusammen auftritt, wird es oft in seiner Bedeutung unterbewertet. Die Therapie kann bei dieser Verfassung erheblich an Wirksamkeit einbüßen, solange das Blut nicht entsprechend verbessert wird.

Unausgewogene, unzweckmäßige Ernährung ist meist festzustellen, wie: Kohlenhydratüberschuss (Mehl- und Süßspeisen), Mineralstoffmangel, übermäßige Flüssigkeitsaufnahme.

Therapie

Da sowohl die Ernährung als auch die verminderte Verdauungsleistung die Hauptrolle bei der Entstehung dieses Leidens spielen, ist schrittweises Vorgehen geboten, das die fermentative Leistungsfähigkeit des Verdauungstraktes berücksichtigt. Diese kann durch Bitterstoffdrogen erheblich gesteigert werden.

Die Ernährungstherapie steht daher im Vordergrund und soll aus reichlich vegetarischer Rohkost, eiweißreicher, kohlenhydratarmer und kalorisch knapper Vollwertkost bestehen. Dazu Sonnenbäder (vorsichtig dosieren), Anregung der Haut- und Nierenausscheidung.

Phytotherapie

Die Hauptmittel für die Cacochymia serosa sind:
Urtica dioica (Herb.)
Frischsaft verfügbar, Fertigzubereitungen
Steigert signifikant das Harnvolumen sowie den katabolen Stoffwechsel und den Grundumsatz. Die Blutneubildung wird deutlich angeregt durch vermehrte Hämoglobinsynthese und Erythrozytenbildung.

Die Brennnessel ist die mit Abstand wichtigste Heilpflanze zur Umstimmung des Blutsystems, was auch das breite Anwendungsgebiet erklären dürfte.

Gentiana (Rad.)
Altes Volksmittel gegen „Schwäche des Blutes". Auf die Gesamtdigestion wirkende Bitterstoffdroge, die regulatorische Einflüsse auf die Blutbildung besitzt.

Als Tinktur (Tct. Gentianae) 20–30 Tropfen p.c. in einem kleinen Glas Wasser.

In der Teeform: $^1/_2$–1 Teelöffel zu Kaltauszug oder Abkochung.

Hypericum (Herb.)
Die traditionelle Medizin berichtet mehrfach über günstige Einwirkung des Johanniskrautes auf die Blutzusammensetzung, was vermutlich auf die Wirkungskombination Endokrinum – Digestion zurückzuführen ist.

Galium aparine (Herb.)
Altbewährte antidyskrasisch wirkende Arzneipflanze bei der Spanaemia.

Herb. Nasturtii (auch als Frischsaft verfügbar)
Fördert den Stoffwechsel und die Ausscheidungsvorgänge. Wirkt durch seinen Jodgehalt anregend auf das Vegetativum.

Herb. Equiseti (auch als Frischsaft verfügbar)
Kieselsäuredroge, regelt den Wasseraustausch

zwischen Blut und Gewebe, bewirkt Remineralisation, fördert die Proliferation (Si-Wirkung), Blutbildung und Harnausscheidung.

Nachfolgende Tinkturen sind zur Anregung der Verdauungstätigkeit und allgemeinen Anregung geeignet:
Tct. amara – (Gentian. Centaur. Aurant. Zedoar.)
Mehrmals täglich 15–20 Tropfen

Tct. aromatica – (Cinnam. Zingib. Galang. Caryophyll. Cardam.)
Mehrmals täglich 20–30 Tropfen

Tct. Aurantii (Stomachicum)
3 x täglich 15 Tropfen

Homöopathische Einzelmittel:

Kal. nitr. D3
Hydrämie mit kalter und blasser Haut, Tagesschläfrigkeit, Speichelfluss. In dieser Potenz nur sehr schwach diuretisch.

Ceanothus americanus D1 – D2
Die Krankheit begleitendes Milzleiden. Stiche im rechten Hypochondrium. Eines der besten Milzmittel, mit einer gewissen universellen Wirkung, die nach *Nebel* auf einen Drainageeffekt zurückzuführen ist.

Kal. carb.
Hydrämie, Herzbeschwerden. Symptomen-Trias: Schweiße – Schwäche – Rückenschmerzen.

Mittel der Schüßler'schen Biochemie:

Natrium chloratum D6
Morgens 4–6 Tabletten, monatelang

Natrium sulfuricum D3 (D6)
Vor dem Schlafengehen 4–6 Tabletten

Beide Mittel können bei der angegebenen Anwendungsweise auch zusammen verordnet werden. Gleiche Potenzen wählen!

Die krankhaft erhöhte Venosität des Blutes

Iridologische Merkmale

Das iridologische Bild ist, wie zu erwarten, uneinheitlich.
Es ist geprägt von:

a) Verdunkelungen verschiedenster Genese und Lokalisationen,
b) Zeichen der Blutstockungen und Stauungen,
c) verschiedener phänomenologischer Indizien für Organinsuffizienzen (besonders Herz, Leber, Nieren),
d) bei genügend langem Bestehen – Anzeichen organischer Schwächung und Schädigungen der Gewebe (besonders Nerven, Gefäße, Muskeln, Schleimhäute).

Morphologische und habituelle Merkmale

Die Venosität entsteht meist erst in der zweiten Lebenshälfte und ist häufiger bei Frauen. Die dunkle Komplexion ist, im Gegensatz zur phlegmatisch-venösen Konstitution, deutlich bevorzugt.

Die Haut nimmt einen grauen bis grau-gelben Farbton an und wirkt unrein. Die Respiration ist tief, die Bewegungen träge. Herz- und Gefäßsystem sind reizbar und weisen die entsprechenden Beschwerden auf.

Krankheitsneigungen

Die Patienten leiden an unangenehmen Empfindungen, Gemüts- und Schlafstörungen bis zur Hypochondrie und Melancholie.

Von den örtlichen Krankheiten sind es besonders die betroffenen Venen, das rechte Herz, die Leber, welche durch Stockungen und Stauungen, besonders im Abdomen, zu leiden haben.

Später entstehen verschiedene Krankheiten und Ulcerationen der Haut, die nicht selten die Vorboten schwerer organischer Leiden sind.

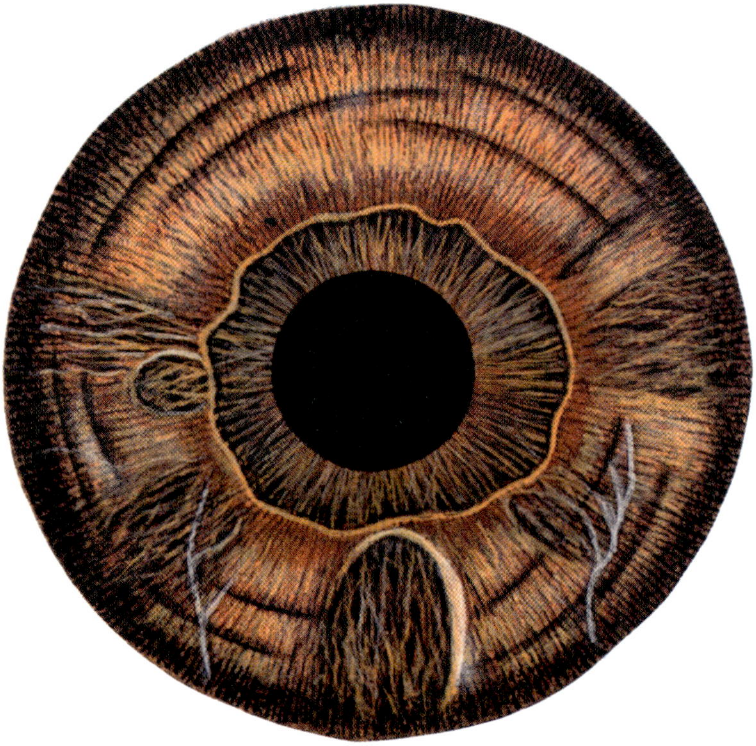

Tafel 27a

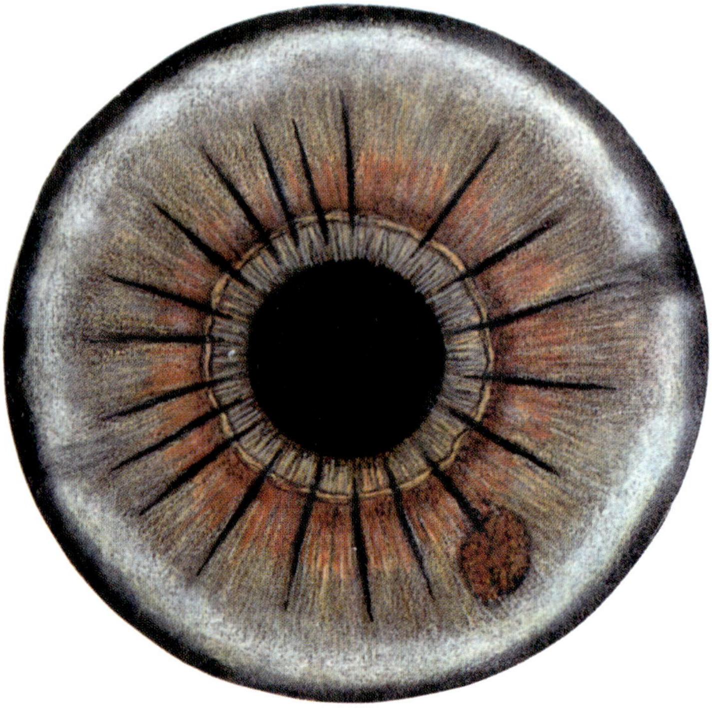

Tafel 27b

Pathologie

Sie stellt eine qualitativ-abnorme Veränderung des Blutes dar, mit einer erheblichen Störung der vitalen Prozesse.

Teils als Ursache – teils als Folge ist eine Einschränkung und Hemmung der naturgemäßen kritischen Ab- und Ausscheidungen zu verzeichnen, die einerseits der Erhaltung der normalen Krasis, andererseits der Aufrechterhaltung der reproduktiven Stoffwechselprozesse dienen. Es sind dies die Harn-, Haut- und Stuhlausscheidung; die Absonderungen der Galle, der Schleimhäute sowie die Atmung.

Der wichtigste Aspekt dieser dyskrasischen Diathese (der ihr auch den Namen gab) ist natürlich die mangelhafte Arterialisation des Blutes mit Zunahme des venösen, verbrauchten Anteiles.

Genügend lange Dauer der Störung ist in der Lage, eine Konstitution auszubilden – als phlegmatisch-venöse oder carbogenoide, wenn nicht gar ein Übergang ins melancholische Temperament erfolgt.

Therapie

Die erhöhte Venosität als charakteristisches Merkmal dieser dyskrasischen Diathese sollte nicht mittels ausleitender Verfahren behandelt werden. Diese können nur vorübergehende Besserung bringen, ändern aber nichts am Gesamtzustand des davon Betroffenen. Auf die Dauer wirken sie eher schädlich, weil sie unvermeidlich schwächend wirken.

Homöopathische Mittel

Die Hauptmittel zur Behandlung der erhöhten Venosität sind:

Ammonium carb. D2–D6
Mangelhafter oxidativer Stoffwechsel; das Blut ist mit Kohlendioxid überladen. Kardio-respiratorische Störungen. Neigung zu Blutungen, Reaktionsmangel.

Ammonium vanad. D3–D4
Vanadium ist CO-Faktor bei der Sauerstoffaktivierug, stoffwechselanregend.

Antimonium crudum D3–D4–D6
Antidyskrasisches Mittel. Gestörte Zelloxidation, reduzierter Stoffwechsel.

Kalium aceticum D4
Hydropische und ödematöse Zustände, subakute Schleimhautkatarrhe, Durchfälle. Wirkt anregend auf die Schweißabsonderung und geringfügig auf die Diurese.

Kalium tartaricum D3
Entzündliche Reizungen im venösen Bereich, venöse Plethora im Pfortadersystem, chronische Proktitis mit Hämorrhoiden.

Weitere homöopathische Mittel:
Carbo vegetabilis D3–D4
Dunkles, schwer gerinnbares Blut – mit Kohlendioxid überladen. Mangelhafte Oxidation.

Carbo animalis D4
Hypoxämie, geringe vitale Wärme, Venenerweiterung. Psycho-physische Schwäche.

Sulfur D3–D4–D6
Venöse Kongestionen, auf Autointoxikation beruhende Hautausschläge. Hitzegefühle (Unterschenkel, Füße), Reaktionsmittel.

Podophyllum D4
Abdominalplethora, metabolische Stauungsleber, Hämorrhoiden, profuse Durchfälle.

Sepia D3–D4
Polychrest und Frauenmittel im Klimakterium. Vasomotorenstörungen, sensible Reizzustände, Bindegewebsschwäche.

Lachesis D6–D8
Varizen, venöse Stauungen, Kongestionen.

Genista D2
Dickflüssiges Blut, Pruritus, juckende Hautausschläge, Schwindel, Herzschmerzen, kardialer oder zirkulatorischer Erethismus.

Mittel der Schüßler'schen Biochemie:

Kalium sulfuricum D3
Verbessert den Wirkungsgrad der Sauerstoffverwertung.
3 x täglich 4 Tabletten

Silicea D3–D6
Bindegewebsmittel
Abends 4 Tabletten

Die Basisreihe ergänzendes Mittel:
Natrium fluoratum D4–D6
Entzündliche Reizungen der Venen (subakut).
3 x täglich 2 Tabletten

Phytotherapie:

Tct. Rhei
3 x täglich 10–15 Tropfen – empirisches Mittel.

Mixt. solvens (DRF 243)
Altes antidyskrasisches Mittel – auch bei Bronchial-Affektionen.

Frische Erdbeeren fördern die Kohlendioxid-Entfernung aus dem Blut.

Siehe auch carbo-nitrogenoide Konstitution.

Die Schärfen – eine Form der Heterochymeusis

Iridologische Merkmale

Verdunkeltes oder pigmentiertes Milzfeld (linke Iris 22'- 24'), unter Umständen mit innenliegender Reizradiäre, dunkler Ziliarrand im zugehörigen Quadranten, pigmentierte Sklera am Milzsektor. Oft Reizzeichen im Leberfeld und den betroffenen Organsektoren.

Pathologie

Unter „Schärfe" (acrimonia) wurde die übernormal reizende Eigenschaft der Säfte – insbesondere des Blutes – verstanden.

Die Ursachen ihrer Entstehung sind hauptsächlich:

1. Steigerung der allgemeinen Reizbarkeit (und damit unphysiologische Intensivierung des Stoffwechsels),
2. erhöhte Reizbarkeit der Leber
3. übernormale Erhöhung der Lebenskraft (bei Fieber, hypersthenischen Zuständen etc.)

Nach alter Auffassung oblag es der Milz, das Blut von diesen reizenden Stoffen zu befreien. Bei mangelhafter Tätigkeit gelang diese Reinigungsoperation nur sehr unvollständig, wodurch die verschiedensten Beschwerden entstehen konnten.
Je nach Herkunft wurden mehrere Arten und Formen unterschieden.

Die Behandlung bestand, wie zu erwarten, in einer speziellen Milztherapie, im Einsatz geeigneter Ausscheidungsverfahren und nach Abschluss in der Anwendung sogenannter „Organreinigungsmittel".

Die Schärfenlehre spielte bei manchen älteren Augendiagnostikern (*Felke*, *Madaus* / *Flink*) noch eine wichtige Rolle in der Pathologie.

Im Lehrbuch der Augendiagnose von Frau *Magdalena Madaus* findet sich eine gute Darstellung der Schärfenpathologie. Sie erteilt ihr die Bezeichnung einer „Qualitätsdisposition".

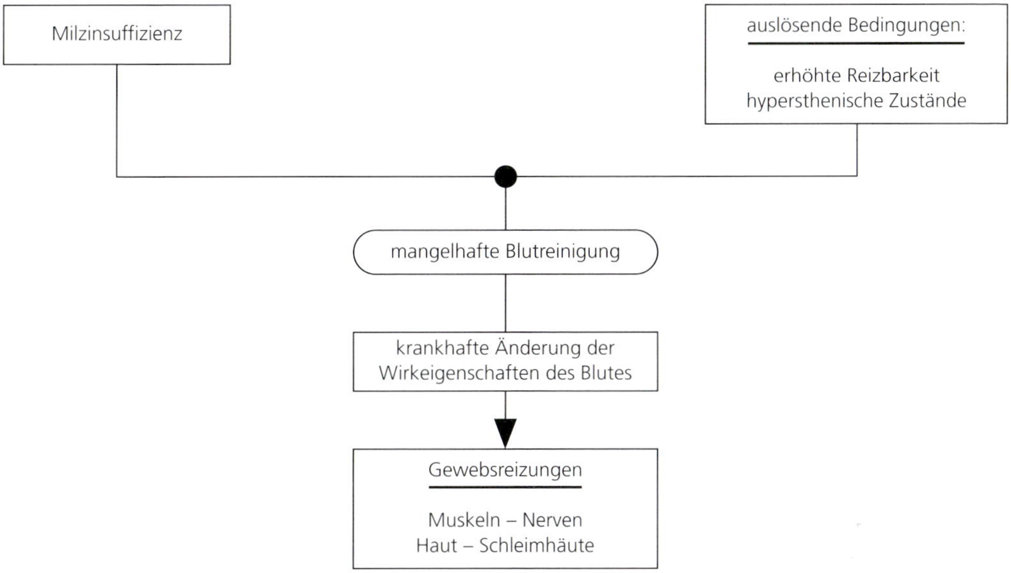
Milzinsuffizienz
auslösende Bedingungen:
erhöhte Reizbarkeit
hypersthenische Zustände
mangelhafte Blutreinigung
krankhafte Änderung der
Wirkeigenschaften des Blutes
Gewebsreizungen
Muskeln – Nerven
Haut – Schleimhäute

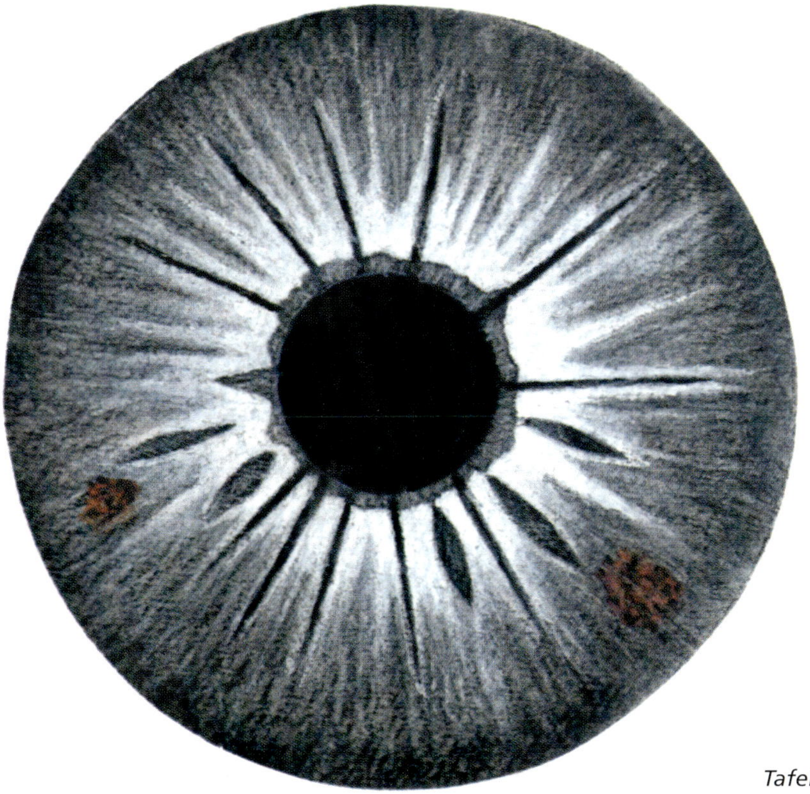

Tafel 28a

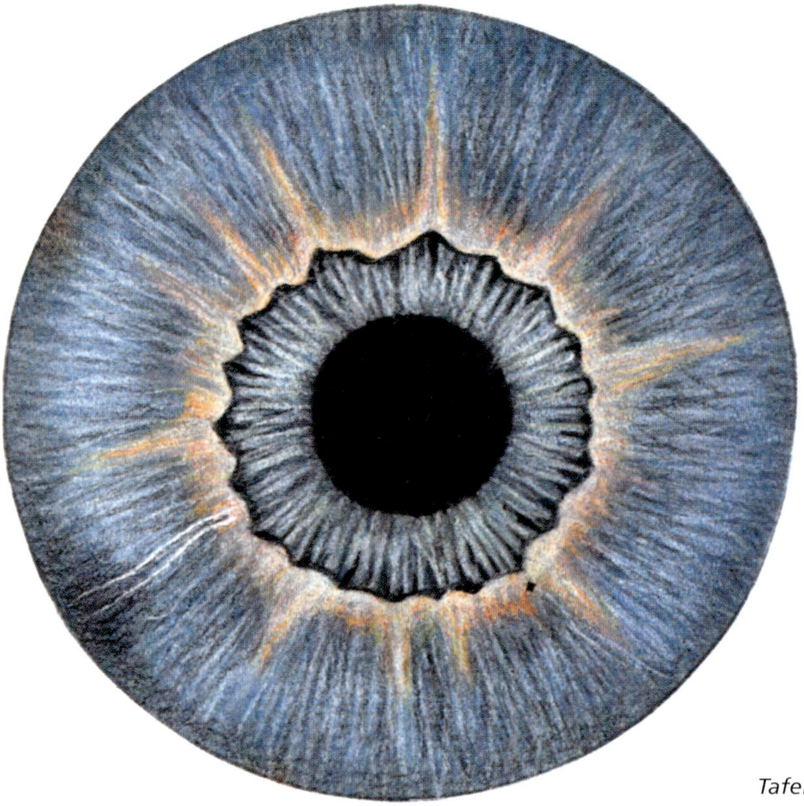

Tafel 28b

Qualitäten sind keine Substanzen, sondern Eigenschaften. Qualitätsdisposition bedeutet also: Ständige Neigung zur (krankhaften) Veränderung der Wirkeigenschaften des Blutes.
„Die Qualitätsdisposition beruht auf organischen Entzündungen, Reizen, die durch Schärfe– und Säurevermehrung entstanden sind. Solange die Schärfen und Säuren im Blut zirkulieren, aber durch … (die) … Tätigkeit der Nieren und des Darmes das Gleichgewicht hergestellt werden kann, evtl. durch Schweiß und Krisen, empfindet der Körper nicht eigentliche Schmerzen. Sobald aber die alkalischen Überschüsse und der Harnsäureüberschuss … Gewebe, Muskeln, Haut oder Nerven affiziert, tritt Entzündung, Erhitzung oder Schmerz ein."

Therapie

Homöopathische Mittel

Die Hauptmittel für die Schärfen sind:
Ammonium chlorat. D2–D6
„Reizbar–fett–indolent." Schwäche des Nervensystems, Neuralgien, Schleimhautkatarrhe, habituelle Obstipation.

Arsen. alb. D4
Scharfe, wundmachende Sekrete, brennende Schmerzen in schleimhautausgekleideten Organen, Verbrauchserscheinungen der peripheren Gefäße.

Arsen. jodat. D4–D6
Dämpft Reizzustände stärker als Arsen. alb.

Acid. carbolicum D4
Scharfe wundmachende Sekrete, Brennschmerz, Reizungen der Haut mit Pruritus und Neigung zur Geschwürbildung. Entzündungen der Nieren und Neuralgien.

Acid. nitricum D4
Besonders für ältere magere Personen. Stichartige Schmerzen im Abdominalbereich. Scharfe übelriechende Sekrete und Blutungen, Pruritus und übelriechende Schweiße.

Acid. hydrofluoricum D4–D6
Tonisches und trophisches Mittel bei dyskrasischer Diathese. Altes hinfälliges Aussehen. Neigung der Gewebe zu Verhärtung und Degeneration.

Kreosotum D4–D6
Entzündliche Affektionen an allen Schleimhäuten von der Rötung bis zum Gewebszerfall. Jucken und Brennen der Haut. Verschiedene begleitende Blutkrankheiten.

Spagyrische Arzneimittel:

Staphisagria spag. Ø
Empfindliche Haut mit Neigung zu juckenden Ausschlägen, übelriechende Nachtschweiße, Darmkoliken, wässrige Durchfälle. Neuralgische und rheumatische Schmerzen. Blepharitis – Hordeolum.
10–20 Tropfen in ein Glas Wasser; tagsüber trinken.

Scabiosa spag. Ø
Wundheit von Nase und Mundhöhle. Zur Blutreinigung bei Haut– und Blasenleiden auf der Grundlage dieser Diathese.

Phytotherapie:

Teekuren mit:
Flores Verbasci oder Radix Althaeae
Zur Anregung der Ausscheidung: Rad. c. Herb. Taraxaci

Diätetische Empfehlungen:
In früheren Zeiten erfreute sich die Milchkur nach *Sydenham* besonderer Beliebtheit. Es muss dazu über 1–2 Wochen täglich mindestens ein Liter Milch, auf den Tag verteilt, getrunken werden.

In dieser Zeit sollte auch eine rein vegetarische Ernährung eingehalten werden, die dann praktisch nur aus Gemüse, Salaten und Obst besteht.

Die Cacochymia chlorotica – die Chlorose – Bleichsucht

Iridologische Merkmale

Meist blaue oder graue Iris von blasser Farbe, besonders die humorale Region ist hell bis leicht verschmiert. Helligkeit und Breite der Region sind ein Maß für den Schweregrad.

Beachtung verdienen möglicherweise:
- Radiärfurchen (Asthenie),
- Reizzeichen im Milzsektor (Milz–Überfunktion),
- verdunkelte Krausenzone – zerrissene verschmierte Krause (Hemmung der Eisenresorption und –verwertung).

Morphologische und habituelle Merkmale

Es sind meist schwächliche, pastöse Mädchen, die an Chlorose erkranken. Die Gesichtsfarbe ist pigmentarm, blass, fast weiß, desgleichen Lippen und Ohrläppchen; auch die Augenbindehäute und das Zahnfleisch sind blass bis zyanotisch – die Augenumgebung ist bläulich.

Der Bauch ist aufgetrieben; zeitweise bestehen Schmerzen und Obstipation. Bei langem Bestehen tritt Abmagerung ein.

Störungen der Verdauungs- und Nierentätigkeit sind häufig.

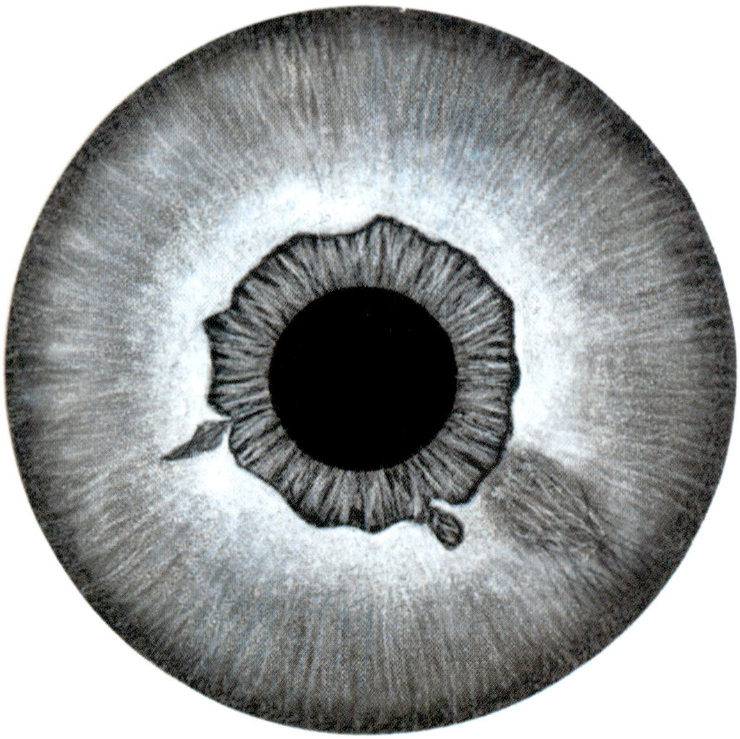

Tafel 29

Pathologie

Diese Blutkrankheit ist zu den echten Dyskrasien zu zählen. Sie wurde bei der anämischen Konstitution nicht mit aufgeführt, da sie die Kriterien einer Konstitution nicht erfüllt. Im 19. Jahrhundert und noch Anfang des 20. Jahrhunderts war sie weit verbreitet; andererseits wurde sie dennoch zu häufig diagnostiziert. In unserer Zeit scheint es gerade umgekehrt zu sein. Die Genese ist bis heute nicht eindeutig geklärt; doch spricht einiges dafür, dass es sich um eine besondere Form der Skrofulose handelt. Sie befällt fast ausschließlich Mädchen während der Pubertät, besonders wenn sie sehr rasch gewachsen sind. Nicht selten bleibt sie noch Jahre danach bestehen. Störungen der Menstruation sind meist gleichzeitig vorhanden.

Die Chlorose (Bleichsucht) ist durch einen stark erniedrigten Serumeisenspiegel gekennzeichnet. Der erhöhte Eisenverbrauch, gerade in diesem Alter, übersteigt die Resorptionsquote sowie die Leistungsfähigkeit des Knochenmarks. Iridologisch bestehen fast immer Indizien für eine Mitbeteiligung der Milz im Sinne einer Überaktivität. Das erlaubt den Schuss, dass auch ein verstärkter Erythrozytenabbau erfolgt. Ob eine lienale Fehlleistung mit verkürzter Lebensdauer der Erythrozyten infolge Keimdrüsenunterfunktion – wie etwa bei den hämolytischen Anämien – die Ursache ist, sei dahingestellt.

Hufeland vermutete einen Mangel an Faserstoff und ein Überwiegen der wässerigen Blutbe - standteile, wodurch das Blut in seiner plastischen Kraft und Vitalität eingeschränkt wird.

Zur Beschwerdesymptomatik

Im Vordergrund der Beschwerden aber stehen: Allgemeine Müdigkeit mit erhöhtem Schlafbedürfnis, Appetitlosigkeit – dabei Verlangen auf ungewöhnlichste Dinge –, Schwindelempfindungen, Kopfschmerzen, Dysmenorrhoe.

Von den üblichen Anämiebeschwerden zeigen sich: Ohrensausen, leichtes Frieren und Neigung zu Ohnmachten; Atemnot bei geringen Anstrengungen, Husten, Herzklopfen. Der Puls ist meist langsam, kann aber gelegentlich beschleunigt sein.

Die Herzbeschwerden sind durchaus nicht immer nur funktioneller Natur. Es kommt zuweilen zur Herzvergrößerung mit blasenden systolischen Geräuschen an allen vier Ostien, an

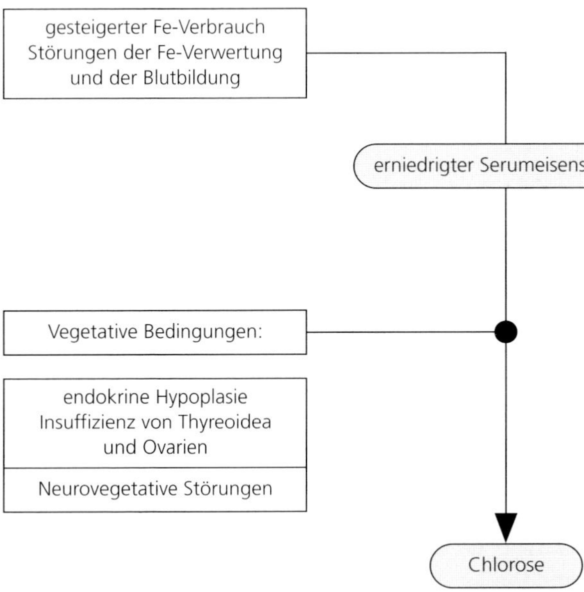

der Herzspitze am Stärksten. Bei Mitralinsuffizienz oft nur dort und auffällig rau. Die Herzvergrößerung hat ihren Grund in einer Erschlaffung des Herzmuskels infolge Ernährungsstörungen und bedarf keiner spezifischen Herzbehandlung. Mit Ausheilung der Chlorosis normalisiert sich auch die Herzgröße und die Klappengeräusche verschwinden wieder.

Typisch für die Chlorosis ist das Venensausen (Nonnensausen), das über den Halsvenen am deutlichsten zu hören ist. Da dieses Geräusch bei anderen Herzerkrankungen nur ausnahmsweise zu hören ist, erleichtert das Auftreten dieses Phänomens die Differentialdiagnose.

Therapie

Der spezielle Irisbefund bestimmt den Therapieplan.

Dabei muss unbedingt die (fast regelmäßig vorhandene) Magenatonie Berücksichtigung finden, was am einfachsten mit Bitterstoff–Drogen geschieht.

Der Beschaffenheit der zirkulären Zonen und Regionen (Funktions– und Strukturmerkmale) sind besondere Aufmerksamkeit zu schenken, da mit ihrer Hilfe das konstitutionelle Gesamtkonzept der Person durchschaubar wird. Selbstverständlich können auch die Organsektoren therapeutische Hinweise liefern. Alle therapeutischen Maßnahmen müssen Anwendung finden, die das Blut stärken, den Blutumlauf anregen, die Naturwärme steigern und die daniederliegende Hautatmung wiederherstellen. Auf reichlich Bewegung in frischer, reiner Luft kann nicht verzichtet werden.

„Unser Blut kann auf die Dauer nicht ohne Schaden vom Sonnenlicht ferngehalten werden. – Nie werden wir unser Blut ungestraft aus dem Rhythmus des Sonnenjahres ausschalten.“ (*H. Hertwig* 1954)

Von den Arzneimitteln, die zur Behandlung der Chlorose in Betracht kommen, ist an erster Stelle das Eisen zu nennen

Hufeland bevorzugte von den Eisenpräparaten das Ferrum tartaricum, das in homöopathischer Zubereitung verfügbar ist (D1)–D2–(D3). Es ist besonders geeignet für zarte, an Magenschwäche leidende Personen.

„Nichts in der Natur ersetzt so schnell und unmittelbar Cruor, Röte, Wärme und Lebenskraft des Blutes als dieses große, nicht genug zu bewundernde, dem tierischen Organismus so nahe verwandte, ja zu seiner Existenz notwendige, … Mittel“.

Die Eisensalze verordnete er gern zusammen mit Rheum, Cinnamomum, Gentiana oder Cort. Aurantii. Er empfahl auch die eisenhaltigen Mineralwässer.

Mittel der Schüßler'schen Biochemie

Calcium phosphoricum D3/D6 erethische Form
Morgens und mittags 4 Tabletten

Ferrum phosphoricum D3
3 x täglich 2–4 Tabletten

Ergänzungsmittel:
Kalium arsen. D4, D6
Frostig, kälteempfindlich, Abmagerung, Schwäche, Herzklopfen mit Angst und Unruhe, Appetitlosigkeit.

Kalium jodatum (D3), D4, (D6)
Abmagerung, Schilddrüsenüberfunktion, Nervosität, harte Schwellungen der Lymphknoten, Gelenkschwellungen.

Mangan. sulf. D6 (D4)
Verspätete, spärliche Regel, Dysmenorrhoe, unregelmäßiger, kaum fühlbarer Puls, Herzklopfen – (Dieses Mittel im vierwöchigem Rhythmus mit Nr. 3 Ferrum phosphoricum D3).

Cuprum arsen. D6 (D4)
Fördert den Anabolismus und die Fe-Verwertung.

Die Basisreihe ergänzende Mittel:
Ferrum chloratum D2–D3 – Ferrum sulfuricum D2
Dosierung: 2–3 x täglich 1–2 Tabletten

Weitere homöopathische Mittel:
Cuprum met.
Wenn Fe–Salze nicht anschlagen; schlaffe, schwache, reizbar–nervöse Konstitution.

Kalium permanganicum D3–D4
Bewährtes Mittel bei Chlorose mit Dysmenorrhoe
1–2 x täglich Gaben, 2–3 Monate lang

Ferrum arsenicosum D4 Tabletten
Roborans bei Appetitlosigkeit und Neurasthenie der Kinder.

Chinin. arsen. D4
Hyperthyreose, vegetative Dystonie.
Verordnung zusammen mit den Tinkturen der unten genannten Heilkräuter.

Umstimmend konstitutionsverbessernde, auf die Keimdrüsen wirkende Mittel sind:
Torpid–hyperplastische Form:
Calcium carbonicum D3–D6
Mangelzustände im Ca–Stoffwechsel.

Graphites D4–D6
Hydrämie, Ernährungsstörungen an Haut und Schleimhäuten.

Pulsatilla D4
Blutstauungen, Schleimhautkatarrhe, Gelenkerkrankungen.

Erethisch–hypoplastische Form:
Phosphorus D6–D8
Polychrest, reizbare Schwäche, beeinflusst den Eiweiß– und Kohlenhydratstoffwechsel.

Calcium hypophosphorosum D3–D4
Abmagerung, skrofulöse Hauterkrankungen.

Jodum D4–D6
Abmagerung trotz reichlicher Nahrungsaufnahme, erhöhte Reizbarkeit des Nerven- und Kreislaufsystems.

Spagyrische Arzneimittel:

Nuphar luteum spag. Ø
Ovarielle Insuffizienz, Schwäche, neurovegetative Übererregbarkeit.
Mehrmals täglich 10 Tropfen

Lamium album spag. Ø
Weibliches Tonikum. Antiskrofulosum. Anämische Zustände.

Agnus castus spag. Ø
Nervös–depressive Stimmungslage, sexuelle Neurasthenie, thyreotoxische Zustände, Hypochondrie.

Phytotherapie:

Urtica dioica:
Seit der Antike genießt die Brennnessel den unangefochten größten Ruhm bei der Behandlung von Blutkrankheiten. Das Blut scheint überhaupt ihr Hauptwirkort zu sein. Das Kraut wirkt blutbildend, stoffwechselanregend, stärkend und entwässernd. Die schon von *Dioskurides* und *Bock* beobachtete Wirkung auf die endokrinen Drüsen wurde in neuerer Zeit auch von *Karl Schoenenberger* und anderen bestätigt. Der Wurzelextrakt steigert das freie Androgen im Serum.

Sie wird am besten als Saft verordnet, auch in Form von Kräutersuppe oder Brennnesselspinat.

Sie kann auch in Teeform verordnet werden. Für die Therapie der Chlorose sind die jungen Stengel und die Wurzeln am wirksamsten.

Dosierung:
2 Teelöffel – 1 gehäufter Esslöffel in kaltem Wasser ansetzen und langsam zum Sieden erhitzen. 10 Min. ziehen lassen. Täglich 2 Tassen trinken.

Monopräparate sind verfügbar; sie enthalten den Wurzelextrakt.

Rhiz. Calami
Die konstitutionell wichtigste Pflanze für die torpide, gedunsene hyperplastische – wie auch für die erethische Form.

Tinct. Calami
Altes Skrofulosemittel, Tonikum amarum.
Die natürliche innere Wärme wird erhöht, das heißt die Energietransformation wird gesteigert. Wirksam bei erhöhter Nervenerregbarkeit und Schmerzen.
3 x täglich 20 Tropfen p.c.

Tinct. Gentianae
Das „pflanzliche Arsen", ein altes Bleichsuchtmittel; blutbildend, allgemein tonisierend, erregt Appetit und Magentätigkeit. Wirkt anregend auf die Hautfunktion, Schleimhautsekretion und das Gefäßsystem.
3 x täglich 10–20 Tropfen p.c.

Bei empfindlichen, reizbaren Personen kann der Enzian Übelkeit oder Kongestionen hervorrufen, dann ist die Anwendung in Tee–Form vorzuziehen: $^{1}/_{2}$–1 Teelöffel Kaltauszug. Fenchelzusatz mildert die Wirkung.

Zur allgemeinen Stärkung:
$^{1}/_{2}$ Teelöffel als kurze Aufkochung in (süßem) Rotwein, $^{1}/_{4}$ Stunde ziehen lassen.

Rp.
Rad. Gentianae 40,0
Pericarp. Aurantii 60,0
M. f. species
D.S. 1 Teelöffel zur kurzen Abkochung.
Bei skrofulöser Verdauungsschwäche, „Anämiemagen".

Andere häufig gebrauchte Heilkräuter:
Herb. Hyperici, Herb. Marrubii, Herb. Millefolii als Infus

Diätetische Empfehlungen:

Viele Gesichtspunkte sind bei der Blutfrage zu berücksichtigen und immer wird die Ernährung entscheidend sein. Eine gemischte Kost mit reichlich Obst und Gemüse ist am zweckmäßigsten. Dennoch muss sie anfangs leicht verdaulich sein, bis der Körper wieder die Kraft besitzt, auch nahrhaftere Lebensmittel zu verarbeiten.

Milch in den üblichen Mengen wird meist schlecht vertragen.

Milch in kleinen Mengen – dafür häufig genommen, ist besser verträglich, besonders wenn sie mit Fenchel aufgekocht wird.

Ein uraltes Volksheilmittel der Bleichsucht ist der Blütenhonig. Er wirkt blutbildend und blutreinigend und ist besonders geeignet für die erethische Form der Bleichsucht (rascher Energie-Lieferant) – (klinisch bestätigt), gegebenenfalls in Lindenblütentee.

Honig hat auch einen günstigen Einfluss auf die Verdauungsleistung, die Leber-, Herz- und Nierentätigkeit. Er stärkt und beruhigt das Nervensystem – am Abend genommen, verhilft er zu gutem Schlaf.

Bekannt ist auch seine schleimlösende und zerteilende Wirkung.

1 Esslöffel/Tag in einem Viertelliter Milch, 6 Wochen lang.

Auch Fleischbrühe mit Einlage oder Einbrennsuppen sind gut geeignet, desgleichen Brotsuppen (*Kneipp*).

Kneipp empfiehlt Aufschläge auf den Unterleib mit warmem Heublumenwasser (nicht zu oft – nicht zu lange!).

Die Wärme verbreitet sich von dort über den ganzen Körper, stellt den Appetit wieder her und bewirkt verstärkte Schweißbildung.

Die Skrofulose – eine dyskrasische Diathese

Sie geht hervor aus den lymphatischen Konstitutionen und stellt eine pathologische Weiterentwicklung dar. Als Initiator der verschiedenen Skrofuloseformen wurde ein spezielles „Skrofelgift" angenommen. Seine Entstehung ist auf die fehlerhafte Tätigkeit des Lymphsystems zurückzuführen. *Hornung* (1846) beschuldigt dafür eine Überproduktion minderwertigen Eiweißes, das gleichzeitig in den befallenen Organen zur Ausscheidung beziehungsweise zur Ablagerung gelangt, und relativ dazu eine Verringerung der Blut– und Faserstoffbildung.

Über die humorale Genese herrschte jedenfalls Einigkeit.

Es ist müßig, über die Korrektheit dieser Hypothesen, die im 19. Jahrhundert Allgemeingültigkeit besaßen, zu debattieren. Die Manifestationen des Leidens gaben den Ärzten recht, und neuere, stichhaltigere Theorien sind nicht bekannt. Die Annahme dürfte nicht unberechtigt sein, dass in der Genese auch immunologische Fehlreaktionen oder -defekte beteiligt sind. Dieses Verhalten kann sowohl angeboren als auch infolge mangelhafter Ausbildung entstanden sein.

Die skrofulöse Anlage ist teils angeboren, teils durch unbiologische Lebensweise erworben. Auch das soziale Milieu ist dazu zu zählen. Gerade der äußere Bedingungskomplex modifiziert das Krankheitsbild so stark, dass die Aussage berechtigt ist, dass jede Zeit ihre eigene Skrofulose besitzt. Die schweren Formen der Jahrhundertwende sind heute große Ausnahmen geworden. Dennoch ist die Skrofulose immer gegenwärtig und begegnet uns heute in Form von Allergien, Dermatopathien, rheumatischen Erkrankungen und verschiedenen Skelettleiden.

Die Skrofulose durchschreitet drei Stadien und endet zuletzt im Zustande der Kachexie (Kachexia scrofulosa.)

Der Habitus skrofulosus im Kindesalter ist gekennzeichnet durch großen Kopf, hervorstehende Backenknochen, gedunsenes Gesicht mit angeschwollenen Nasenflügeln, aufgeworfene Oberlippe, kurzen Hals, dicken Bauch und dünne Beine (torpide Form).

Oder: zarte Haut, längliches, schön geformtes Gesicht mit Wangenröte, langem Hals, schlanke Glieder, frühreife Geistesentwicklung, lebhaftes Temperament (erethische Form).

1. Stadium (Entwicklung):
   Dyspeptische Beschwerden, Stuhlgangstörungen, vermehrte Säure– und Schleimbildung im Verdauungstrakt.
2. Stadium (Ausbildung):
   Anschwellung der tastbaren Lymphknoten – anfangs weich, später hart und kleiner, auch schmerzhaft. Die Haut wird trocken oder fettig, bleich, erdfahl, und Hautleiden treten auf.
3. Stadium (sogenannte Auszehrung):
   Schwere Eiterungen und Geschwürbildung, tritt kaum noch in Erscheinung.

Skrofulöse Erkrankungen, die auch heute noch häufig sind:

Blepharitis, chronische Konjunktivitis, chronische Otoblennorrhoe, schleimig–eitriger Fließschnupfen „bei jeder Gelegenheit".

Eine Akne, die erst Jahre nach der Pubertät entsteht, verdient den Zusatz „vulgaris" nicht. Die meisten sind skrofulöser Natur.

Iridologische Merkmale

Einheitliche Irisbeschreibungen zur skrofulösdyskrasischen Diathese kann es nicht geben. Dazu sind die Manifestationsformen zu vielseitig. Der Grund liegt an den Dyskrasien selbst, für die keine einfachen Zuordnungen möglich sind. Die Irismerkmale setzen sich zusammen aus:

- der Anfangs- beziehungsweise Ausgangskonstitution,
- den speziellen dyskrasischen Zeichen (s. o.),
- den pathologischen Irisphänomenen,
- dem betroffenen organischen Substrat.

Therapie

Es sollen an dieser Stelle nur allgemeinwirksame, ergänzende Mittel aufgeführt werden, da die speziellen bei den einzelnen Konstitutionen nachgelesen werden können.

Mittel der Schüßler'schen Biochemie:

Kalium phosphoricum D3–D6
Geistige und körperliche Schwäche.

Kalium sulfuricum D3–D6
Energeticum bei chron. Schleimhautkatarrhen.

Silicea D3–D6–D12
Aktivierung des retikulären Bindegewebes.

Phytotherapie:

Juglans regia (Fol.)
Für den gesamten skrofulösen Formenkreis. Wirkt anregend auf den Lymphstrom (früher das wichtigste Mittel bei Lymphstockungen). Die tonisierende Wirkung wird am Magendarmtrakt besonders auffällig. In zu großen Gaben rufen die Walnussblätter dyspeptische Beschwerden und Durchfall hervor.

Eine ähnlich universelle Wirkung besitzt:
Scrofularia nodosa (Rad.)
Die knotige Braunwurz steht auch in homöopathischer (D1) und spagyrischer Zubereitung zur Verfügung.

Außer bei Erethismus und juckenden Hautkrankheiten wurde schon in der alten Literatur ihre gute Wirksamkeit bei „Schärfen in den Lymphwegen", die zu ulcerösen Entartungen führten, hervorgehoben.

Viola tricoloris (Herb.)
Sie ist ebenfalls eine altbewährte antidyskrasische Heilpflanze, besonders bei Hautausschlägen (Ekzem, Akne juvenilis, Milchschorf, impetiginöse Dermatopathien). Ihr ausleitender Effekt erstreckt sich auf Haut und Nieren. Wegen ihres relativ hohen Saponingehaltes sollte sie nicht überdosiert werden (Durchfall, Erbrechen).

Lichen Islandicus
Sie galt früher als eines der stärksten Kräftigungsmittel bei der Skrofulose. Die deutliche Steigerung der Plastizität des Blutes kann bei zu langem, höher dosiertem Gebrauch zur Entstehung von Kongestionen führen. Die tonische Wirkung tritt rasch an den Schleimhäuten des Atem- und Verdauungstraktes ein.

Gerade diese Heilpflanze macht deutlich, wie ausschlaggebend für den Therapieerfolg bei diesem Leiden die Stärkung des Blutsystems sein kann.

Allgemeine Maßnahmen:

Für magere Konstitutionen:
Luftbäder, Trockenbürsten, Ganzabwaschungen – anfangs temperiert, später kalt, *Kneipp'sche Güsse*, Gymnastik; auf ausreichenden Schlaf achten.

Für pastöse Konstitutionen:
Vertragen kräftigere Hautreize. Morgendliche Ganzabwaschungen mit Abkochungen von Heublumen, Haferstroh, Zinnkraut – eventuell Kochsalzzusatz. Packungserien, Lehmwickel.

Schmierseifen-Einreibungen der Extremitäten, Brust oder Rücken – 10–20 Min. lang – 2–4 x wöchentlich – jedes Mal die Stelle wechseln – nach $^1/_2$ Std. abwaschen.

Diätetische Empfehlungen:

Fettarme, vegetabile Grundkost. Täglich Obst, Gemüse (eventuell Gemüse-Rohsäfte), Salate mit Zitronensaft und etwas Sahne oder Joghurt. Zu meiden sind Eier; bei aufgeschwemmten Typen Kochsalzeinschränkung.

Besonders empfehlenswert ist:
Brunnenkresse – wirksam ist sie nur frisch oder als Frischsaft. Enthält Kalium, Calcium, Arsen, Jod und Eisen. Von den Vitaminen sind erwähnenswert: Vitamin C und Vitamin A.

Lebertran-Kur:
Dieses Arzneimittel hat viel dazu beigetragen, die Skrofulose und die Rachitis des vorigen Jahrhunderts entscheidend zu reduzieren.

Seine antidyskrasische und antiplastische Wirkung erstreckt sich vor allem auf das Knochensystem sowie die serofibrösen und lymphatischen Gewebe. Besonders gelobt wurde die Heilkraft des Lebertrans bei allen skrofulösen Hautausschlägen und der Mesenterialskrofulose.

Die exsudative Diathese

Iridologische Merkmale

Iris wie lymphatisch–hyperplastische oder ähnlich der hydrogenoiden.

Ziliarrand hell durch weißliche oder gelbliche, relativ kleine Tophi oder Verschmierungen.

Die exsudative Diathese ist letztlich ein Syndrom und gehört zum Formenkreis der skrofulösen Dyskrasie. Es ist dennoch eine Sammelbezeichnung, die nicht einheitlich gehandhabt wird. Wir wollen sie allerdings sehr streng auslegen.

Sekretionsstörungen von:

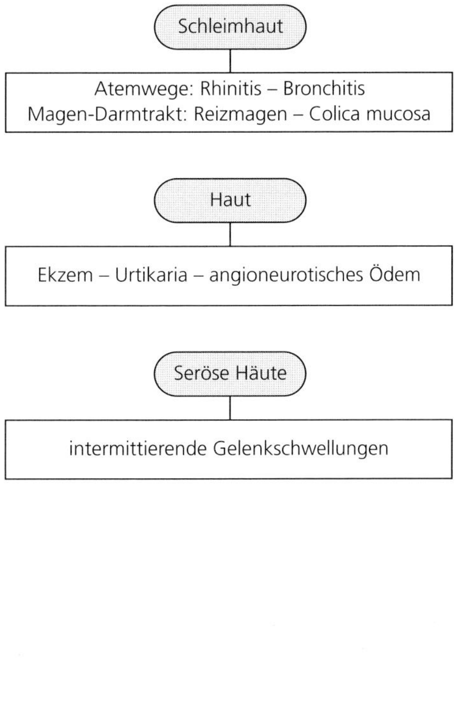

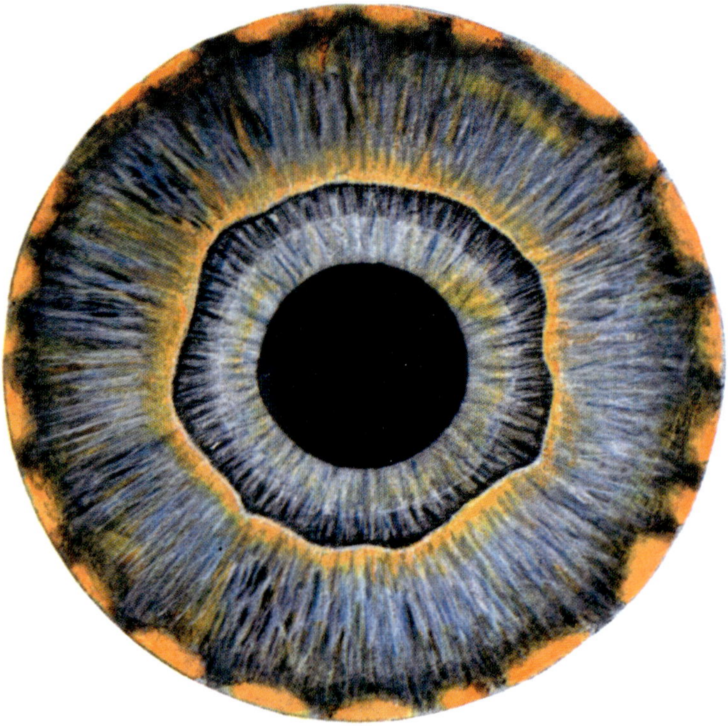

Tafel 30a

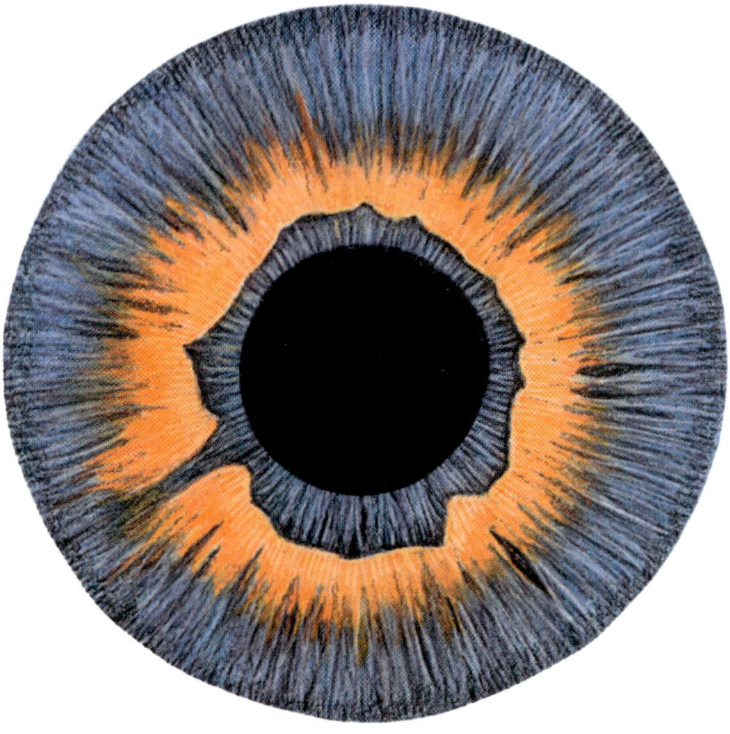

Tafel 30b

Morphologische und habituelle Merkmale und Krankheitsneigungen

In Kindheit und Jugendalter bestand meist eine lymphatisch-hyperplastische Konstitution oder bereits eine Skrofulose vom erethischen Typ. Die betroffenen Personen sind das, was man allgemein als „empfindlich-nervöse" Menschen bezeichnet, da ihre Leiden einerseits unverkennbar nervösen Charakter tragen, andererseits bereits auf geringe Reize oder gar völlig unmotiviert mit exsudativen Phänomenen reagieren. Eine erhöhte Disposition zu Erkältungskrankheiten bei „jedem kalten Luftzug" ist typisch.

Der Behandler wird von diesen Patienten immer wieder in Verlegenheit gebracht, wegen deren Unberechenbarkeit bezüglich der Therapie und der Wechselhaftigkeit der Beschwerden. Ihre Beliebtheit hält sich daher in Grenzen.

Das Leiden imponiert durch anfallsweise Sekretionsstörungen der Nasenschleimhaut (Rhinitis vasomotorica und andere), nervöses Bronchialasthma, Anfälle verschiedener, offensichtlich nervöser Magenbeschwerden (Reizmagen) oder Colica mucosa.

Vorübergehende periostale Anschwellungen an den Fingern oder andere intermittierende Gelenkschwellungen wecken kaum den Verdacht auf eine exsudative Diathese, obwohl sie dazugehören.

Von den häufigen Effloreszenzen der Haut sind besonders zu erwähnen: Chronische Urtikaria, Ekzeme in allen Stadien und multiple angioneurotische, umschriebene Ödeme der Haut. Da sie schon auf geringste Reize hin entstehen, erwecken sie den Anschein allergischer Erkrankungen. Der Homöopath weiß allerdings, dass diese Vermutung längst nicht immer zutrifft.

Therapie

Es ist ein hartnäckiges Leiden, das oftmals – kaum dass ein Erfolg erzielt wurde – unter neuem Gesicht wieder auftaucht. Wie die Erfahrung lehrt, reagieren die Patienten auf eine antidyskrasische Allgemeinbehandlung besser als auf eine nur lokale oder organbezogene. Auch eine sedativ wirkende Nerventherapie kann hilfreich sein.

Umstimmende homöopathische Mittel:

Aethiops antimonialis D4–D6
Traditionelles Polychrest.
Infektanfälligkeit, torpid-eitrige Affektionen.

Aurum met. D4–D6
Retentionstoxikose, Hemmung hyperergischer und entzündlicher Reaktionen.

Thuja D4–D6–D12
Polychrest bei lymphatisch-rheumatischen Konstitutionen.

Psorinum D12–D30
Umfassendes Mittel, konstitutionell wirksam. Magere, abgezehrte Personen, große Katarrhneigung, Hautausschläge, Schleimhauthypertrophie.

Acid. formicicum D12–D30 Amp.
Intracutan, alle Formen.

Weitere homöopathische Mittel sind:
Calcium jodatum D3–D4
Adenoide Vegetation, Katarrhe im HNO-Bereich.

Mercurius solub. D4–D6
Beeinflusst die Lymphfunktion. Schleimhautkatarrhe – überwiegend akut-rezidivierende oder subakute Formen. Nässende Ekzeme.

Spagyrische Arzneimittel:

Abrotanum spag. Ø
Schleimhautexsudationen, zehrende Leiden.

Vinca minor spag. Ø
Nässende, juckende Hautausschläge.

Arctium lappa spag. Ø
Schlecht heilende Wunden, Ulcus cruris.

Clematis spag. Ø
Konjunktivale Affektionen, Lymphknotenverhärtung.

Euphorbia cypa. spag. Ø
Konjunktivale Affektionen mit Brennen, Fließschnupfen.

Unterstützende Mittel der Schüßler'schen Biochemie:

Magnesium phosphoricum D3–D6
Bei Juckkrisen
10 Tabletten in heißem Wasser gelöst – alle 5 Minuten einen Schluck

Kalium chloratum D3
3 x täglich 4 Tabletten – im anfallsfreien Intervall

Natrium sulfuricum D3
Zwischenmittel bei hydrogenoider Konstitution. Morgens und abends 4 Tabletten

Ergänzungsmittel:
Kalium aluminium sulfuricum D4–D6
Schleimig-eitrige, milde Katarrhe.

Arsenum jodatum D4–D6
Katarrhe der Atemwege, nässende Ekzeme.

Die Basisreihe ergänzende Mittel:
Calcium chloratum (mur.) D3
Hautkrankheiten mit Eiterungstendenz und Mitreaktion des Lymphsystems.

Phytotherapie:

Sarsaparilla (Rad.)
Umstimmungsmittel
1–2 Teelöffel zum Kaltauszug

Triticum repens (Rhiz. Graminis)
Blutreinigungsmittel
1 Teelöffel zum Dekokt

Pimpinella saxifragia (Rad.)
Antikatarrhalisches Mittel
1 Teelöffel zum Dekokt

Diätetische Empfehlungen:
Sol- und Seebäder, behutsam durchgeführte Sonnenbäder und eine Diät mit reichlich pflanzlicher Rohkost gehören unbedingt zum Therapieplan.

Siehe auch: lymphatisch-hyperplastische Konstitution und Skrofulose.

Schlusswort zu den dyskrasischen Diathesen

Der Mensch ist nicht in seinem Körper gefangen, und das Menschliche an ihm wird nicht allein durch seinen Körper repräsentiert. Doch sein Leib ist das Hilfsmittel, mit dem sein Dasein in dieser Welt beschlossen ist, und gleichzeitig das Bindeglied zur Welt, in der das Leben seine Verwirklichung erfährt, sowie der menschlichen Seins-Idee, die, obwohl immaterieller Natur, in stets gegenwärtiger Immanenz seine Existenz bekundet.

Das Leben, geschaffen aus dem Stoff der Sterne, ist eingebunden in die elementaren Kräfte und Prinzipien dieser Welt, die der Mensch sich einverleiben muss, um seine persönliche körperliche und geistige Gestalt zu erlangen. Leben aber bedeutet: sich entwickeln, reifen – sich vollenden.

Störungen dieses Ablaufs durch ererbte oder lebensweisebedingte Faktoren unterbrechen den Zyklus des Werdens, woraus Zustände unnatürlichen Seins hervorgehen – die des Krankseins. Wenn der Komplex der Bedingungen über viele Jahre ohne wesentliche Veränderungen fortdauert, erfahren die Organsysteme einen zunehmenden Verlust ihrer Freiheitsgrade. Damit ist ihre Leistungsfähigkeit in den Extrembereichen prinzipiell eingeschränkt, was als typisches konstitutionelles Merkmal zu werten ist. Die verschiedenen Formen des Lymphatismus einschließlich der Skrofulose, die mesenchymale Hypoplasie sowie der gesamte asthenische Formenkreis gelten unter Naturheilkundigen als Repräsentanten dieser Krankheitskategorie.

Diese ist weniger ein medizinisches als vielmehr ein anthropologisches und zivilisatorisches Problem, denn Umweltbedingungen und Sozialstrukturen spielen in der Pathogenese eine wesentliche Rolle. Eine genetische Determination lässt sich in vielen Fällen nicht leugnen, doch wirken Lebensweise und Umweltmilieu stark modifizierend. Unter der Tarnkappe „klinisch gesicherter Diagnosen“ beherrschen Reifestörungen ein erstaunlich großes Krankheitsareal – von der exsudativen Diathese über verschiedene Hyperkinesen bis zur Allergie. In den hippokratischen und galenischen Schriftensammlungen wurde ausdrücklich auf die Notwendigkeit der Reifung der Säfte hingewiesen, was aussagt, dass die energetischen und strukturellen Prinzipien einem Entwicklungsgang unterliegen. Darüber hinaus wurde den verschiedenen Lebensaltern und sogar den Jahreszeiten eine bestimmte humorale Krasis zugeordnet. Es besteht kein Zweifel, dass die antiken Ärzte sehr konkrete Vorstellungen von der Bildung und Reifung der Individualperson besaßen. Das wiederum weist den Dyskrasien und Parakrasien Relationen zu, die sich nicht in absoluten Mengen ausdrücken lassen. Ähnlich wie beim Blutdruck sind Alter, Geschlecht und körperliche Betätigung variierende Faktoren.

Im Alter und in Krankheiten wird die Gebrechlichkeit des Menschen sowie die Verletzlichkeit seines Körpers offenbar, und er erfährt, dass der Zustand der Gesundheit weder ein Besitzrecht noch einen Anspruch darstellt. Gesundheit ist eher eine Haltung, ein Habitus, und besitzt nur verringerte Wahrscheinlichkeit. Nach *Thomas von Aquin* ist Krankheit weniger ein Prozess als vielmehr ein „modus deficiens“ – eine Beeinträchtigung, ein Zustand der Unordnung.

„Gesundheit ist ein Weg, der sich bildet, indem man ihn geht. Und erst wenn man sich auf den Weg gemacht hat, öffnet sich im Erfahren und mit allen Erfahrungen der Horizont“ *(H. Schipperges).*

Zur Technik der konstitutionellen Irisuntersuchung

Eine sachgerechte Untersuchung der Iris auf konstitutionsbedingte Merkmale (Farbnuancen, Fremdfärbungen, Eigentümlichkeiten der Zonen und Regionen, Pupillenzustand) erfordert nicht nur technische Routine und spezielle Erfahrung, sondern auch die geeignete Ausrüstung und Beleuchtung. Das gewöhnliche Kunstlicht ist nicht ausreichend, es kann ebenso wie ungleichmäßiges Anleuchten und psychische Einwirkung das Bild verfälschen. Darum seien einige Regeln angeraten:

- Während der Untersuchung nicht mit dem Patienten sprechen (Änderung der Pupillenweite).
- Den Patienten mit dem Gesicht zu einer hellen, gleichmäßig beleuchteten Wand setzen; nicht gegen ein Fenster sehen lassen (sonst sind abends die Pupillen größer als am Tage).
- Die (möglichst weite) gegenüberliegende Wand anfixieren lassen (Nah–Akkomodation vermeiden).
- Lichtführung: immer gleiche Bedingungen und gleiche Lichtstärke anwenden, aus möglichst gleichem Winkel. Tageslicht(Blau-)filter verwenden.
  Beachte: Bei großer Pupille erscheinen Krausenzone kleiner, Kontraktionsfurchen tiefer. Pseudo-Anisokorie. Fokussiertes Licht benutzen (bessere Kontraste).
- Keine zu langen Untersuchungszeiten (Pupille wird zunehmend kleiner – stärkere Füllung der Konjunktivalgefäße).
- Die Iris grundsätzlich zuerst mit bloßem Auge betrachten; dadurch ist die Augenfarbe besser zu erkennen. Auch Zonen und Regionenbildung (beziehungsweise -färbung), dunkle oder helle Flecke, Abdunklung des Ziliarrandes werden in der Regel nur so sichtbar.
- Danach Untersuchung mit Lupe oder schwacher Vergrößerung.
- Kinder sollte man überhaupt nur mit der Lupe untersuchen.

Die anschließende weiterführende Augendiagnose wird dann in gewohnter Weise gestellt.

Ausklang – anstatt eines Nachwortes

Hufeland schreibt in seinem Enchiridion medicum:

„Der Arzt soll sein: interpres et minister naturae" (... Deuter und Diener der Natur).

Die Ausdrucksphänomene (signa) sind die Sprache der Natur, durch die sie sich mitteilt. Sie berufen sich grundsätzlich auf die Ganzheit der Person. Auch die Krankheitssymptome sind Äußerungen oder reaktive Antworten der inneren Natur des Menschen, welche die antiken Ärzte die „Physis" nannten.

Dieses „Physis" schließt die Seele als bewusstseinsfähiges, empfindendes Wesen ein, das gleichzeitig Organisation und Ordnungsprinzip darstellt – sowie die Vernunft, jedoch nicht den Verstand. Wenn man sich den Umgang mit der inneren und äußeren Natur des Menschen in unserer Zeit vor Augen führt, begreift man sehr schnell den Unterschied zwischen Verstand und Vernunft. Späteren Jahrhunderten blieb es vorbehalten, Körper und Seele, Vernunft und innere Organisation theoretisch voneinander zu trennen – und zwar so gründlich, dass vielen das Verständnis dafür abhanden gekommen ist, dass diese fundamentalen Lebensbereiche zusammengehören. Die Bestimmung ihrer Integration ist die Vorbedingung für Diagnose und Therapie.

Hufeland: „Nicht der Name der Krankheit, nicht ihre äußeren Erscheinungen, sondern die Erkenntnis des inneren Krankheitszustandes, welcher den äußeren Erscheinungen zugrunde liegt, ist der Begriff der praktischen Diagnostik. Sie begreift aber nicht nur die Erkenntnis der Krankheit, sondern auch die des Kranken, das heißt des Individuums." (Zitat gekürzt.)

Die Charakteristik des Individuums in Gesundheit und Krankheit ist der Ausgangspunkt seiner konstitutionellen Gestaltung und offenbart sich in seinem Verhalten. Im Rahmen einer biologischen Ganzheitsbehandlung ist diese Einsicht unverzichtbar. Wie bereits ausgeführt, spielt – im Gegensatz zur landläufigen Auffassung – der aktuelle „Kausalzusammenhang" eine vergleichsweise bescheidene Rolle gegenüber dem konstitutionellen Konzept zusammen mit dem Bedingungskomplex äußerer Einflüsse. Konstitution und Lebensbedingungen sind für die Entstehung chronischer Krankheiten von weit wesentlicherer Bedeutung als ein im Grunde alltägliches Ereignis. „Zureichende Bedingungen" sind in diesem Zusammenhang selten.

Kein Geringerer als *Rudolf Virchow* schreibt 1856:

„Der Gegenstand der Therapie sind nicht Krankheiten, sondern Bedingungen; überall handelt es sich nur um das Wechseln der Lebensbedingungen."

„Die Systeme der Krankheiten gehören in die Vergangenheit, die Systeme der Bedingungen sind die einzig möglichen, und die Forderung ..., eine ätiologische Therapie zu errichten, ist eine vollkommen berechtigte."

Die traditionelle Naturheilkunde ist von alters her um das Konzept einer physiologischen Pathologie bemüht, in dem der Krankheitsbegriff eine exzeptionelle und ontologische (das heißt die Wirklichkeitserkenntnis aus dem Seinsverständnis ableitende) Bedeutung erhält, wobei mit Hilfe der Krankheitsreaktionen der Ausbruch des chaotischen Zustandes verhindert wird.

Die Denkmodelle der universitären Medizin hingegen sehen die Erfüllung ihres Auftrages im Paradigma einer pathologischen Physiologie.

In diesen sich diametral gegenüberstehenden Grundauffassungen liegt der eigentliche Unterschied der beiden Systeme.

Anhang

Literaturverzeichnis

Angerer, J., Handbuch der Augendiagnostik, Haug Verlag, Saulgau 1953

Ders., Ophthalmotrope Phänomenologie, 6 Bände, Verlag T. Marczell, München 1973/77

Aschner, B., Lehrbuch der Konstitutionstherapie, Hippokrates-Verlag, Stuttgart 1958

Baumhauer, K., Die Augendiagnose, Selbstverlag, Wien 1927

Beintker, E. v. / Kahlenberg, W., Die Werke des Galenos, Hippokrates-Verlag, Stuttgart 1948

Bingen, Hildegard von, Ursachen und Behandlung der Krankheiten (1150-57), Haug Verlag, Ulm 1955

Diess., Heilkunde, O. Müller Verlag, Salzburg 1957

Conrad, Klaus, Der Konstitutionstypus als genetisches Problem, Julius Springer, Berlin 1941

Ders., Der Konstitutionstypus, Springerverlag, Berlin – Göttingen – Heidelberg 1963

Deck, J., Grundlagen der Irisdiagnostik, Selbstverlag J. Deck, Ettlingen 1965

Driesch, H., Der Vitalismus als Geschichte und als Lehre, Jahrbuch der Naturkunde, 1905

Dryander, J., New Artznei und Practizierbüchlin 1557, Nachdr.: National. Druckhaus VEB, 1983 Berlin

Dykes, A. L., The Lancet. Referat in Wiener Klin. Wochenschrift. 17, 1914

Eigen, M., Stufen zum Leben, Piper-Verlag, München – Zürich 1987

Flashar, H., Melancholie und Melancholiker, Verlag W. de Gruyter & Co, Berlin 1966

Freisling, J., Allgemeine Biologie, Verlag Anton Pustet, Graz – Salzburg – Wien 1952

Ganong, W. F., Medizinische Physiologie, Springer Verlag, Berlin – Heidelberg – New York 1988

Hahnemann, S., Organon der rationellen Heilkunde, 1810

Haig, A., Harnsäure als ein Faktor bei der Entstehung von Krankheiten (Übers. M. Birchner-Benner), Verlag O. Salle, Berlin 1902

Hassenstein, B., Das spezifisch Menschliche nach den Resultaten der Verhaltensforschung, aus: Biol. Anthropologie, Gg. Thieme Verlag, Stuttgart 1972

Hecker, A. F., Therapia generalis, Handbuch der allgemeinen Heilkunde, Henning'sche Buchh., Erfurt 1805/10

Heilbrunn, L. v., Grundzüge der allgemeinen Physiologie, VEB Deutscher Verlag der Wissenschaften, Berlin 1958

Hense, H., Heilsystem Truw, Thorraduranwerk, Hüls 1937

Herget, H. / Schimmel, H., Grundsätzliches zu Zeichen und Pigmenten in der Iris und deren physiologische Zusammenhänge, Pascoe, Gießen 1972

Herxheimer u. Schmauss, Grundriß der Pathologie, Bergmann Verlag, 1927

Hoff, F., Die Behandlung innerer Krankheiten, Gg. Thieme Verlag, Stuttgart 1960

Honegger, H., Die antidyskratische Behandlung als Basistherapie chronischer Krankheiten, Haug Verlag, Ulm 1959

Hornung, A. M., Die medizinischen Krankheitsprozesse und ihre Heilmethoden, Duyle'sche Buchh., Salzburg 1846

Hufeland, C. W., Enchiridion medicum, Jonas Verlagsbuchh., Berlin 1839

Kapferer, R., Die Werke des Hippokrates, Hippokrates-Verlag, Stuttgart – Leipzig 1933

Kemnitz, M., Der „asthenische Infantilismus" des Weibes, Die Umschau, Frankfurt 1914

Klein, P., Die spagyrische Heilweise und ihre Beziehung zu den Symptomen des Auges, Müller, Göppingen 1929

Kretschmer, E., Körperbau und Charakter, Springer Verlag, Berlin 1929

Kriege, Th., Grundbegriffe der Irisdiagnostik, Selbstverlag, Osnabrück 1976

Kronenberger, B., Die Irisdiagnostik, W. Schmitz Verlag, Gießen 1949

Kyrieleis, W., aus: der Augenarzt, Gg. Thieme Verlag, Leipzig 1934

Leeser, O., Lehrbuch der Homöopathie – die mineralischen Mittel, Hippokrates-Verlag, Stuttgart 1932

Leschke, E., Konstitution und Krankheit, Die Umschau, Frankfurt 1919

Liljequist, N., Die Diagnose aus den Augen, Central-Tryckeriet, Stockholm 1897

Lorenz, K., Über tierisches und menschliches Verhalten, R. Piper & Co. Verlag, München 1965

Lorenz, K. / Kreuzer, F., Leben ist Lernen, R. Piper & Co. Verlag, München 1981

Madaus, M., Lehrbuch der Irisdiagnose, 3. Auflage, Verlag Rohrmoser, Bonn 1924, dgl. Band 2

Mai, H., Kinderheilkunde (aus: Lehrbuch der Kinderkrankheiten Augen, Hals, Nasen, Ohren und Haut), J. F. Lehmanns Verlag, München 1956

Peczely, I., Entdeckungen auf dem Gebiete der Natur und der Heilkunde, Kgl. Ungar. Staatsdruckerei, Budapest 1880

Pfaundler, M. v, Biolog. Allgemeinprobleme der Medizin, Konstitution, Diathese, Disposition, Vorträge und Abhandlungen, Springer Verlag, Berlin – Heidelberg 1947

Platon, Timaios, Rowohlt Taschenbuch Verlag GmbH, Hamburg 1959

Polonowski, M., Medizinische Biochemie, Haug Verlag, Berlin – Saulgau 1951

Popper, K. R. / Lorenz, K., Die Zukunft ist offen, R. Piper GmbH & Co. KG, München 1985

Presslich, O., Temperament und Krankheit, Verlag E. Bauer Wtw. & Co., Wien

Preuß, F., Der Aufbau des Menschlichen, Verlag Paul Parey, Hamburg – Berlin

Puchelt, F. A. B., Das System der Medizin, Akad. Buchh. Mohr, Heidelberg 1827

Roesle, R., Zur Kritik des Konstitutions-Begriffes. Konstitution und Erbbiologie in der Praxis der Medizin, Leipzig 1934

Roux, W., Die vier kausalen Hauptperioden der Ontogenese, sowie das doppelte Bestimmtsein der organischen Gestaltung, Mitteilungen der naturforschenden Gesellschaft, Bd. 1, Halle/Saale 1911

Rusznyak, S. / Földi, M. / Szabo, G., Physiologie und Pathologie des Lymphkreislaufs., G. Fischer Verlag, Jena 1957

Saller, K., Leitfaden der Anthropologie, Gust. Fischer Verlag, Stuttgart 1964

Ders., Allgemeine Konstitutionslehre, Hippokrates-Verlag, Stuttgart 1950

Ders., Homöopathische Konstitutionstherapie, Haug Verlag, Berlin – Tübingen – Saulgau 1948

Snively, W. / Sweeney, M., Elektrolyt- und Wasserhaushalt, Verlag Urban und Schwarzenberg, München – Berlin 1958

Sundelin, C., Handbuch der speziellen Heilmittellehre, Ennslin'sche Buchh., Reutlingen 1832

Schittenhelm, A., Über Pathologie und Funktionsprüfung der Person (aus Vortragsreihe: Umstimmung als Behandlungsweise), Georg Thieme Verlag, Leipzig 1930

Schipperges, H., Der Garten der Gesundheit, dtv Verlag, München 1990

Schlegel, E., Die Augendiagnose des Dr. Ignaz von Peczely, Verlag von Krüger & Co, Leipzig 1921

Schlegel, W. S., Körper und Seele, Ferd. Enke Verlag, Stuttgart 1957

Schnabel, R., Das Auge als Gesundheitsspiegel, Iris-Verlag, München 1930

Schnabel, R., Ophthalmo-Symptomatologie, Haug Verlag, Saulgau 1952

Schnabel, R., Iridoskopie, Arkana Verlag, Ulm 1959

Schulte, K., Enzyklopädie der Irisdiagnostik, Balduin Pick Verlag, Köln 1938

Steinbacher, J., Handbuch des gesamten Naturheilverfahrens, J. A. Schlosser's Buchhandlung, Augsburg 1862

Steiner, J., Compendium der Kinderkrankheiten, Verlag Vogel, Leipzig 1878

Strehle, H., Mienen, Gesten und Gebärden, E. Reinhardt Verlag, München 1966

Struck, H. / Flink, E., Handbuch der Irisdiagnostik, Iriskorrespondenz, Verlag J. Steen, Dresden 1935

Thiel, P. J., Die Augendiagnose, Verlag Krüger & Co., Leipzig 1925

Truw KG, Irisbriefe

Vida, F. / Deck, J., Klinische Prüfung der Organ- und Krankheitszeichen in der Iris, Haug Verlag, Ulm 1954

Vogler, P., Physiotherapie, Gg. Thieme Verlag, Stuttgart 1964

Wieser, W., Organismen, Strukturen, Maschinen, Fischer Bücherei KG, Frankfurt/M. – Hamburg 1959

Ders., Bioenergetik, Georg Thieme Verlag, Stuttgart – New York 1986

Wilhelm, E., Allgemeine Konstitutions-Pathologie, Verlag Bika, Stuttgart 1955

Ders., Spezielle Konstitutions-Pathologie und Therapie, Verlag Bika, Stuttgart 1956

Wirz, O., Der Krankheitsbefund aus der Regenbogenhaut der Augen, K. Rohm Verlag, Lorch/W. 1928

Zähres, W., Was sagt uns die Iris über die Konstitution, und wie verhält sich umgekehrt die Konstitution zur Iris? (undatierte brosch. Veröffentlichung)

Verschiedene Autoren, Biologische Anthropologie, Bd. 1 u. 2, dtv, Gg. Thieme Verlag, Stuttgart 1972

Verschiedene Autoren, Lymphsystem und Lymphatismus (von der Morphologie zur Konstitutionspathologie), Gesammelte Aufsätze, u.a. F. Bahnemann, W. Carol, R. Gruner, K. G. Horneck, H. Kleinschmidt, K. H. Simon, E. Weller, H. E. Wolf, Verlag J. A. Barth, München 1963

Stichwortverzeichnis

B

C

D

E

L

M

N

S

T

FOITZICK
Verlag für ganzheitliche Medizin

www.foitzick-verlag.de

Weitere Bücher von Joachim Broy

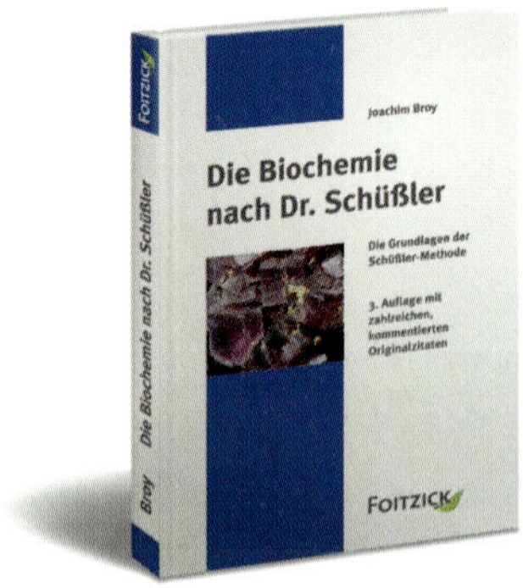

Joachim Broy

Die Biochemie nach Dr. Schüßler

3. Auflage 2009, 168 Seiten, gebunden
€ 29,95 | CHF 50,90
ISBN 978-3-929338-45-4

Das erfolgreiche Standardwerk zur Schüßler-Therapie in der Naturheilpraxis: Joachim Broy erklärt nicht nur die Grundlagen der Schüßler-Methode, sondern lässt auch den Begründer Schüßler in vielen Original-Zitaten zu Wort kommen. Das unverfälschte Fachbuch – ideal für den, der Wissen und Erfahrung aus erster Hand sucht.

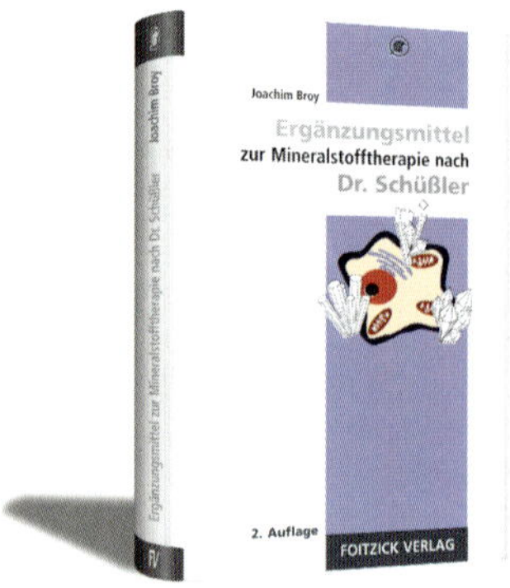

Joachim Broy

Ergänzungsmittel zur Mineralstofftherapie nach Dr. Schüßler

2., überarbeitete Auflage 2008, 172 Seiten, gebunden
€ 29,95 | CHF 50,90
ISBN 978-3-929338-38-6

Dieses Buch verbindet neue wissenschaftliche Erkenntnisse über den Zellstoffwechsel mit der jahrzehntelangen Praxiserfahrung des Autors. Das Ergebnis ist eine hochaktuelle Fortentwicklung der erfolgreichen Mineralstofftherapie!

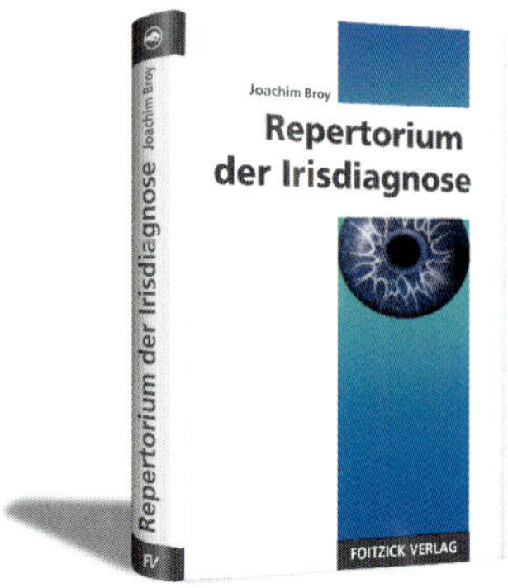

Joachim Broy

Repertorium der Irisdiagnose

4. Auflage 2008, 640 Seiten, rund 500 Abbildungen, gebunden
€ 98,00 | CHF 158,80
ISBN 978-3-929338-41-6

Das wohl umfassendste Fach- und Lehrbuch zur Irisdiagnose: 500 sorgfältig erstellte farbige Iriszeichnungen ermöglichen es, die Iriszeichen des Patienten rasch und präzise zu erkennen und zu bewerten. Dadurch gelingt es dem Heilpraktiker, auch schwer erkennbare Zeichen zu sehen, Nebenbefunde richtig einzuordnen und so die richtige Diagnose zu treffen.

Konkrete Hinweise zu den therapeutischen Optionen vervollständigen das Standardwerk. Das Muss für die engagierte Naturheilpraxis!

www.foitzick-verlag.de Tel 0821.31 95 40-40 Fax 0821.31 95 40-44